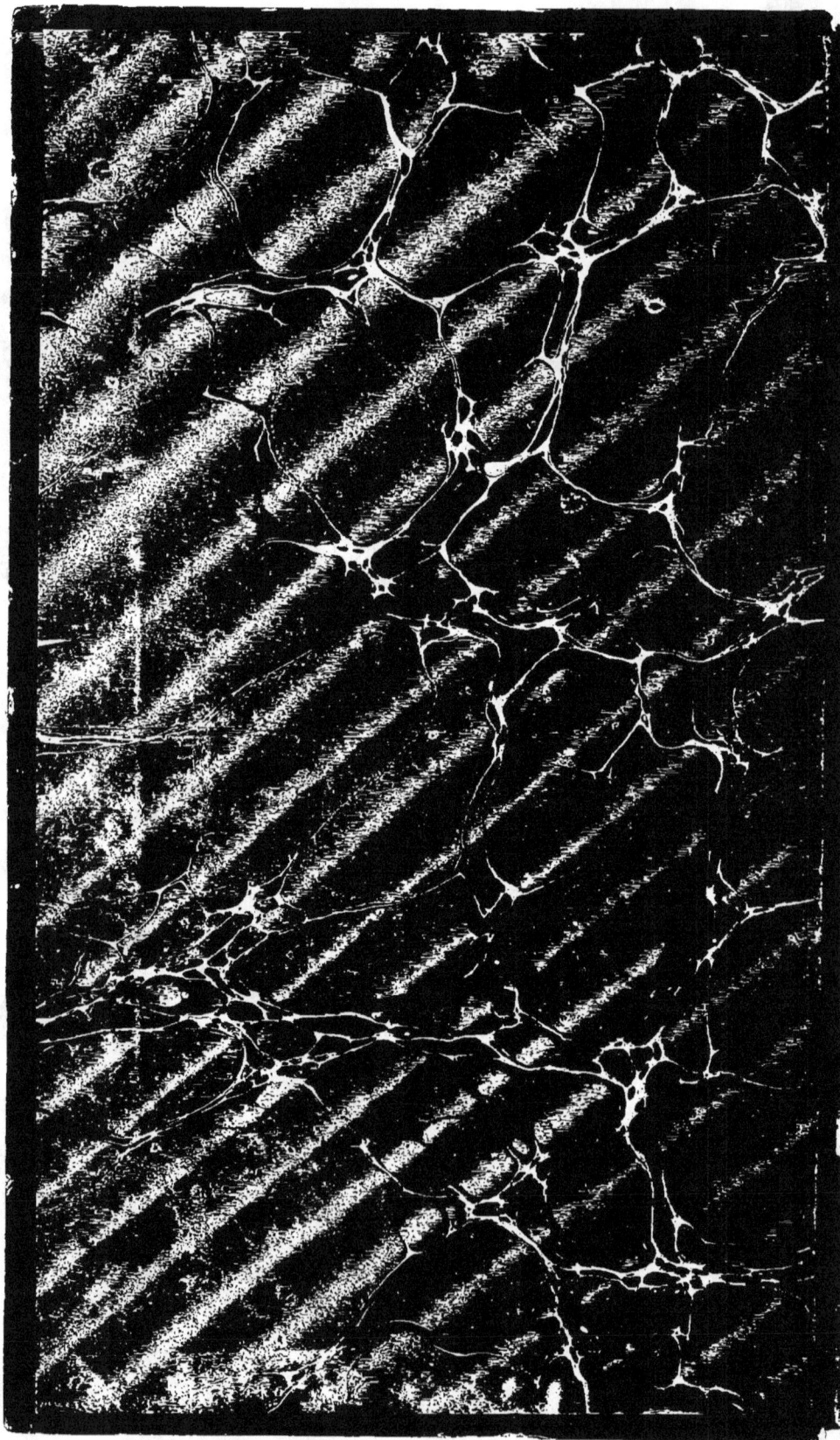

LA

MAISON

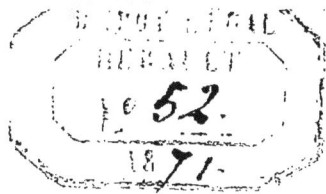

LA

MAISON

ÉTUDE D'HYGIÈNE

ET DE BIEN-ÊTRE DOMESTIQUES

PAR

J.-B. FONSSAGRIVES

PROFESSEUR D'HYGIÈNE A LA FACULTÉ DE MONTPELLIER

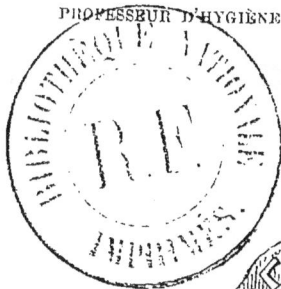

Vulgariser sans abaisser.

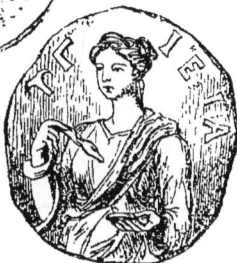

MONTPELLIER

IMPRIMERIE TYPOGRAPHIQUE DE GRAS

—

1871

PRÉFACE

L'auteur de cette Étude se retrouve devant le public bien plus tôt qu'il ne l'espérait. Après avoir achevé la série de ses ouvrages sur l'*Éducation physique des enfants*, il s'était proposé de mettre entre son dernier livre et celui-ci un intervalle de repos dont personne n'eût certainement songé à se plaindre. Mais il a constaté, une fois de plus, combien il est difficile, si ce n'est impossible, quand on est entré dans une idée, de se soustraire à l'entraînement qu'elle exerce.

Les matériaux de sa *maison* (la seule qu'il doive sans doute jamais se construire) étaient prêts depuis plusieurs années; il en avait caressé, discuté, arrêté le plan avec lui-même; mais il en eût ajourné à plus tard la réalisation, si les cruels événements que nous traversons ne l'eussent obligé à chercher dans un travail de longue haleine ces consolations et ces oublis momentanés qu'on ne lui demande jamais en vain.

Il faisait triste et sombre au dehors; l'invasion avait posé son pied brutal sur notre sol, et partout, sur son passage, la rapine et l'incendie faisaient leur œuvre implacable de violence et de dévastation; les familles effarées s'enfuyaient de leurs maisons comme s'envolent les oiseaux d'une forêt que le feu consume; la France meurtrie et abaissée éprouvait, pour la première fois, cette suprême humiliation de douter d'elle-même, et elle voyait, dans un morne abattement, les ruines s'accumuler autour d'elle. Les plus heureux se battaient, emportés et étourdis au moins par les ardeurs de la lutte; les autres, rivés à l'inaction, souffraient et songeaient. L'auteur n'a pas été du nombre des plus heureux; il a voulu du moins être de ceux qui, prévoyant de loin l'œuvre de restauration sociale qui doit germer de tant de ruines, lui auront apporté, faute de mieux, leur humble grain de sable, en cherchant à faire connaître et aimer la *maison*, dans laquelle il faut, au plus tôt, relever des ruines de plus d'un genre.

Notre pays doit, en effet, ses abaissements momentanés, et la sorte d'énervement qui s'est manifesté dans sa vie morale, à l'affaiblissement chez lui du goût de la maison et de l'esprit de famille qui, à proprement parler, en est l'âme. La famille est l'unité sociale. La société vaut ce que vaut la famille; rien de plus, rien de moins.

Or il faudrait être bien aveugle pour ne pas s'avouer que chez nous, plus encore qu'ailleurs (nous devons avoir le courage de le reconnaître), la famille est minée par des germes sourds de dissolution. Il n'est que temps d'en réchauffer l'esprit, d'en resserrer les liens, et de ramener au foyer, trop déserté aujourd'hui, avec l'intimité qui en fait le charme, le sentiment du devoir et du sacrifice qui en fait la force.

Tout ce qui touche aux choses de la maison a donc en ce moment, et plus que jamais, son opportunité; et s'il ne s'agit ici, en apparence, que d'intérêts matériels, l'auteur, fidèle à des précédents au sujet desquels il a reçu de l'indulgence de ses lecteurs un bill tacite d'indemnité, n'a voulu récuser aucun des rapports qui lient étroitement, dans un sujet pareil, les choses d'ordre purement physique avec celles d'ordre moral. Simplement soucieux de ne pas s'arrêter sur ces dernières au delà de ce qui convenait, il était cependant bien résolu à leur faire la part qui leur revient légitimement. L'idéal et le réel sont intimement mêlés partout; il y a tout préjudice et nul avantage, même pour les études les plus froides et les plus positives, à dissocier ces deux éléments naturels de toute chose. On comprend mieux quand on sent bien. D'ailleurs, l'homme se donne tout entier dans un sujet qu'il embrasse, et il n'est bon, à aucun titre, qu'il élève une muraille entre le sentir et le savoir. Le mieux est pour lui de s'abandonner et de se livrer au lecteur, qui lui sait habituellement gré de ce défaut de parti pris.

L'auteur a donc cherché à faire aimer la maison autant
qu'à la faire connaître ; il a voulu montrer que l'agrément,
la dignité et la salubrité d'un logement sont des intérêts
solidaires ; qu'il faut s'y bien trouver pour s'y plaire, et
que, quand on s'y plaît, on accepte avec plus de joie et de
courage la somme des devoirs, parfois rigoureux, qu'elle
impose. Oui, c'est là le grand problème social, et qui se
pose de nos jours avec un caractère singulièrement impérieux : aimer sa maison et y demeurer. Le mot de
l'*Imitation :* « *Cella continuata dulcescit, et malè custodita
tædium generat et vilescit*», n'est pas seulement fait pour la
communauté religieuse : il s'applique aussi justement à
la communauté politique, dans laquelle les dissipations de
la vie surmenée et des voyages, les séductions grossières
ou élégantes de la vie de cabaret ou de cercle, exercent,
au détriment de la maison, des attractions formidables et
dont nous recueillons aujourd'hui les effets. Tout ce qui
touche à la maison n'est pas, en effet, d'intérêt purement
familial ; c'est là que se font les mœurs (les mœurs politiques comme les autres) et que, par l'éducation, se préparent les mères et les hommes, c'est-à-dire ce qui, en
définitive, fait un pays fort ou débile, grand ou abaissé.

L'auteur, tout en sentant vivement l'étroite solidarité
des intérêts qui s'agitent au foyer d'une maison, s'est
efforcé cependant de rester, autant qu'il l'a pu, sur son
terrain, et de ne pas sortir du cadre de ses études habituelles. Tel était son programme ; s'il l'a dépassé à son
insu en quelques endroits, c'est affaire d'entraînement,

et il demande que, usant d'indulgence, on ne lui en sache pas trop mauvais gré.

Ce sujet montre, mieux encore que les autres, combien sont multiples et naturels les rapports qui lient l'hygiène aux sciences morales et économiques ; il apprend
de plus, et par un autre enseignement qui a sa valeur
pratique, combien les petites causes, multipliées par leur
répétition quotidienne, arrivent en hygiène à produire
des effets considérables. Il faut, quand on veut se faire
une maison salubre, ne jamais perdre de vue ce fait, qui
échappe trop souvent à notre attention distraite. Les influences, bonnes ou mauvaises, qui entrent dans la trame
de la vie usuelle, sont donc celles qu'il faut rechercher
ou éviter avec le plus de soin, et la plupart dérivent des
conditions de notre logement. Or, si l'on songe qu'il y a
en France près de huit millions de maisons qui nous dis-
tribuent notre air, c'est-à-dire qui nous le donnent sain
ou méphitique, abondant ou insuffisant ; qui nous mesurent la lumière et la chaleur, dont nous avons aussi
besoin pour vivre et nous bien porter, on se fait une idée
de l'influence décisive que la maison peut exercer sur
l'état chétif ou prospère de la santé publique.

Nul problème d'hygiène n'offre donc plus d'intérêt
que celui-ci ; il embrasse, en effet, dans une sorte de
raccourci, presque toutes les questions qui intéressent
la santé, et il a le grand avantage, fort apprécié par les
hommes qui ont à cœur de vulgariser cet ordre de connaissances, de leur permettre de dérouler sous les yeux

du lecteur un tableau dans lequel les choses pratiques qu'ils enseignent sont en même temps des vues d'ensemble ouvertes sur les aspects généraux de l'hygiène.

Étudier la maison dans le temps et dans l'espace, c'est-à-dire aux points de vue archéologique et géographique ; — montrer les relations pratiques qui lient le choix d'un climat, d'une ville, d'un quartier, d'une rue, à celui d'une maison ou d'un appartement ; — faire la topographie hygiénique du logement, c'est-à-dire traiter de sa distribution, de l'appropriation de ses différentes pièces, de leurs communications entre elles ; — indiquer l'influence fâcheuse de l'humidité et du méphitisme intérieurs des maisons ; — énumérer les moyens pratiques de corriger ces causes de viciation aérienne ; — étudier l'influence de l'éclairage naturel et de l'éclairage artificiel ; — passer en revue les principaux procédés de chauffage ou de réfrigération de l'air ; — enfin, signaler à l'attention les causes d'importunités domestiques et les moyens de les écarter : tel est le cadre dans lequel l'auteur a renfermé les sujets extrêmement variés qui se présentaient naturellement à son étude.

Il voudrait espérer que ce petit livre d'*hygiène domestique* remplira l'office qu'il a rêvé pour lui : celui d'un conseiller dont les avertissements seront utiles sans paraître ni trop sévères ni trop maussades. Il le dédie particulièrement à ceux qui aiment déjà la maison, et avec lesquels il se trouvera, par suite, dans un état de complicité qui lui assurera une indulgence dont il a besoin.

Et maintenant il ne lui reste plus, pour clore cette préface déjà trop longue, qu'à user de la formule des bons vieux livres du bon vieux temps et à te souhaiter, *amy lecteur,* la maison agréable, la maison salubre, la maison gaie, mais pardessus tout la maison amie, la meilleure de toutes suivant un adage ancien : *Domus amica, domus optima.*

20 mai 1871.

LA MAISON

ÉTUDE D'HYGIÈNE

ET DE BIEN-ÊTRE DOMESTIQUES

PREMIER ENTRETIEN

LA MAISON DANS LE TEMPS ET DANS L'ESPACE

> Nous sommes en grande partie ce que nous
> firent nos aïeux, et la raison du présent existe
> dans le passé.
>
> (C. CANTU, *Hist. univ.*, t. I, Introduction.)
>
> Dis-moi ce que tu habites, je te dirai ce que
> tu es.
>
> Petit théâtre de grandes choses....

L'homme peut être considéré comme placé au milieu
d'une succession de sphères concentriques, dont le rayon
va s'agrandissant de plus en plus à mesure qu'elles s'éloignent de lui; elles représentent la série des influences
physiques qu'il subit, tout en les modifiant à son gré :
le vêtement, la maison, la ville, le climat.

Ce livre sera consacré à l'étude de la *Maison*, ce théâtre restreint, mais prodigieusement varié, sur lequel se
déroulent tous les événements joyeux ou tristes de la

vie individuelle : où l'on naît, où l'on aime, où l'on est heureux, où l'on souffre, où l'on meurt, et qui, s'il offre au peintre, au poëte, au romancier, au penseur, des thèmes inépuisables, mérite également d'appeler la plus sérieuse attention de l'hygiéniste.

Tous les problèmes, ceux de la société comme ceux de la famille, naissent, se posent et cherchent là, en définitive, leur solution. C'est le laboratoire où se font les mœurs, où se préparent les intelligences, et où, par la trempe virile des caractères et la vigueur de la santé, se forment les vrais citoyens et les vrais soldats. La maison est donc, à proprement parler, l'unité morale, intellectuelle et hygide d'un pays ; il vaut exactement ce qu'elle vaut ; rien de plus, rien de moins. Si l'*esprit de famille* prospère sur ce domaine restreint, l'*esprit de pays*, c'est-à-dire, ce sentiment si fort qui lie tous les hommes d'une même terre dans une solidarité étroite d'intérêts moraux et matériels, y florit aussi dans toute sa force, et ce peuple est grand parce qu'il a pour lui-même le respect qu'il prétend imposer aux autres ; si l'éducation physique que reçoivent les enfants au foyer domestique est virile, attentive et intelligente, ce peuple est sain et fort ; réunit-il ce double avantage, il peut compter, dans les événements hasardeux où ses destinées l'entraîneront, sur l'irrésistible puissance que donnent, en s'associant, et aussi bien aux nations qu'aux individus, la virilité du caractère et l'énergie du corps.

La Maison est donc pour l'hygiène un objectif sur lequel elle porte ses regards avec une prédilection justifiée. J'ai soulevé naguère, un à un, tous les problèmes que l'éducation physique des enfants, la grande œuvre hygide du foyer, pose à la sagacité et à la tendresse vigilante des familles ; je veux maintenant compléter cette tâche et leur montrer comment il faut s'y prendre pour que ce petit théâtre de si grandes choses soit bien disposé et pour qu'on y trouve, avec ce confort raisonnable dont la recherche est certainement permise, mais dont le luxe prend si aisément la place, cette salubrité qui est d'un si haut prix et ce mélange d'ordre, de simplicité et d'élégance, qui constitue une maison *bien tenue,* et en dehors duquel la vie de famille n'est ni distinguée, ni agréable, ni saine.

La Maison est familiale ou collective ; elle est aussi isolée des autres ou elle fait partie d'une agglomération urbaine ou rurale : toutes conditions qui introduisent des changements importants dans son hygiène, et dont nous aurons nécessairement à tenir compte.

La maison familiale, c'est-à-dire celle qui est construite pour les besoins d'une seule famille, et qui est transmise successivement, et par héritage, aux membres qui la perpétuent, constitue, quand elle est bien disposée, le type hygide de l'habitation. Tantôt elle a les proportions monumentales d'un château, d'un hôtel de *high life,* ou celles plus modestes d'un petit hôtel ou d'une maison bourgeoise. Les habitants des premiers sont dans des conditions favorables d'aération, d'emplacement, de dépendances spacieuses, de bonne et commode adaptation des différentes pièces aux usages domestiques qui leur conviennent le mieux ; l'hygiène se plaît dans ces hôtels, quand les dangereuses facilités d'une vie de luxe, de plaisir et d'oisiveté, ne lui tendent pas leurs piéges habituels. Elle n'a rien de semblable à craindre dans la *Maison de famille,* à proprement parler, c'est-à-dire la maison bourgeoise, celle dont nous voudrions avoir exclusivement à nous préoccuper. Là, en effet, se trouve la vie simple, facile, saine à tous les points de vue. Mais cette maison devient relativement rare, et le plus grand nombre des familles de nos jours habite un appartement d'une maison collective. C'est la condition la plus commune, celle que nous aurons plus particulièrement en vue, mais sans toutefois abstraire les autres : la maison du paysan, si généralement misérable et inculte, et la mansarde de l'ouvrier des villes, où s'abritent encore, hélas! tant de malpropreté et d'incurie.

Mais, avant d'entrer dans l'intimité même de ce sujet, ce ne sera certainement pas un hors-d'œuvre que d'étudier rapidement la maison dans *le temps et dans l'espace,* c'est-à-dire aux points de vue archéologique et géographique ; de démontrer comment elle a débuté, ce qu'elle est devenue, où elle tend ; d'examiner les transformations successives qu'elle a subies en traversant les siècles, pour un même pays, et de caractériser enfin les types nationaux qui distinguent les unes des autres les maisons des diverses contrées. De cette étude, encore toute neuve, pourraient sans doute jaillir des rapprochements utiles sur la filiation des peuples entre eux et sur leurs migrations anciennes, et l'ethnologie pourrait compléter là les lumières que lui fournit déjà la comparaison des langues. Cette visée ambitieuse n'est pas la mienne. Il s'agit simplement d'une étude d'hygiène instinctive, mais elle peut, à ce seul titre, fournir des enseignements utiles.

L'histoire de la maison se confond avec celle de la civilisation matérielle. Les peuples-enfants perpétuent encore aujourd'hui sous nos yeux les types des habitations dont se servaient, à leurs débuts, ceux qui, par leurs lumières, leur industrie et leur entente du bien-être, occupent actuellement les sommets de l'humanité. Et chez eux encore l'ignorance, cette autre barbarie, ne s'accuse par aucun signe plus expressif que par ces demeures sombres, mal construites, demi-maisons, demi-tanières, qui abritent encore, dans quelques-unes de nos campagnes et dans les quartiers misérables de nos grandes villes, des populations chétives, chez lesquelles le goût de la maison propre, aérée et digne, n'a pu encore se développer, étouffé qu'il est par des empêchements matériels, mais surtout par ce défaut de culture de l'esprit sans lequel il ne saurait naître. Il y a enfin entre les mœurs d'un peuple et les types d'habitation qu'il s'est donnés une singulière harmonie, et cette étude offrirait déjà, à ce seul point de vue, un intérêt réel.

Les érudits, que rien n'effraye d'ordinaire, feront peut-être un jour l'hygiène des habitations lacustres, pour servir de pendant aux mœurs de l'homme fossile, qui ont déjà trouvé leur historien ; mais je ne veux abuser ici pas plus de l'hypothèse et de l'induction que de la patience du lecteur, et je passerai rapidement sur ces préludes pour arriver aux habitations telles que les civilisations déjà raffinées de l'Inde, de l'Égypte, de la Grèce et de l'Italie, les avaient conçues et réalisées.

1

Je ramènerai aux suivants les abris primitifs que l'homme s'est donnés, au début des sociétés, pour satisfaire, dès cette époque, son besoin de la famille, se préserver des intempéries et se créer un refuge contre les agressions du dehors :

1° Le type *troglodytique*, ou la caverne ; 2° le type *lacustre* ou fluviatile ; 3° le type *aérien ;* 4° le type *saharien*, c'est-à-dire la tente ou le chariot ; 5° le type *guerrier*. Nous allons voir que ces essais très-primitifs existent encore de nos jours et perpétuent, au grand scandale

d'une civilisation avancée, les traditions des sociétés primitives, comme on voit les formes colossales et étranges
des éléphants, des rhinocéros et des hippopotames, dé-
paysées en quelque sorte dans notre époque géologique,
matérialiser, pour un temps encore, les traditions d'une
faune à jamais disparue.

1. Les découvertes faites dans les cavernes de Galen-
reuth, de Baumann, d'Aurignac, etc., en démontrant que
l'homme est contemporain des transports du diluvium,
et en constatant que des débris de l'industrie, si ce n'est
de l'art humain, ont été retrouvés dans des cavernes à
ossements, ont mis hors de doute que l'homme, qui devait
aboutir plus tard aux palais somptueux de West-End ou
aux riches hôtels des Champs-Élysées, a débuté modes-
tement par habiter des anfractuosités naturelles du sol.

Au reste, toute civilisation a dû commencer par là.
« L'âge troglodytique, dit César Cantù, a laissé ses
traces partout. Aussi trouve-t-on chez toutes les nations
quelques antres sacrés. La Grèce vénérait la grotte du
Parnasse, dédiée au dieu Pan et à la nymphe Corcyre ;
le Labyrinthe, excavation souterraine, servait au culte
de Jupiter ; Épiménide de Crète passa quarante-cinq ans
dans une caverne ; dans une autre, Minos reçut ses lois
de la main de Jupiter. Le Caucase en contient un grand
nombre. Reineg en décrit beaucoup près de la ville de
Gori. Il en existe de même dans la Géorgie, à Cuba, à
Podrona, et un rocher, dans le district de Badill, contient plus de mille cellules ; le Paropamise est percé de
toutes parts, soit pour le culte, soit pour des usages domestiques (*). »

(*) César Cantù, *Hist. univ.*, t. I, p. 445.

Ce troglodytisme, devenu heureusement fort exceptionnel, a ses derniers vestiges, pour la vie sauvage,
dans ces cavernes du Congo où des familles de nègres
albinos cherchent encore aujourd'hui un refuge contre
une lumière importune, et aussi dans ces trous du sol
où, à défaut d'une excavation naturelle, le Bushmann
entasse sur de l'herbe sèche tous les membres de sa hideuse famille. Les Gitanos du Sacro-Monte, à Grenade,
sont aussi troglodytes. Ils ont pour maisons des excavations creusées dans les flancs d'une colline, des grottes
véritables à une seule ouverture, et la fumée de leurs
feux s'échappe par un trou de la voûte (*). La vie dite
civilisée abrite aussi des troglodytes, dans ces excavations creusées dans la craie par les paysans des coteaux
de la Loire, mais surtout dans ces cavernes artificielles
des caves de Lille ou des sous-sols parisiens, qui enfouis-
sent plutôt qu'ils ne logent une population étiolée (**).

II. Les habitations aquatiques constituent un second
type, dont les découvertes des *palafittes* ou villages lacustres de la Suisse ont permis d'étudier les détails. Il se
retrouve encore à notre époque, et dans ces populations
de pêcheurs telles que les Kérors du Finistère, qui n'ont
d'autre maison que leurs bateaux, et dans une foule de
localités de l'Australie, de la Chine, du Japon. Les villages Dayak, à Bornéo, sont souvent construits sur de
véritables radeaux qui se manœuvrent à l'aviron, et qui

(*) G. Doré et Davillier, *Voyage en Espagne*, in *Tour du monde*,
1864, p. 408.
(**) M. Ch. de Tourtoulon m'a dit avoir vu à Calatayud, dans
l'Aragon, les rochers qui bordent la rivière creusés de misérables
trous n'ayant d'autre ouverture que la porte, et dans lesquels grouille
encore une partie de la population pauvre de cette ville.

transportent ainsi, d'un point à l'autre du fleuve Ba-
rito, leur population de marchands et de pêcheurs (*).
De même aussi le riverain du lac Maracaïbo enfonce des
pieux de gayac, les recouvre d'une plate-forme et établit
sur elle la maison où il loge sa famille. En lui choisissant pour assiette un point un peu éloigné du bord, il n'a
pas pour but, comme ses émules des villages lacustres,
de se mettre à l'abri des agressions de l'homme ou des
bêtes féroces, mais bien d'un ennemi ridicule de petitesse, s'il est terrible d'importunité, le moustique (**). Le
lac de Coary, dans le haut Amazone, présente aussi des
habitations lacustres de même nature. Les bains flottants
de la Samaritaine et les bateaux-lavoirs étalent sur les
bords de la Seine des vestiges de ce type, fort commun
dans l'extrême Orient, mais qui est exclusivement adapté
chez nous à une destination spéciale, et d'ailleurs tout à
fait accessoire.

III. Le type aérien, qui figure une sorte d'essai de
nidification humaine, a sa réalisation la plus complète
dans la maison du paysan du Guarana, qui, habitant
un pays fangeux et visité péridiodiquement par des
inondations, entaille à la même hauteur quatre arbres
solides, réunit ces entailles par des poutrelles fixées à
l'aide de cordes, y établit un plancher recouvert d'une
couche épaisse de limon que le soleil durcit, et se construit au-dessus de sa tête un plafond de même nature,
recouvert de feuilles de palmier. C'est là qu'entre ciel et
terre le Guaranien se défend contre la fièvre et brave

(*) *Tour du monde*, 1862, p. 134.
(**) Mayne-Reyd, *les Peuples étranges*, 1864, p. 61.

ses ennemis en retirant, comme le Robinson classique, l'échelle qui conduit à son nid (*).

Les habitants des marais pratiquent, du reste, un peu partout, ce système de maisons à échasses. Les riverains de l'embouchure du Banjer, à Bornéo, construisent leurs cases sur des pilotis élevés de 3 pieds environ, et leurs rues sont figurées par des planchers amovibles ; quelquefois même ils se servent, pour asseoir leurs maisons, de larges radeaux flottants. Les échasses sont très-élevées dans certains villages, et l'on accède aux maisons par de hautes échelles. Tout autour du village s'élève une palissade de bambous, à la partie supérieure de laquelle, et à demi-hauteur d'homme, règne une petite plate-forme, où, dans l'intérêt de la sécurité, se tiennent des veilleurs.

Les bourgs ou les villes de l'Afrique qui reposent sur un terrain palustre se donnent presque tous cette garantie relative contre les fièvres. La petite ville portugaise de San-Antonio, dans l'île du Prince, où j'ai résidé à plusieurs reprises, a toutes ses maisons élevées sur pilotis et laissant au-dessous de leur plancher un espace vide, qui reste clos ou ouvert, et qui, dans le premier cas, sert de magasin.

Les vieilles maisons de Kazan, sur le Volga, présentent aussi cette disposition. Construites en bois, elles sont élevées au-dessus du sol par des pieux ayant à peu près leur hauteur, et la toiture, suivant une disposition que l'on retrouve quelquefois en Occident, dans les vieilles maisons, est supportée par des poutres prenant appui sur le sol ou sur le palier de l'escalier extérieur qui conduit au seul et unique étage.

IV. Le type *nomade* ou saharien a été représenté à

(*) *Op. cit.*, p. 61.

toutes les époques. La tente en est l'expression la plus ancienne et la plus vénérable. C'est à son abri que la vie patriarcale a flori et que les peuples ont préludé à toutes les splendeurs des sociétés les plus avancées.

La tente rayée d'Abraham semblerait avoir, à tout jamais, accompli sa mission; mais la vie nomade des Kalmoucks et des Arabes en promène la tradition à travers les steppes de l'Asie et les déserts de l'Afrique, et cela au grand préjudice de la civilisation, qui, pas plus que la fortune, ne prospère en route. La tente héroïque du soldat, malgré le prestige légitime qui l'entoure, n'est elle-même que le symbole d'un rebroussement momentané vers la barbarie primitive.

La *yourte* des Kirghiz, avec sa charpente de bois et son recouvrement de feutre, susceptible à la rigueur d'être transportée, est à moitié chemin de la tente et de la hutte fixe.

Il en est de même de la *kibitka,* ou tente des Kalmoucks, dont la porte cylindrique ne dépasse guère la hauteur d'un homme de taille ordinaire et dont le toit conique laisse passer la fumée (*). Un voyageur moderne en a tracé l'appétissante description que voici : « La kibitka est un réceptacle d'immondices. C'est le tableau le plus affreux de la misère. Elle est toute déchirée et le vent y a beau jeu. On y voit pêle-mêle, et dans un désordre inexprimable, des malles, des valises, des selles, des haillons. L'âtre seul atteste qu'il y a là un foyer de famille; les enfants s'y entassent dans la cendre toute chaude, leur unique couverture pendant les froids (**). »

(*) Voir dans le *Mag. pitt.* (1854, t. XXII, p. 84), un dessin représentant l'intérieur d'une tente de Kalmouck.

(**) Bazile Vereschaguine, *Voyage dans les provinces du Caucase.*

Les Bohêmes et leurs imitateurs, les comédiens ambulants, qui viennent parader sur nos foires, avaient jusqu'ici conservé le monopole des maisons roulantes, qui rappellent ces anciens chariots des Germains, dont parle Tacite ; mais voilà que notre civilisation, prise d'un besoin effréné de mobilité et penchant de nouveau, et d'une manière sensible, vers la vie nomade, restaure l'idée de la maison transportable.

Elle est réalisée depuis longtemps en Amérique, dans le type des *frame houses*, ou maisons de bois mobiles. Le *Magasin pittoresque,* pour 1848 (*), donne de ces singulières constructions la description suivante : « Leur frêle charpente consiste en quatre forts poteaux verticaux, placés aux quatre angles et réunis par des traverses horizontales. De nombreux montants intermédiaires aboutissent à ces traverses : leurs intervalles sont remplis par des lattes et du plâtre, ou bien par un revêtement de planches minces clouées à l'extérieur et à l'intérieur. Le toit est en planches, maintenu par des chevrons en bois de cèdre ou de pin. Ces maisons, peintes en blanc et garnies de persiennes vertes, sont d'un aspect agréable, mais elles résistent mal à la chaleur et au froid, et, malgré le plus grand soin, elles ne peuvent durer au delà d'un demi-siècle. En revanche, elles sont de nature à pouvoir être transportées tout d'une pièce d'un endroit à un autre. Aussi, aux Etats-Unis, le propriétaire qui veut construire une nouvelle maison à la place de celle qu'il habitait est-il dispensé de faire abattre celle-ci, comme on le pratiquerait en Europe. Il vend son ancienne demeure à un acheteur, qui la fait transporter

(*) T. XVI, p. 248. .

où cela lui convient. Le *Penny-Magazine* a donné les détails du transport d'une *maison-moulin,* de quatre étages, à 100 mètres de distance, en trois heures et pour 500 fr...! « Pas un clou ne bougea, pas une vitre ne fut cassée »; quarante hommes suffirent pour cette opération originale.

Le chalet mobile de M. Waaser, qui attirait les regards à l'Exposition de 1867, est fondé sur une idée plus pratique : celle du transport après démontage préalable. Un système ingénieux de crochets, de boulons, de rainures, permet de mettre rapidement cette maison en fragments soigneusement numérotés et faciles à transporter; seuls, le sous-sol et l'office sont en pierre et sont, par suite, destinés à demeurer en place.

La gaîté parisienne a, bien entendu, été mise en verve par cette idée de maisons sortant, par le fait de leur mobilité, de la catégorie légale des immeubles, et dont il faut, je l'ai dit, faire remonter l'origine fort loin. Suétone rapporte que je ne sais lequel de ses *Césars,* Néron, peut-être, avait fait construire un triclinium tournant sur un pivot, et susceptible de suivre le soleil d'hiver dans ses pérégrinations. Qui sait si cette orientation mobile, qui aurait ses avantages de bien-être et de santé, ne sera pas réalisée un jour, pour les chalets très-légers et par un système analogue à celui des plaques tournantes de nos gares?

II

L'homme a préludé à la maison par des types grossiers que nous avons encore sous les yeux, au grand scandale du progrès et au grand regret de l'hygiène. Ils montrent que l'Europe abrite chez elle, et en pleine civilisation, une belle et bonne sauvagerie.

La hutte des sabotiers des forêts de l'Orne, des Vosges, du Cantal, des Côtes-du-Nord, vaut à peine le *tugurium* des Gaulois nos aïeux, et ne vaut certainement point l'*ajoupa* des Indiens. J'ai vu chez elle, sous ses huttes de branchage, et couchée sur de la mousse, cette population de sabotiers, qui atteint peut-être en France le chiffre de 8 à 10,000 âmes, et je me suis senti pris d'une impression dans laquelle la pitié intervenait beaucoup plus que la fierté nationale.

I. La *hutte* (de l'allemand *hütte,* maisonnette) est le premier essai de l'industrie humaine échappant à la fatalité de la caverne, se choisissant une demeure là où elle est le mieux placée pour la satisfaction de ses goûts ou de ses besoins, et la construisant comme l'oiseau construit son nid, un peu fortuitement et avec les matériaux qu'elle trouve autour d'elle.

Ce type embrasse des variétés infinies; il était représenté chez les anciens par les *magalia* ou *mapalia,* qui n'étaient autre chose que des huttes en roseau ou en branchage. A. Rich a figuré, d'après la colonne Antonine, un village germain, composé de huit huttes, divisées en trois groupes, ayant une forme cylindrique, recouvertes par un chaume conique et n'offrant d'autre ouverture qu'une porte étroite, laquelle occupait à peu près les deux tiers de la hauteur de chacune de ces ruches. Il semblerait que le *magalia* était fixe et le *mapalia* mobile (*).

La description que M. Simonin nous a donnée d'un village sioux a une ressemblance frappante avec celle du *magalia* germain : « Chaque hutte peut, dit-il, recevoir cinq ou six individus. Pour la construire, on enfonce en

(*) A. Rich. *Dict. des Antiq. grecques et romaines,* p. 385.

terre un certain nombre de perches effilées ; on les
fait converger au sommet et on recouvre le pourtour
conique de peaux de bison ou de pièces de toile. cousues
ensemble. Le sommet reste ouvert. Il n'y a qu'une ouverture unique et assez basse pour qu'on soit obligé de
ramper ; elle est obturée par une peau de castor. Le feu
est au centre et la lumière descend uniquement d'en
haut (*). »

II. La *cabane* est à moitié chemin de la hutte et de la
maison. Son étymologie grecque (καβάνη, *étable*) ne donne
une haute idée ni du confort, ni de la dignité de cette
demeure. Toutefois elle réalise un progrès notable sur
la hutte. L'intelligence humaine, qui doit un jour concevoir le Parthénon ou le Louvre, commence à s'accu-
ser dans cette architecture primitive. Mais l'idée morale
de durée séculaire et de transmission dans la famille
n'apparaît pas encore. On se fait une habitation viagère,
et les matériaux en sont si peu coûteux et si abondants,
que les enfants n'auront rien de mieux à faire que de
s'en construire une nouvelle, et suivant leurs goûts et
leurs besoins. La cabane est de bois ou de roseaux. Elle
n'a qu'une seule pièce, ou tout au moins, si elle essaye
des compartiments intérieurs, sont - ils incomplets et
ne préviennent-ils qu'imparfaitement les inconvénients
d'une promiscuité regrettable. L'idée de la superposition
d'étages n'apparaît pas encore, et la cheminée, ce symbole
expressif de la maison comme de la famille, commence à
s'essayer par des installations primitives, qui justifient
pleinement l'épithète *enfumée* que les poëtes accolent,

(*) Simonin, *le Far-West américain*, in **Tour du Monde**, 1868,
p. 274.

avec une prédilection traditionnelle, au mot de cabane.

Le type de la cabane est l'*isba* du paysan russe, dont l'Exposition nous a montré un curieux spécimen : case en bois de sapin, que le propriétaire construit lui-même avec sa hache; dont les interstices sont soigneusement bouchés avec de l'étoupe ; qui n'a qu'un compartiment ; qui manque de lits, et dans laquelle l'immense poêle russe entretient, l'hiver, une température très-chaude. La supériorité de la cabane russe sur celle de nos paysans est d'être mieux éclairée. Elle a généralement deux ou trois fenêtres de façade (*).

Beaucoup de civilisations attardées en sont encore à la maison de bambous. Quelques-unes pourtant, comme celles des Fidjiens, par exemple, ou des riverains des côtes occidentales ou orientales d'Afrique, ont des proportions spacieuses, et leur disposition extérieure et intérieure accuse un certain éveil du goût architectural et de l'appétit du bien-être. D'ailleurs, ces *cases* (c'est là le mot consacré), placées sur un point librement choisi, encadrées dans une nature d'une richesse et d'une fécondité inouïes, plaisent à l'œil et inspirent à l'Européen une comparaison douloureuse entre l'habitation de certains sauvages et celle d'une partie de nos électeurs ruraux. Cela changera sans doute ; mais que c'est long !

La *chaumière* est le type moderne et européen de la cabane. La poésie exploite ce thème depuis Théocrite ; Virgile en a tiré le parti que l'on sait, et l'a consciencieusement transmis, pour être continué, à Malherbe et à Racan. Il est convenu que la cabane est l'asile de l'innocence, l'abri privilégié du bonheur, le temple des goûts simples et des mœurs douces et hospitalières.

(*) Meynet, *le Volga*, in *Tour du Monde*, 1867, p. 53.

C'était sans doute ainsi en Arcadie et en Bétique; mais les choses ont un peu changé depuis, et l'hygiène, qui se repaît de réalités, voit sous sa cabane, « où le chaume le couvre », un être humain (c'est-à-dire apte virtuellement à toute culture) mal logé, vivant parfois avec ses animaux, malpropre; inoffensif sans doute, mais ne sachant par le prix du savoir pour ses enfants et le comprenant encore moins pour lui; étranger aux choses de l'esprit; routinier, calculateur, imbu de tous les préjugés de l'ignorance; électeur par-dessus le marché; et elle se dit qu'il faut au plus vite faire pénétrer dans cette *chaumière* noire, puante, humide, sans plancher et sans fenêtres, avec la lumière bonne et salubre du soleil, la lumière non moins bonne et non moins salubre de l'instruction. L'homme qui se trouve bien dans ces bouges et qui s'y complaît est un homme à refaire. L'Église et l'École sont là pour se charger, de compte à demi, de cette grosse besogne. Le paysan est mal logé, parce que la grossièreté native de ses goûts n'a pas le contre-poids de l'instruction, mère commune de la distinction des sentiments et de celle des goûts; mais il reste inculte, en partie aussi, parce que, logé d'une façon indigne, il en prend l'habitude et perd ses aspirations naturelles vers le bien-être et l'élégance. Il y a là un cercle vicieux qu'il s'agit de rompre.

Je n'insiste pas; il me faudrait consacrer un livre entier à l'étude des types ruraux ou urbains, constitués par ces habitations de paysans et d'ouvriers, qui appellent d'une façon si impérieuse toutes les sollicitudes de la philanthropie et de l'hygiène. Les détails qui s'y rapportent se présenteront, du reste, successivement dans le cours de ce livre, au fur et à mesure que nous étudierons les conditions générales de salubrité des habitations.

III. La *case fortifiée* se rapproche de la maison par la nature des matériaux qu'elle emploie, et de la hutte par l'état de sauvagerie et de guerre perpétuelle dont elle est l'expression. J'ai visité jadis, à l'embouchure de la Cazamance, des villages de cette nature. Les cases y sont faites en une sorte de terre argileuse, grisâtre, d'une construction assez curieuse, en forme de ruches, et leur arrangement intérieur a un cachet moresque qui frappe au premier coup d'œil: c'est la même forme circulaire, avec absence complète de fenêtres au dehors; la même cour intérieure, par laquelle l'air et la lumière arrivent aux deux uniques pièces dont se compose habituellement chaque case. C'est dans cette cour ouverte que les habitants de Canioute et de Samatite font le feu qui leur sert à cuire leurs aliments et à se préserver des moustiques pendant la saison d'hivernage. Le toit, conique comme celui d'une ruche, est recouvert de feuilles de palmier, et, faisant saillie, il forme une sorte d'auvent qui permet de s'abriter durant les grandes pluies. Sur un des côtés de ces maisons, entourées de palmiers et de bananiers, sont incrustés dans la muraille, et gâchés avec la terre qui les forme, des ossuaires composés de mâchoires, de têtes et de tibias de bœuf; ce qui indique un grossier, mais réel essai d'ornementation. Les murs en pisé, et très-épais, sont percés de meurtrières, et constituent des moyens de défense d'une efficacité relative.

Le moyen âge, époque rude pour les petits, a vu se multiplier ces types d'habitations fortifiées, de châteaux crénelés, de forteresses autour desquelles les paysans venaient grouper leurs maisons pour trouver abri et assistance. Ces types, conservés précieusement par le sentiment archéologique, fourmillent en Europe, depuis le château-fort jusqu'à la maison simplement crénelée, et qui s'est donné l'air de forteresse autant par orgueil que par nécessité. L'Orient montre à chaque pas des couvents fortifiés qui, isolés et ayant à repousser les agressions des pillards, faisaient à l'occasion des soldats de leurs moines.

Cet appareil défensif n'est plus représenté de nos jours que par les tessons de bouteille qui hérissent les murs des maisons isolées, par les barreaux de fer des rez-de-chaussée de nos maisons ou par les grilles à piquants inhospitaliers qui en défendent les abords ; amoindrissement stratégique en rapport avec celui de l'agression, qui n'est plus guère représentée que par d'ingénieux pick-pockets ou de vulgaires maraudeurs de verger.

Il suffit d'avoir visité les demeures seigneuriales de ces époques de guerres et de chevauchées perpétuelles, et aussi de perpétuelles misères pour le peuple, pour avoir pris une médiocre idée du bien-être et des conditions d'hygiène qu'on y trouvait. Un simple commis est logé aujourd'hui avec moins de poésie sans doute, mais avec plus de bien-être que Clisson ou la Trémoille ; et un appartement de 1,500 francs dans une grande ville abrite la première bourgeoise venue, mieux que ne l'était très-haute et très-puissante baronne dans son donjon flanqué de tours, avec pont-levis, mâchicoulis, créneaux, etc. Les procureurs et les gendarmes ont débarrassé nos maisons de tout souci de défense, et leur ont permis d'avoir des fenêtres vitrées au lieu de meurtrières, ce dont l'hygiène ne saurait se plaindre. Mais, hélas ! elle ne peut plus se dire maintenant, comme il y a cinq mois, que ces jours de brutalité oppressive et de dévastation sont à jamais disparus ? Trois hommes dont la mythologie indienne aurait fait une personnification

trinitaire analogue à celle de Siva, son dieu de la Destruction, ont mis en commun, l'un son illuminisme san-
guinaire, l'autre sa science sans entrailles, le dernier
son indigne habileté, et ramènent en ce moment sur
notre sol, et en plein soleil de la civilisation, les exploits
des lansquenets et des reîtres. Châteaux, entourez-vous
de fossés, hérissez-vous de herses : maisons de paysans,
donnez-vous des créneaux et des meurtrières ; la barbarie nous revient, docte, scientifique, moins franche,
mais aussi ignoble que l'autre ! J'aime mieux, à tout
prendre, les Comanches et les Sioux du Far-West que
ceux d'outre-Rhin. Les premiers discréditent la sauvagerie, ce qui n'est pas mauvais ; les seconds discrédite-
raient la civilisation, s'ils en avaient autre chose que le
masque menteur. Que ce brigandage continue, et nul
ne pourra dire de sa maison ce que Montaigne disait de
la sienne : « Ie ne me suis iamais laissé induire d'en faire
un engin de guerre (*). » Il faudra pourtant bien en revenir là !

III

En attendant, le mot *maison* ne peut véritablement
s'appliquer qu'aux habitations qui réunissent les caractères complexes : de la fixité au sol, de la multiplicité des
compartiments intérieurs et des doubles convenances
du bien-être et du goût architectural.

En dehors de ce programme, le *home* n'existe pas ; on
campe, on s'abrite ; on n'a pas de *chez-soi*. Chassé de sa
misérable demeure par le malaise et le dégoût qu'il y
trouve, l'homme vit au dehors, comme font les animaux,
et n'y rentre que pour dormir ; l'agglomération existe,

(*) *Essais,* liv. III.

l'intimité fait défaut ; le noyau de toute société, la famille, existe à peine, et le foyer déserté, et ne servant plus qu'aux usages grossiers de la vie matérielle, cesse d'être le symbole aimé et touchant de l'union et de l'agrément domestiques. Hélas ! la hutte immonde ne se trouve-t-elle qu'en terre barbare, et n'a-t-on à reconstruire la maison que dans les solitudes de l'Amérique ou dans les steppes de l'Asie ? Que de yourtes et de kibitkas à remplacer par des maisons, dans nos campagnes ou dans les quartiers populeux de nos villes manufacturières ! Que de paysans noirs et farouches comme ceux de La Bruyère ! que d'ouvriers désertant leurs tristes bouges pour le cabaret, à rattacher à la vie de famille par l'attrait d'un logement plus gai, plus digne et plus sain !

La maison, disions-nous en commençant, a conservé ses traits essentiels dans chaque nation depuis l'antiquité, tout en subissant, bien entendu et d'une manière heureuse, les modifications que le goût du bien-être et l'élégance y ont introduites. Le cosmopolitisme européen, qui tend à mêler dans un tout composite les habitudes primitives des peuples avec les siennes propres, masque bien un peu cette originalité nationale, mais il ne l'efface pas complétement.

Les types de la maison moderne sont sans doute très-variés, et ce serait une œuvre d'érudition fastidieuse que de les rechercher tous et d'établir leur filiation avec les habitations anciennes des pays où ils se trouvent. Aussi n'examinerons-nous que les suivants : 1° type indochinois, 2° type musulman, 3° type gréco-latin, 4° type français, 5° type russo-scandinave, 6° type anglo-américain.

Iº L'Inde ancienne s'est assez immobilisée, dans ses habitudes domestiques comme dans ses mœurs et dans ses rites, pour que la maison des castes pauvres y soit très-vraisemblablement aujourd'hui ce qu'elle était alors que cette civilisation étrange s'offrit aux yeux étonnés des soldats d'Alexandre. Les cases pauvres de la Bagdad moderne doivent ressembler singulièrement à celles de Babylone, la merveille de l'antiquité, « dont le cadavre, pour me servir du mot de Cantù (*), occupe encore le vaste espace de dix-huit lieues. » Mais, si ses inscriptions et ses ossements de pierre nous parlent de ses palais, ils sont muets en ce qui concerne la *maison* proprement dite, et l'on ne peut guère juger de son état passé que par l'aspect qu'elle offre encore aujourd'hui sur le même sol.

L'immobilisme des Chinois, qui est chez eux une sorte de religion, permet surtout de reconstruire par la pensée la maison ancienne dans l'extrême Orient. Les innombrables descriptions des voyageurs en Chine ont exclusivement abordé le côté pittoresque de la description des maisons. Un médecin distingué, M. Morache, attaché à la Mission française à Pékin, et auteur d'un fort intéressant travail d'hygiène exotique (**), nous a donné de la maison chinoise, au point de vue de la salubrité, une étude intéressante, et nous ne saurions mieux faire que d'en reproduire ici les traits principaux :

« Toute maison digne de ce nom, dit-il, présente d'abord une première petite cour dont l'entrée donne sur la rue. Elle communique, par un portique caché d'une sorte

---

(*) *Hist. universelle*, tom. I, pag. 202.

(**) *Pékin et ses habitants*, Étude d'hygiène. — *Annales d'hyg. publique*, 1869, tom. XXXII, pag. 1

d'auvent, avec une seconde et une troisième cour, placées
en enfilade et bordées sur trois côtés de corps de bâtiment à un seul étage, exhaussés de trois à quatre pieds
au-dessus du sol.

» Telle est l'idée générale : le nombre des cours, la
hauteur des bâtiments, varient avec la richesse de la
maison, mais toujours le même principe subsiste : succession de cours carrées, un côté servant d'entrée, les
trois autres formés par des constructions. Dans les maisons
princières et les palais, ces cours sont vastes, plantées de
grands arbres, ornées de vases de fleurs, de petits réservoirs d'eau, toujours dallées de larges briques plates.
Chez le pauvre, tout est plus petit, plus resserré ; chaque
pavillon appartient à une famille différente, et le sol de
la cour est encombré de débris de toute nature.

» La brique et le bois forment la partie essentielle des
constructions. La même terre sert à faire des tuiles que
l'on cuit à un plus haut degré de chaleur, dont on vernit
la surface en vert, bleu, jaune ou blanc, avec tant de
succès, que des tuiles datant de plusieurs siècles et constamment exposées aux intempéries des saisons ont encore leur éclat primitif. Ce sont ces briques et ces tuiles
vernissées qui ont fait croire aux pagodes de porcelaine, dont l'existence n'a jamais été sérieusement con-
statée.

» L'emploi des briques vernissées appartient uniquement
ment aux pagodes impériales et aux palais. Des lois
somptuaires très-anciennes en défendent l'usage au vulgaire ; de même, la couleur des toits varie avec le rang :
jaunes pour tout ce qui tient aux domaines de l'empereur,
ils sont bleus dans quelques temples, verts chez les grandes
familles, et uniformément gris chez tous les autres gens.
Les toitures sont cependant de formes très-gracieuses,

ornées de moulures ; les arêtes décorées de figures d'animaux fantastiques ; souvent on y suspend des clochettes ; leur inclinaison, très-aiguë, est bien disposée pour l'écoulement des eaux.

» La maison chinoise n'a pas de fondations profondes : on enfonce de quelques pieds dans le sol un massif en pierres brutes réunies par de la chaux ; les coins sont en pierres de taille ou en briques, et sur cette plate-forme l'on monte d'abord la charpente de la maison. Elle consiste en colonnes de bois plus ou moins larges, plus ou moins hautes, qui soutiennent la charpente du toit. Ce n'est qu'alors que s'élèvent les murs de briques ; comme on le voit, ils ne soutiennent pas la toiture, ainsi que dans les constructions européennes. Il y a là un mode d'aménagement réellement vicieux..., qui nécessite de grandes quantités de bois et multiplie ainsi singulièrement les chances d'incendie ; aussi sont-ils des plus fréquents à Pékin et prennent-ils en quelques instants des proportions fort étendues.

» Le mur de briques garnit entièrement trois côtés de la maison ; sur le quatrième, faisant façade, il ne monte qu'à hauteur d'appui, et le reste de l'espace est fermé d'une sorte de grillage en bois, plus ou moins sculpté, toujours gracieux cependant, et qu'oblitèrent de simples feuilles de papier.

» L'intérieur d'une maison, ou plutôt d'un corps de logis, est divisé d'ordinaire en trois compartiments, bien rarement en plus. En été, on déchire la partie supérieure de la façade de papier, et la ventilation se fait par là ; les portes, en outre, ne ferment jamais bien, les jointures sont à jour et laissent passer un peu d'air ; mais, en hiver, le Chinois se calfeutre autant que possible et ne craint pas de s'enfermer dans une atmosphère saturée de miasme humain, milieu que le mode de chauffage contribue à rendre encore plus délétère (*). »

L'Égypte, qui a reçu de l'Inde sa civilisation et qui lui a pris le style et les proportions cyclopéennes de son architecture primitive, lui a emprunté aussi ses types principaux d'habitation. Les fellahs y perpétuent encore les anciennes traditions du troglodytisme, et se logent souvent dans des excavations tumulaires. Belzoni les a vus là, habitant le passage entre la deuxième et la troisième chambre ; ils s'y éclairent au moyen d'une lampe fumeuse placée dans un creux du mur, s'y chauffent et y cuisent leurs aliments avec des morceaux de sarcophage si ce n'est avec des débris de momie, et vivent là avec leurs troupeaux comme vivait Polyphème dans son antre. La case du fellah, quand il en a une, est misérable, et elle s'élève auprès de ces palais égyptiens dont la splendeur originale frappe si vivement l'esprit, et dont l'Exposition universelle nous a montré d'intéressants échantillons. C'est, du reste, le type moresque ; aussi nous n'insisterons pas.

III. La maison gréco-latine est un type dont l'empreinte se retrouve dans les habitations du midi de l'Europe et dans tout l'Orient.

Nous n'avons aucune trace matérielle de la disposition et de la distribution intérieure de la maison chez les anciens Grecs. Mais ce que l'archéologie ne pouvait faire, l'érudition l'a tenté, et l'on doit à Becker un plan idéal de cette maison. Elle s'ouvrait à l'extérieur par un vestibule, de chaque côté duquel se trouvaient des dépendances : écuries, loge de portier, logement d'esclaves, etc...

(*) *Loc. cit.*, p. 43.

Venait ensuite une cour intérieure, avec péristyle entouré de chambres constituant l'*andronitis,* ou logement des hommes ; une porte suivie d'un autre vestibule conduisait à une seconde cour, avec péristyle muni de chambres latérales destinées aux femmes ; réunies à des pièces de réception et de travail, elles constituaient le *gynécée.*

Les maisons romaines n'avaient d'ordinaire qu'un rez-de-chaussée, tout au plus un étage. La célèbre maison de Diomède, à Pompéi, qui a le même aspect que les autres, vue de la rue des Tombeaux, ne présente plusieurs étages du côté des jardins que pour compenser la différence de niveau du sol. Les maisons de Rome étaient beaucoup plus élevées. Cette ville était, en effet, comme toutes les capitales, dans des conditions exceptionnelles et qui devaient la rapprocher de nos grandes villes modernes. Pline lui assigne une enceinte de 13,000 pas romains, c'est-à-dire d'environ 20 kilomètres. Le chiffre de sa population, très-diversement évalué, devait approcher d'un million, sur lequel on ne comptait que 300 mille citoyens romains. Wittersheim admettait le chiffre de 1 million à 1 million 500 mille, pour la période qui s'est écoulée entre Auguste et Trajan. Friedlœnder, auteur d'un beau livre d'érudition sur les mœurs romaines, du règne d'Auguste aux Antonins (*), évalue aussi cette population à plus d'un million d'âmes, en basant ses calculs sur la quantité de blé consommée dans une année, quantité précisée par Aurélius Victor et Josèphe. Son appréciation concorde avec celle de Gibbon, qui avait calculé le chiffre de 1,200,000 hommes d'après le nombre des maisons. Admettons le chiffre rond d'un million, nous trouvons

(*) Friedlœnder, *Mœurs romaines, du règne d'Auguste à la fin des Antonins.* Paris, 1865. T. I. liv. i. La Ville, p. 11.

3

pour densité spécifique de la population de Rome près de 40 mille habitants par kilomètre carré, c'est-à-dire un encombrement double de celui de Paris; entassement effrayant si l'on songe à l'espace superflu réservé aux 300 mille citoyens romains, au détriment de la multitude d'étrangers et d'esclaves qui pullulaient dans cette fourmilière. Aussi les maisons de Rome étaient-elles beaucoup plus élevées que celles des autres villes de cette époque.

« Déjà Auguste, dit à ce propos Friedlœnder, avait limité cette hauteur sur la rue à 70 pieds romains (la hauteur des maisons les plus élevées de Paris), mais en permettant pour les dépendances intérieures de ces vastes maisons bourrées de locataires, c'est-à-dire pour les corps de bâtiment qui ne dominent pas sur la voie publique, une élévation plus grande, tolérance dont les propriétaires ne se firent sans doute pas faute de profiter. Néron réduisit encore la limite, s'il faut en croire Aurélius Victor; il finit même par l'abaisser à 60 pieds, ou 17m,7. Or la première de ces hauteurs représente, tout au plus, une superposition de quatre étages avec un entresol. Ces proportions n'étaient guère dépassées ailleurs; on ne mentionne qu'une seule maison à cinq étages dans la célèbre ville d'Antioche, où cependant les plus grandes, d'après le rhéteur Libanius, n'étaient généralement que de trois étages. A Rome, un appartement au troisième étage effrayait déjà; au quatrième perchait le pauvre, dans le *cœnaculum* ou mansarde, immédiatement sous le toit, là où rêvent les poëtes et où pondent les colombes : « *Molles ubi reddunt ova columbœ* », comme disait Juvénal.

Le plus habituellement, à Rome, des boutiques s'interposaient entre les logements habitables et la voie publique, et, en même temps qu'elles constituaient un revenu très-net pour le propriétaire, elles lui épargnaient le bruit de la rue et tous les inconvénients qu'énumère la Xe satire de Juvénal, à laquelle, dans un lointain de mille ans, devait faire écho la diatribe célèbre de Boileau sur les *Embarras de Paris*. A Rome aussi, on pouvait se demander si l'on se couchait pour dormir. Les maisons riches avaient d'ailleurs le soin de s'entourer de jardins, condition d'élégance, de bien-être et de repos.

Les maisons romaines étaient, à peu près toutes, construites sur le même plan. « On y pénétrait par le *prothyrum,* sorte de couloir ou de vestibule qui conduisait à *l'atrium,* et qui présentait de chaque côté des pièces servant à diverses destinations, mais contenant, entre autres, la *cella ostiaria* ou loge du portier. *L'atrium* était une galerie carrée ayant au centre une cour découverte, ou *impluvium,* au milieu de laquelle un bassin, nommé *compluvium,* recevait les eaux pluviales. *L'atrium* était décoré de peintures de famille ; le maître de la maison y recevait ses clients. *L'atrium displuviatum* avait ses toits inclinés en sens inverse des précédents, de manière à déverser les eaux pluviales en dehors de la maison au lieu de les conduire dans *l'impluvium.* Enfin, dans *l'atrium testudinatum,* la cour centrale était couverte d'un toit un peu plus élevé que celui des galeries, à peu près comme ceux que nous voyons dans nos marchés couverts. Dans les maisons importantes, il y avait autour de la galerie de l'atrium des appartements destinés à divers usages, ayant tous leur issue dans cette galerie, et dont quelques-uns servaient de *triclinia* ou de salles de festin.

»A l'extrémité de l'atrium, en face du *prothyrum,* étaient le *tablinum,* et deux autres pièces plus petites, nommées *ailes,* communiquaient avec lui. Le *tablinum* et ses ailes renfermaient les images des ancêtres (*), les livres, les archives et les papiers concernant les affaires du propriétaire, ainsi que les documents relatifs à la charge qu'il exerçait.

» Le péristyle offrait, au delà du tablinum, une galerie garnie de colonnes comme celle de l'atrium corinthien, mais dont le développement était plus considérable. Des appartements étaient distribués autour de ces galeries ; un espace carré, entièrement découvert et planté de fleurs et d'arbustes, devait offrir, au centre, l'image du préau de nos cloîtres d'abbaye.

» Les *œci* correspondaient à nos salons. L'*exèdre* était une autre grande salle de conversation. Le bain se composait d'un *apodyterium*, d'un *tepidarium*, d'un *sudatorium* et d'un *eleotherium*. On y trouvait la basilique, la pinocothèque ou galerie pour les tableaux, les écuries, les remises et les magasins, enfin un nombre plus ou moins considérable de chambres à coucher et de logements de domestiques (**). »

M. de Caumont a indiqué aussi, d'après Mazois, le plan d'une maison de Pompéi, beaucoup plus modeste que l'autre. Cette maison se composait d'un rez-de-chaussée, formé d'une entrée ou *prothyrum*, suivie d'un *atrium displuviatum*. Les pièces de devant étaient destinées aux esclaves et à la cuisine, celles en arrière de l'*atrium* aux étrangers et aux amis. L'étage supérieur était occupé par le maître de la maison et sa famille (***).

(*) Il est impossible de ne pas être frappé de la ressemblance du *tablinum* des Romains avec la pièce où les Chinois conservent, eux aussi, les portraits de leurs aïeux.

(**) De Caumont, *Archéo¹. des Ecoles prim.* Caen, MDCCCLXVIII p. 147.

(***) Id., p. 148.

L'aération, l'éclairage et la propreté des maisons romaines, même les plus somptueuses, laissaient beaucoup à désirer; mais ces inconvénients étaient compensés par la vie extérieure des Romains, qui passaient une partie de leurs journées au dehors, et qui usaient largement du bain et des exercices du gymnase. Nous reviendrons successivement sur ces considérations d'hygiène archéologique, en examinant les conditions générales de salubrité des maisons (*). Il nous suffit ici de donner une idée de la disposition de la maison gréco-latine, qui a imposé son type à toute l'Europe méridionale et dont la maison moresque a surtout conservé le cachet.

IV. Le type oriental ou moresque est essentiellement caractérisé par la forme arrondie ou quadrangulaire de l'édifice; par l'absence ou du moins la parcimonie des jours extérieurs; par l'existence de cours intérieures plantées, avec bassins jaillissants, sortes de péristyles sur lesquels les chambres habitées s'ouvrent, soit directement, soit par l'intermédiaire d'une galerie dont les piliers ou les colonnes sont sculptés et ornementés suivant le goût oriental; il n'y a habituellement qu'un rez-de-chaussée, ou un simple premier étage que surmonte la terrasse.

C'était là aussi, à peu de choses près, le type hébraïque. Le mahométisme, qui l'a adopté, l'a transporté partout avec lui, et il est tout à fait en rapport avec les mœurs défiantes et jalouses des Turcs, pour lesquels la maison a pour mission principale d'incarcérer la femme et de la soustraire aux regards.

(*) Fonssagrives, *la Maison chez les anciens*. Étude d'hyg. archéolog. Montpellier, 1868.

On ne saurait méconnaître les analogies de ce type avec le type romain, et l'on peut dire que telle maison moresque d'Alger a plus de ressemblance avec la maison de Pansa ou de Salluste à Pompéi que n'en ont aujourd'hui les maisons de Naples. Vie cachée, goût pour les eaux abondantes et pour les bains, terrasses sur lesquelles se passe une partie de l'existence : telles sont des ressemblances qui frappent le voyageur le plus distrait.

IV. La France impose ses modes et ses livres au monde entier ; elle lui impose aussi ses maisons, et c'est chose regrettable, pour l'hygiéniste comme pour le voyageur, que de voir peu à peu les costumes et les maisons se fondre ainsi dans une monotone uniformité.

La France a débuté humblement dans la construction de ses maisons. « D'après Strabon, dit M. de Caumont, les maisons gauloises étaient rondes, construites avec des poteaux et des claies. On les garnissait intérieurement de cloisons en terre ; le tout était recouvert d'une toiture composée de bardeaux en chêne et de paille hachée, mêlée d'argile. Cette manière de bâtir n'existait pas seulement chez les Gaulois ; on la trouvait aussi en Bretagne, chez les Germains et même en Espagne et en Portugal.

» Les observations faites en France et en Angleterre ont ajouté quelque chose au peu de notions que les historiens nous ont transmises ; elles ont prouvé que souvent les maisons des Celtes étaient de forme ovale plutôt que ronde, et parfois rectangulaires ; qu'elles avaient aussi quelquefois des fondements en pierre sèche ; qu'enfin plusieurs d'entre elles avaient été établies à un niveau plus bas que le sol environnant, soit pour éviter l'intempérie du climat, soit afin de ne donner aux murs qu'une élévation peu considérable.

» Les maisons gauloises étaient en rapport avec la simplicité des mœurs. On croit qu'elles n'avaient qu'un seul étage ; souvent elles n'offraient qu'une ouverture, servant à la fois de porte et de fenêtre. Elles étaient toutes construites d'après un même système, mais elles différaient de dimensions (*). »

Les Grecs de Marseille d'abord, puis les Romains envahisseurs, apportèrent avec eux dans les Gaules le type de leurs maisons comme celui de leurs monuments publics, et la maison française, essentiellement composite, est sortie de ce mélange des éléments celte, germain et gréco-romain.

Pendant toute la période gallo-romaine, la maison fut sans doute exclusivement romaine pour les riches et exclusivement celte pour les pauvres. La Bretagne offre encore ce contraste. L'ère romane primitive, qui nous a légué si peu de traces monumentales, en a laissé encore moins de relatives aux maisons, et l'on en est réduit, sur ce point, à de simples conjectures.

L'ère romane secondaire, qui s'ouvre au XI° siècle, a donné son cachet particulier aux maisons de cette époque. Des toitures aiguës, présentant une avancée considérable soutenue par des poutres appuyées sur un bandeau de pierre, de façon à offrir un abri contre la pluie ; des fenêtres larges et carrées au rez-de-chaussée ; le premier et seul étage occupé par une succession de trois ou quatre fenêtres vitrées à plein cintre ; une cheminée faisant parfois saillie sur la façade ; un escalier étroit et mal commode ; un éclairage vicieux de l'intérieur : telles étaient ces maisons, dans lesquelles l'hygiène et le bien-être devaient d'autant moins trouver leurs aises qu'elles

(*) De Caumont, *op. cit.*, p. 36.

bordaient d'ordinaire des rues étroites, par conséquent
sombres et humides. Les maisons de Cluny, qui remon-
tent à cette époque et qui ont été si bien étudiées par
MM. Aymar Verdier et Cattois, en sont des types (*).

Les maisons du XIVᵉ siècle, appartenant au style ogi-
val, avaient changé de style extérieur, mais leurs dispositions principales n'avaient guère varié. Les maisons
en bois qui fourmillent dans nos vieilles villes de Bretagne et de l'Anjou, et dont les formes et les ornements
bizarres défrayent l'admiration studieuse des archéolo-
gues, datent de cette époque. Les célèbres maisons d'An-
gers, celles de Caen, de Saint-Lo, de Honfleur, de Quim-
per, du Faou, sont des types de ce genre d'architecture,
dont les spécimens se rencontrent à chaque pas dans les
vieilles villes d'Allemagne et en particulier sur les bords
du Rhin. Mais c'est dans le Harz surtout qu'on les trouve
en grand nombre, notamment dans la ville de Haberl-
stadt. « Quelques-unes de ces maisons, dit un voyageur
moderne, sont de véritables chefs-d'œuvre de sculpture en
bois ; les détails sont terminés comme les belles boiseries
flamandes. Les cariatides et les gargouilles ont des formes tellement tordues qu'il faut suivre avec attention
la ligne du sujet principal pour retrouver ce que l'artiste
a voulu représenter. La maison, appelée le *Rathskeller*,
qui date du commencement du XV° siècle, est une merveille du genre. Les trois étages qui avancent sur la
rue sont d'un dessin différent. La galerie inférieure est
la plus ornée et la mieux soignée ; l'artiste a donné aux
figures et aux ornements qui forment les coins de la
maison le plus d'importance, ce qui sert parfaitement à

(*) Aymar Verdier et Cattois, *Archit. civ. et domestique au
moyen âge et à la Renaissance*, P. 3, 1855. t. I. p. 74.

l'effet général. Les détails du haut sont plus larges, quoique plus légers dans la forme, afin de ne pas écraser la
partie inférieure (*). »

La Renaissance a influé sur la construction des maisons
par des détails importants pour l'hygiène, à savoir : la
substitution des fenêtres à châssis de bois aux anciennes
fenêtres de pierre ; l'élargissement des escaliers ; l'exhaussement des maisons, qui atteignent jusqu'à trois et
quatre étages, et par une augmentation du nombre des
cheminées en même temps que par une meilleure entente
de leur construction et de leur fonctionnement. Les toits
sont hauts, très-pointus, et le pignon, offrant une succession d'étages, de fenêtres de plus en plus petites et placées
les unes au-dessus des autres, prend un caractère monumental.

L'époque moderne emprunte, comme style et ornement, à toutes les périodes architecturales ; mais elle
accuse mieux que les précédentes une notion très-
exquise des conditions du bien-être, si ce n'est de la
santé. Elle combine les matériaux dans une juste proportion, mêle la brique à la pierre, réserve le bois pour
les détails intérieurs et tend à le remplacer, dans ses
offices de support, par la fonte ; mais, dans sa passion
de ménager l'espace, elle aboutit trop souvent au mes-
quin comme effet et à l'incommode comme résultat. La
multiplicité des surfaces éclairantes, le peu d'épaisseur
des murs, l'accumulation indéfinie des étages, l'étroitesse
des escaliers, la parcimonie des cours et des jardins
dans les grandes villes, l'exiguïté des dépendances, le
chiffre considérable de la population entassée sous un

(*) Stroobant, *Promenades dans le Harz*, in *Tour du Monde*,
1862-1863, p. 62.

même toît, la nudité des ornements, sont les traits principaux de cette maison que l'on retrouve partout, et dans laquelle l'économie et l'élégance sont plutôt poursuivies que les intérêts réels de la santé.

V. Le type *russo-scandinave* est caractérisé par la prédominance du bois dans la construction et par une entente approfondie des moyens de résister aux rigueurs d'un climat très-froid. Nous décrirons la maison du Nord à propos de l'étude des moyens de chauffage et de réfrigération des maisons sous les climats extrêmes.

VI. La maison *anglo-saxonne* accuse, par son peu d'élévation habituel, le goût de l'isolement familial, et par les matériaux qui la constituent, l'impatience du présent et aussi l'indifférence un peu égoïste de l'avenir. Les maisons de Londres sont, en général, de petits hôtels aristocratiques ou bourgeois, à un, deux ou trois étages; étroits, n'ayant que peu de fenêtres de façade et offrant cette disposition, qu'ils sont souvent séparés de la rue par un fossé sur lequel s'ouvrent les cuisines, de façon à affranchir les maîtres de la gêne qui leur serait imposée par cette partie du service. Ce n'est pas qu'il n'y ait d'immenses maisons ouvrières, mais elles sont dans des quartiers particuliers, et elles ne troublent guère l'impression générale que reçoit le regard de cette succession indéfinie de petites maisons bourgeoises ou d'hôtels isolés. Le goût des Anglais pour le bien-être se retrouve, du reste, dans leurs aménagements intérieurs, auxquels nous aurions sans doute à faire plus d'un emprunt utile.

La maison américaine porte, plus encore que la maison anglaise, le caractère d'impatience et d'utilitarisme.

Là la rapidité de la construction, l'indifférence sceptique pour le goût et le style, la recherche de la maison qui se fait vite, qui remplit bien le but et qui coûte peu, domine plus qu'ailleurs. Les États du Sud reflètent, dans leurs constructions, les détails de la maison d'origine moresque ou gréco-latine, et montrent ainsi leur filiation avec l'Espagne ; ceux du Nord, au contraire, n'ayant pas les mêmes exigences de climat, accusent par leur aspect une parenté étroite avec la maison saxo-britannique.

Voilà les types principaux des maisons. L'hygiène rêve le sien et ne le retrouve dans aucun d'eux. Les chapitres qui vont suivre constitueront précisément le programme qu'elle propose aux architectes de l'avenir et aux gens qui, aimant les douceurs morales du *home,* ne font pas fi cependant des avantages qu'il offre à la santé et au bien-être.

DEUXIÈME ENTRETIEN

CHOIX D'UNE RÉSIDENCE

> Changer de pays est utile dans les longues maladies.
>
> (Hippocrate, Œuv. compl.; trad. Littré, t. V, p. 319, VI° livre *des Épidémies*, 5° section.)
>
> *Ne quid nimis....*
>
> Cherchez un bon nid et n'en sortez guère.

Il est des conditions heureuses, mais, hélas! trop rares, de liberté d'allures et de ressources d'argent, où l'on peut choisir sa résidence; et je donne à ce mot son sens le plus large, c'est-à-dire: son climat, sa ville, son quartier, sa rue. Il en est d'autres, beaucoup plus communes, où l'on fait partie d'un polypier rural ou urbain, auquel on est enchaîné par les liens de la nécessité, des habitudes, des affections, des intérêts, des affaires, et où ce cercle du choix libre se rétrécit de plus en plus : on vit où l'on est né et l'on habite où l'on peut.

L'hygiène, qui embrasse dans une même sollicitude toutes les catégories sociales et tous les modes particuliers de l'existence humaine, a surtout en vue ici l'exercice raisonnable de cette liberté, que créent la fortune et les conditions, pour faire le choix judicieux d'une résidence et d'une maison. Le hasard et le caprice disposent trop souvent de ce grave intérêt, qui devrait cependant relever d'une judicieuse appréciation des sacrifices d'argent ou d'agrément qu'il convient de faire à sa santé.

L'émigration prolétaire, qui transporte aujourd'hui par delà les mers des populations faméliques ; le tourisme élégant, avide de voir et surtout de paraître avoir vu ; la passion effrénée du fonctionnarisme, qui condamne tant de gens à une vie dépendante et nomade ; enfin les tristes exigences de la santé, sont les quatre causes qui ont mis de nos jours le monde en mouvement ; aussi la question de l'influence diverse des climats, celle des limites et des procédés de l'acclimatement, n'a-t-elle jamais été d'une étude plus opportune. Ce n'est certes pas ici le lieu de l'aborder, mais je ne puis cependant passer sous silence quelques-unes des considérations pratiques qui s'y rapportent, et qui ont, d'ailleurs, d'étroites afférences avec mon sujet. Avant de choisir sa maison, il faut, en effet, quand on le peut, choisir son climat. Les gens bien portants n'ont à consulter que leurs goûts ; tout climat leur va, « *omne sanum sanis* »; mais les souffreteux et les valétudinaires sont obligés de compter avec leur santé et de chercher un climat et une résidence qui leur conviennent. Problème délicat et essentiellement médical, mais que l'on tranche avec une incompétence et un sans-façon qui malheureusement ne restent pas impunis. Quelques conseils à ce propos ne sembleront sans doute pas un hors-d'œuvre.

I

L'homme est le plus cosmopolite de tous les êtres. Maître, après Dieu, de la terre qui est son domaine, il devait pouvoir en explorer toute l'étendue, et son industrie est venue heureusement en aide à son organisation, pour développer chez lui une singulière élasticité d'acclimatement. Elle lui permet de parcourir dans ses migrations une échelle de transitions thermométriques de près de 100°, et d'habiter des altitudes qui peuvent dépasser 3,000 mètres. Son alimentation, sa manière de se vêtir et son habitation sont les trois éléments de cette assuétude particulière. Mais on ne saurait considérer ces déplacements comme dénués de dangers, même quand on utilise bien ces trois ordres de ressources, si les changements de climats, ce qui arrive si ordinairement aujourd'hui, avec nos moyens actuels de voyager, se font brusquement et sans ménager les transitions.

Il s'établit, en effet, un équilibre assez laborieux, et dont les opérations sont plus complexes qu'on ne l'imagine, entre nos fonctions et la nature du milieu climatérique où elles s'exercent. Il y a ralentissement des unes, activité plus grande des autres, et de là résulte un équilibre mobile de santé, qui sera nécessairement et de nouveau rompu sous l'influence d'un autre déplacement. Les santés jeunes et bien pondérées se prêtent à ces oscillations avec une complaisance que rien ne rebute; mais la *gente dolente* des vieillards, des valétudinaires et, à plus forte raison, des malades, trouve dans ces déplacements des prétextes d'ébranlement qu'il convient de lui épargner. Nous avons insisté, dans un autre livre (*), sur les dangers de ces transitions climatériques brusques pour les gens à poitrine délicate, et qui se mettent aujourd'hui, suivant la vive expression d'un médecin anglais, le docteur Bennett, à voyager « à la manière d'un boulet de canon. »

J'ai cherché aussi à déterminer, il y a dix ans environ,

(*) *Thérapeutique de la phthisie pulmonaire, ou l'Art de prolonger la vie des phthisiques;* in-8°, Paris, 1866.

la part d'influence curative qu'il faut attribuer au changement d'air et aux voyages dans le traitement des maladies chroniques, et je suis arrivé à cette conclusion : que l'utilité incontestable de ce moyen si puissant est contre-balancée, si ce n'est pis, par l'usage banal et routinier qui s'en fait aujourd'hui (*). Guy Patin avait inventé le mot de *pérégrinomanie* pour ridiculiser cet abus. Qu'eût-il dit s'il avait vécu de notre temps, s'il avait vu le monde riche vivant en wagons et sur les routes, et le troupeau mélancolique des malades poussé invariablement tous les ans et un peu au hasard, il faut le dire, vers l'Auvergne, les bords du Rhin et les Pyrénées ?

Il est, en effet, trois sirènes dont les séductions déjà anciennes sont devenues singulièrement plus ardentes de nos jours, et qui appellent de leurs plus gracieux sourires le monde des souffreteux, des chétifs, de ceux que la médecine ne peut guérir, ou de ceux du moins qu'elle ne guérit pas assez vite. L'une, la station d'hiver, *placée plus près du soleil,* comme le disait Young (**), lui vante son air tiède et clément ; l'autre lui fait valoir les vertus de ses eaux élaborées sous l'influence des forces souterraines de la nature et ayant reçu d'elles la puissance qui guérit ; la dernière, enfin, l'attire par ce charme complexe dans lequel se réunissent l'attrait d'un des grands spectacles de la nature, les senteurs trop vantées des varechs et les voix sonores de la *mer retentissante,* πολύφλοσϐοιο θαλάσσης, comme nous disions au collége. Être malade maintenant et ne pas aller successivement aux eaux, sur le bord de la mer ou dans quelqu'une des sta-

(*) *De l'Influence curative du changement d'air et des voyages en général;* Paris, 1859.

(**) « Mes bras paternels la portèrent plus près du soleil...» Nuits, Londres, MDCCLXXXVII, t. I, IVᵉ *Nuit;* p. 130.

tions d'hiver de la zône méditerranéenne, c'est avouer tout simplement la pénurie de ses ressources.

Il y a abus sous ce rapport, c'est incontestable. On déplace trop les malades et les valétudinaires. Le changement de climat constitue un moyen d'une grande puissance pour conserver la santé ou pour la rétablir, mais encore faut-il qu'il soit prescrit en temps opportun et non d'une manière banale et empirique. Un climat est, en effet, un médicament complexe et très-énergique, qui peut faire beaucoup de bien ou beaucoup de mal, suivant qu'il est employé avec discernement ou d'une manière inopportune. C'est affaire de tact médical, et du plus fin. Qu'on le fasse donc toujours intervenir dans ce choix si important.

Au reste, ce ne sont pas seulement les malades qui souffrent de cet abus, dont les proportions sont devenues véritablement inouïes.

Les changements de climat, trop brusques ou trop répétés, me paraissent l'une des causes complexes qui rendent la phthisie peut-être plus commune qu'elle ne l'était autrefois. Les chemins de fer, donnant des occasions plus nombreuses, des moyens plus rapides de déplacement, ne sont, sans doute, pas innocents du fait. J'ai vu une foule d'exemples de familles de fonctionnaires dans lesquelles la phthisie se montrait peu après un déplacement considérable, et sans que rien par avance la fît redouter.

La vie de famille ne trouve guère son compte non plus dans cette existence nomade, qui n'a de limite que celle des ressources. Les Gypsies et les baladins ont au moins sur nous l'avantage du *home* roulant et peuvent vivre avec les leurs.

Mais, puisque l'homme ne peut raisonnablement faire

comme la tortue, et porter sa maison avec lui, qu'il reste davantage là où elle est; qu'il y revienne souvent, et qu'il se fasse, pour les jours décolorés d'une vie qui approche de son terme, une bonne moisson de ces souvenirs de l'enfance, que la vue d'une chambre ou d'un meuble éveille joyeusement et qui rajeunissent l'âme. Non, je ne sache pas de plus grande tristesse que de ne pouvoir plus, à l'âge où le passé vaut mieux que le présent, reconstituer son enfance par le souvenir matériel des lieux où elle s'est écoulée. La mémoire, affolée par des impressions qui se confondent, ne suffit plus à cette tâche laborieuse; on y renonce, et on abstrait ainsi la meilleure partie de sa vie. Elever ses enfants dans le même nid est le rêve du fonctionnaire instable et destiné à une perpétuelle agitation; courir le monde est l'ambition de celui qui pourrait rester en place, et la vie devient ainsi une sorte de danse de Saint-Guy, qui fait à l'éducation physique des enfants et à la vie morale des peuples un parti assez rigoureux. Les chemins de fer, dont je prends cependant mon parti, quand je suis en route, ont contribué, je le répète, et pour leur bonne part, à cette agitation désordonnée.

Je m'étonne que l'Académie des sciences morales et politiques n'ait encore proposé, comme sujet d'aucun de ses prix, l'étude des conditions morales et intellectuelles que les moyens nouveaux de locomotion ont fait surgir. La vitesse appelle la vitesse, et le chemin de fer nous a rendus nerveux, impatients d'arriver au but, utilitaires, irrévérencieux pour le temps, qui pourtant « n'épargne rien de ce qu'on fait sans lui », et surtout nous a enlevé le goût salutaire de la maison, du *home*. Quel thème! mais je passe à dessein et j'arrive à des considérations plus pratiques.

4

A côté de ce cosmopolitisme de l'ennui et du désœuvrement, il y a celui qui a une raison de santé et qui, je viens de le dire, doit toujours être le résultat d'une détermination inspirée par le médecin. Les éléments actifs d'un climat quel qu'il soit sont, en effet, très-nombreux, et chaque climat les présente dans une mesure et dans une association qui constituent précisément son individualité propre et aussi son utilité pour telle ou telle forme de la santé. C'est affaire d'étude, mais aussi d'expérience personnelle. Les asthmatiques savent bien reconnaître le climat qui leur permet de respirer le mieux ; mais la compétence des malades n'est pas toujours aussi réelle que dans ce cas, et ils ont besoin d'invoquer un conseil avant de se déterminer vers tel ou tel choix.

Le type d'un refuge climatérique pour les personnes délicates devrait réaliser les conditions suivantes : une température modérée, exempte de toutes oscillations brusques ; une transition ménagée entre les saisons ; une constance thermologique très-grande, non pas seulement d'un jour à l'autre, mais d'une période d'une journée à une autre période; des abris disposés de telle façon, par rapport aux vents saisonniers habituels, que la température en soit rafraîchie l'été et attiédie l'hiver ; peu d'humidité, peu d'orage, peu de vent ; des altitudes dans le voisinage, de façon à permettre d'échapper, sans déplacements lointains, aux chaleurs de l'été ; un sol sec ne conservant pas l'humidité ; pas de poussière ; un ciel habituellement serein ; un site pittoresque ; des distractions en rapport avec la vie et les goûts d'un valétudinaire : tel devrait être ce climat idéal ; mais il est prudent de ne rêver que la demi-réalisation de ce programme complexe, et sage de savoir s'en contenter.

En spécialisant davantage ces aperçus sur un climat

de choix, on trouve qu'il peut être recherché dans les
quatre conditions qui suivent : 1° séjour à la campagne ;
2° habitation des montagnes ; 3° habitation du littoral ;
4° recherche de l'air natal.

I. En comparant la vie rurale à la vie urbaine, on
est conduit à cette conclusion que, malgré le désavantage
d'une mauvaise habitation, accru des périls d'une incurie
et d'une ignorance absolues, la vie des champs est, en
réalité, meilleure pour la santé que celle des villes.

A plus forte raison la campagne offre-t-elle des conditions salubres au citadin qui, réalisant le vœu d'Ho-
race, ce grand petit poëte, comme l'appelait lord Byron,
va s'y reposer « *procul negotiis* »; y transporte avec lui
son bien-être, son activité d'esprit, son savoir, et y jouit,
sans contrepoids, des bénéfices d'un bon air. Il y trouve
plus d'oxygène et surtout plus d'*ozone,* ce principe dont
l'importance est à peine soupçonnée ; il y trouve aussi
plus de soleil. Les gens nerveux, les convalescents, les
valétudinaires, ceux qui portent au flanc le *lethalis arundo*
d'une affection chronique ; les enfants délicats, étiolés,
enclins à la bouffissure du lymphatisme ; les femmes qui
préludent au grave ministère de la maternité par les
soins dont elles veulent entourer une grossesse maladive,
trouvent à la campagne un refuge d'une réelle sécurité.

Et cela se conçoit bien quand on envisage les conditions que le bien-être peut y réunir : air pur et vif, tout
imprégné de ces essences florales dont la senteur émousse
le cerveau à un degré tel qu'il abandonne, par une capi-
tulation pleine de charme, les rênes aux fonctions de
réparation plastique ; lumière vive, stimulante, rendant
plus parfaites et plus actives les opérations de la chimie
vivante ; bruits d'une monotonie douce, qui caressent

l'oreille et le cœur par ce concert agreste dans lequel le bruissement du vent, le mouvement des eaux, les voix des êtres animés, viennent mêler leur note sans apporter dans cet orchestre rien de heurté. Là les préoccupations s'envolent, les passions ardentes font trève ; on se sent meilleur et plus calme ; on vit d'une existence moins agitée, moins fiévreuse, moins factice, et l'estomac se venge des usurpations du cerveau. A côté des influences morales (sur lesquelles il est bon de passer vite pour ne pas être accusé de faire de l'idylle à propos d'hygiène), il convient de placer aussi celles d'une nourriture généralement plus fraîche, meilleure, moins tourmentée par l'art culinaire, respectée par la sophistication, composée d'aliments *qui viennent de vivre* au moment où on les utilise, et dont le grand air et l'exercice augmentent singulièrement la digestibilité.

Et l'éducation des enfants ! C'est pitié de les voir, eux, amoureux de soleil, de mouvement et de gaîté, claquemurés dans un appartement d'un premier ou d'un second étage, cherchant inutilement à s'y faire des joues rouges et de l'épanouissement ; comprimés dans leurs ébats par les récriminations que soulève leur pétulance, et contraints à dépenser leur activité dans de petites occupations bien calmes et bien vieillottes, auxquelles ils n'échappent que pour aller parader, vêtus d'une manière irréprochable et soumis à une surveillance stricte, sur ces promenades publiques où se font les expositions générales de la coquetterie maternelle. L'enfant en revient souvent médaillé par l'opinion, mais le plus petit grain de liberté et d'air des champs aurait bien mieux fait son affaire, et il trouve à son passage l'étiolement et la morosité, si ce n'est la myopie, qui le guettent et savent bien qu'ils en feront leur proie.

Vous tous qui n'êtes pas attachés au macadam par la chaîne des affaires ou par les mille liens de la vie, prenez vos enfants, emportez-les, et donnez-leur le plus que vous pourrez les avantages salubres de la campagne. Là la vie est plus naturelle ; l'espace s'y mesure par hectares et non plus par divisions du mètre carré ; l'air y est plus vif, la nourriture plus réparatrice ; l'existence y est plus affranchie des sacrifices que la mode et l'étiquette prélèvent sur la santé. Les vacances sont quelque chose sans doute, mais elles ne suffisent pas, et il faut, si l'on ne peut habiter la campagne, mitiger au moins les rigueurs du régime cellulaire auquel nos enfants sont soumis dans les villes, en sacrifiant autant d'argent que l'on peut au choix d'un appartement spacieux, bien aéré et muni d'un jardin.

II. La proximité de montagnes plus ou moins élevées dans une localité permet à ses habitants de se procurer, sans déplacement lointain, les avantages d'un changement de climat. On sait, en effet, que plus on s'élève, plus, à saison égale, la température décroît (cette décroissance est d'un degré environ par 170 mètres d'élévation); de sorte qu'à une très-grande hauteur sur les montagnes, la végétation prend, même sous les climats méridionaux, les caractères de celle du Nord, et la vie humaine elle-même ne subsiste qu'avec peine et souvent au prix de modifications profondes. Les montagnes des contrées chaudes sont un refuge précieux pour les convalescents, et l'on connaît le parti ingénieux que les Anglais ont su tirer dans l'Inde des *sanitarium* qu'ils ont établis sur divers points de la chaîne de l'Himalaya.

Les trois conditions que réalise le séjour des montagnes : air frais, stimulant, léger; la possibilité de changer à son gré de saisons et même de climats, rendent compte des avantages que réalise, dans certaines conditions de santé, le séjour sur les hauteurs. Les individus en proie aux mille orages des affections nerveuses, qui ont usé tous les traitements et qui, par l'abus des médicaments, sont devenus insensibles à tous; les convalescents, les lymphatiques aux chairs blanches et atones, aux tissus abreuvés d'eau, aux réactions languissantes; les gens enclins à l'étiolement, trouveront dans l'air des montagnes des éléments opportuns de stimulation nutritive. Il faudra, au contraire, l'interdire aux sujets très-irritables, disposés aux congestions, aux maladies inflammatoires, aux hémorrhagies; aux malades atteints de maladies du cœur ou des poumons, et qui ne sauraient s'accommoder, dès lors, d'un air trop vif et d'un terrain accidenté. A plus forte raison ce séjour doit-il être déconseillé formellement à ces familles qui présentent cette singulière disposition héréditaire aux hémorrhagies que l'on désigne en médecine sous le nom d'*hémorrhaphilie*. Je connais une famille entachée de ce vice originel, et qui, n'obéissant pas au conseil qui lui avait été donné d'abaisser l'altitude de son habitat, auquel elle est attachée par le double lien de l'assuétude et de l'intérêt, a vu plusieurs de ses membres succomber à cette terrible et étrange affection.

Quant à l'influence toute morale que peut exercer sur les organisations impressionnables la contemplation habituelle des montagnes, où la nature a versé à flots ce mélange du gracieux et du terrible avec lequel elle atteint si aisément au pittoresque, personne ne saurait la nier. « C'est, fait dire Rousseau à Saint-Preux, une impression générale qu'éprouvent tous les hommes, quoiqu'ils ne l'observent pas tous, que sur les hautes mon-

tagnes, où l'air est plus pur et plus subtil, on se sent plus
de facilité dans la respiration, plus de légèreté dans le
corps, plus de sérénité dans l'esprit; les plaisirs y sont
moins ardents, les passions plus modérées. Les méditations prennent je ne sais quel caractère grand et sublime,
proportionné aux objets qui nous frappent, je ne sais
quelle volupté tranquille qui n'a rien d'âcre et de sen-
suel. Il semble qu'en s'élevant au-dessus du séjour des
hommes on y laisse tous les sentiments bas et terrestres,
et qu'à mesure qu'on approche des régions éthérées
l'âme contracte quelque chose de leur inaltérable pureté.
On y est grave sans mélancolie, paisible sans indolence,
content d'être et de penser..... Je doute qu'aucune agitation violente, aucune maladie de vapeurs, pût tenir contre un pareil séjour prolongé, et je suis surpris que des
bains de l'air salutaire des montagnes ne soient pas
un des grands remèdes de la médecine (*)....... » Et moi
aussi.

III. Le séjour sur le bord de la mer est très-recherché
et très-conseillé, et, en effet, le littoral constitue une
atmosphère particulière, ayant des caractères très-spé-
ciaux. Et pourtant, sauf la salure, et les émanations des
varechs et des animaux pélagiens qui constituent cette
chose complexe que les poëtes appellent » *les senteurs ma-
rines* », l'air du bord de la mer a absolument les mêmes
qualités apparentes que l'air des plaines.

On a beaucoup exagéré, il faut le dire, les influences
de cet habitat. On a cru, en particulier, y trouver un
moyen de guérir la phthisie ou du moins d'en ralentir les
progrès. Laënnec a nourri toute sa vie cette pieuse illu-

(*) J.-J. Rousseau, OEuv. complètes, Compactes Lefèvre. Paris,
1839, t. II, p. 64, *Nouvelle Héloise*, partie 1re, lettre xxiii.

sion. Il envoyait ses poitrinaires sur le bord de la mer, et, quand leur déplacement n'était pas possible, il voulait au moins qu'on imprégnât l'air de leur chambre des émanations de varechs qui y étaient apportés de loin et souvent à grand frais : vaine pratique dont sa mort est venue elle-même démontrer tristement l'inanité.

L'air du bord de la mer, on ne saurait trop le répéter, utile, dans une certaine mesure, pendant la période de préparation de la phthisie, ne convient nullement quand cette cruelle affection est déclarée. Je comprends qu'on vienne chercher sur les plages du Nord et de l'Ouest un moyen d'atténuation des chaleurs fatigantes de l'été, et sur les plages du littoral méditerranéen un abri contre le froid de l'hiver; mais c'est une question de température, et rien de plus ; l'air marin doit être mis hors de cause. Ce qui rend, en général, le séjour *permanent* du bord de la mer peu favorable aux poitrinaires, ce sont les vicissitudes thermologiques incessantes qui y règnent. On répète partout, cependant, que l'atmosphère maritime a, au contraire, un caractère de remarquable uniformité et de constance inaltérable ; à 200 lieues des côtes, je le veux bien ; mais, sur le littoral, je le nie. Toutes les saisons en raccourci s'y succèdent souvent dans le même jour, presque dans la même heure : la peau, imprégnée de moiteur dans une rue chauffée par le soleil, à l'abri du vent, se crispe sous le froid dès qu'elle subit le contact agressif de la brise du large, et de là ces bronchites qui s'entassent les unes sur les autres et apportent chacune leur part d'aggravation dans l'état des poitrinaires.

Mais si, faisant abstraction de cette maladie, on examine d'une manière générale l'influence du bord de la mer, on ne peut contester que par sa pureté, sa vivacité extrême, sa fraîcheur, il n'exerce sur certains valétu-

dinaires, marqués au cachet de l'anémie ou du lymphatisme, une influence des plus heureuses. Les succès ob-
tenus sans médicaments, à l'hôpital de Berck, ouvert il y
a peu d'années aux enfants scrofuleux, par l'Assistance
publique, donnent la mesure de cette influence.

IV. On a sans doute exagéré l'action de l'*air natal* sur
la santé et sur les convalescences, et là, comme en beaucoup d'autres choses, le sentiment et la poésie (on le leur
fait assez expier) ont un peu usurpé la place de la réalité et de l'observation ; mais, au fond, cette tradition,
comme toutes les idées populaires, a quelque chose de
vrai à sa racine.

Je parlais tout à l'heure des rapports physiologiques
qui, par un séjour prolongé dans une localité, s'établissent entre elle et la santé. La source en est complexe :
elle est dans l'air, qui a son hygrométrie, sa température, son mouvement, sa chimie propres ; dans la constitution thermologique annuelle ou saisonnière ; dans les
aliments, qui empruntent au sol et à l'air, pour nous les
rendre, des matériaux destinés à réparer ceux de notre
organisme ; dans la nature du sol, dans la végétation spéciale qui le recouvre ; dans les habitudes hygiéniques des
hommes au milieu des quels on vit ; dans le langage expressif que les sites, les lieux, les paysages, parlent à
l'âme ; dans les assuétudes du cœur comme dans celles de
la pensée, mais aussi dans cette puissance des émotions
et des souvenirs que le chantre harmonieux de *Milly* (*) a
si admirablement peinte dans ces deux vers :

> Objets inanimés, avez-vous donc une âme
> Qui s'attache à notre âme et nous force d'aimer ?

(*) Lamartine, *Harmonies poétiques*, Harmonie deuxième : *Milly,
ou la Terre natale.*

On comprend que, quand un éloignement encore récent a délié ce faisceau si complexe, on peut en le renouant, c'est-à-dire en ramenant le malade au pays natal, exercer sur son état une influence quelquefois décisive. Cette rupture date-t-elle de loin, l'air natal agit surtout, si ce n'est exclusivement, par les avantages d'ordre moral qu'il apporte avec lui.

On le voit, l'homme qui a de la liberté et des ressources peut se choisir son climat; il va plus loin, il peut se faire en quelque sorte et se composer, par des migrations bien entendues ou par l'installation intérieure de sa maison, des climats et des saisons arrangés à son gré ; se faire, par exemple, l'hiver un *Madère artificiel,* comme celui qu'on songeait, il y a peu d'années, à établir à Sydenham Palace au profit des poitrines délicates. Mais il abuse des voyages comme il abuse de tout, et, si c'était le lieu, je m'attacherais à le prouver.

II

On a choisi son climat, on peut aussi choisir quelquefois sa ville, et il convient maintenant d'énumérer, d'une manière rapide, ceux des éléments de ce choix qui regardent particulièrement la santé.

J'ai comparé tout à l'heure la ville et la campagne, et j'ai montré que, si la première était moins salubre, elle pouvait et devait aspirer à se placer au moins sur le même rang que la campagne.

Mais il y a ville et ville, et le procès fait aux villes en général a été surtout, il ne faut pas l'oublier, dressé avec des éléments empruntés aux grandes villes, capitales ou manufacturières, dans lesquelles l'encombrement atteint des limites affligeantes, et où les mœurs éprouvent des assauts incessants de la surexcitation des sens et des désirs, du développement des besoins factices, et de la contagion du mal moral par l'exemple.

Ces immenses fourmillères sont pourtant dans des conditions trop factices et trop exceptionnelles pour qu'il soit juste de ne se servir que de leur dossier pour instruire le procès des autres, qui valent certainement mieux pour la santé et qu'il faut, quand on le peut, choisir de préférence.

L'hygiène, est-il besoin de le dire, voit d'un fort mauvais œil ces cités colossales qui entassent dans leurs murs des peuples entiers et les font vivre dans des conditions déplorables d'encombrement et de surexcitation nerveuse. Là, la vie est un mélange d'asphyxie lente et de fièvre, et c'est, je le disais tout à l'heure, parce qu'on a pris Londres, Paris, Vienne, etc., pour objectifs, dans l'étude comparative de la salubrité des villes et des campagnes, que les avantages de celles-ci, quoique réels, ont été exagérés outre mesure.

Il est certain que l'encombrement, qui partout est un danger, se trouve au maximum dans ces grandes agglomérations où l'on respire un air qui a déjà servi plusieurs fois, et dans lequel se donnent rendez-vous les produits de la combustion et de la respiration d'une multitude de foyers et d'êtres vivants ; air qui est vicié par des exhalaisons de toute nature et par les substances vaporeuses ou pulvérulentes qu'y verse l'industrie. Le tout forme cette *malaria urbana* qui s'étend le matin comme un voile brumeux sur Paris endormi, ou qui se donne rendez-vous dans le *London's fog*, ce brouillard funèbre qui force Londres à allumer le gaz à deux heures de l'aprèsmidi, et d'où les flocons de suie tombent souvent pressés et drus comme les flocons de neige.

L'air est mauvais dans les grandes villes, mais il y est rare en même temps, surtout dans celles, telles que Leeds, Lyon, Manchester, Lille, etc., où s'entassent les ouvriers et dont les maisons, poussant en hauteur et élevant étages sur étages, deviennent de véritables ruches, mal aérées et insalubres.

Il y a aussi pénurie de lumière, cet excitant dont la nutrition a besoin pour prospérer, et en dehors duquel, surtout, il n'y a pas d'éducation possible pour les enfants, c'est-à-dire pas de régularité de formes et de développement, pas de carnation, pas de gaîté, pas de santé. Certaines rues des villes manufacturières, étroites, bordées de maisons de cinq à six étages, ressemblent à ces vallées profondes où le soleil ne pénètre presque jamais et où le goître et le crétinisme florissent dans toute leur hideur. Dans les villes, il n'y a pas place pour le crétinisme; mais le lymphatisme, le rachitisme, la scrofule et leur immonde lignée, s'y étalent à l'aise.

L'éréthisme nerveux et l'insomnie, produits par le bruit des grandes villes, sont aussi des influences que l'habitude émousse, mais qu'elle ne supprime pas. Associées aux excitations intellectuelles, sensorielles et sensuelles, qui trouvent dans ce milieu des occasions incessantes de se produire, elles engendrent cette sorte de *fièvre des grandes villes,* que les provinciaux ressentent parfois si vivement et dont la médecine est obligée de tenir compte. Enfin les excès et les privations apportent, eux aussi, leur contingent dans cette insalubrité des très-grandes villes, qui ont fait aux autres, je le répète, une réputation si équivoque.

L'hygiène a une prédilection qu'elle pourrait justifier pour les villes de moyenne population, celles de 20,000 âmes, par exemple, où l'esprit de famille, le commerce intellectuel et la santé trouvent la satisfaction de leurs intérêts communs. Mais ces villes ont subi une dépréciation dédaigneuse depuis qu'elles sont rapprochées, par les voies actuelles de communication, de leurs sœurs les grandes cités, et c'est presque un ridicule que de s'y complaire. Que deviendrions-nous cependant si, pour la salubrité comme pour les mœurs, elles ne faisaient pas contre-poids aux très-grandes villes !

En résumé, quand on choisit une résidence, il faut, toutes les conditions de climat étant égales par ailleurs, préférer, si on le peut, la campagne à la ville, et éviter les trop grandes villes, qui font payer, par une insalubrité incontestable, les avantages de plaisir, de ressources et d'activité intellectuelle qu'elles ont sur les autres.

Les villes ont, du reste, la salubrité du pays dans lequel elles sont situées. Une population moyenne, d'une densité peu considérable ; un sous-sol perméable ; une exposition orientale ; une pente modérée ; le voisinage d'un cours d'eau bien endigué ; des eaux potables de bonne qualité et abondantes ; un cimetière placé à l'opposite des vents dominants et sur une pente opposée à celle de la ville ; un bon système d'égouts bien entretenus ; une police municipale vigilante et comprenant bien les intérêts de la salubrité pulique, etc.: voilà ma *Salente* hygiénique. Par malheur, les affaires appellent à Syracuse quand la santé demande qu'on aille à Salente, et je m'arrête, convaincu que jamais, ou presque jamais, une raison de santé n'a déterminé le choix d'une ville plutôt que d'une autre. Mais, quand on est obligé, pour vivre ou pour durer davantage, de s'expatrier et d'aller chercher un autre climat, il ne faut pas oublier que, s'il y a théoriquement des *climats de zone,* il n'y a pratiquement que des *climats de localité,* et qu'il faut attacher un prix réel au choix à faire entre des villes situées sous la même latitude. La question de température est dominante ; celle de salubrité mérite aussi qu'on s'y arrête. Il y a, en effet, des villes saines et des villes insalubres, et sans qu'on puisse parfois s'expliquer ces différences. Les anciens, et Hippocrate en particulier, attachaient pour cette distinction une réelle importance à l'aspect extérieur et général des habitants. Cette mesure est vieille, mais elle en vaut bien une autre.

III

On peut choisir son quartier plus souvent qu'on ne peut choisir sa ville, et ici il faut que le jugement, aidé d'une saine entente des exigences de la santé et des sacrifices d'argent qu'elle mérite, intervienne dans ce choix et le détermine.

Tous les quartiers d'une ville ne se ressemblent pas comme salubrité et commodité, et ce n'est nullement subtiliser que d'établir entre eux des différences dont il convient de tenir compte dans la pratique.

Les raisons qui déterminent vers tel quartier d'une ville plutôt que vers tel autre sont complexes. La recherche de l'élégance, la position centrale par rapport à ses relations ou à ses affaires, les agréments du voisinage et de la perspective, sont autant d'éléments qui ont leur valeur relative. On doit en tenir compte quand on le peut, mais l'hygiène ne saurait admettre qu'on leur sacrifie d'autres intérêts qu'elle a plus particulièrement à cœur. La profusion et la pureté de l'air, une certaine altitude, un logement spacieux, un étage peu élevé, l'éloignement des industries insalubres ou incommodes, une bonne orientation de la rue, sont des avantages plus réels et qu'il faut surtout rechercher.

M. Junod, dans un travail intéressant présenté en 1858 à l'Académie des sciences, a cherché à démontrer la salubrité plus grande des quartiers placés à l'ouest d'une ville que de ceux de sa partie orientale, et il a expliqué ainsi la tendance très-curieuse qu'ont les villes à s'accroître de préférence dans la direction de l'ouest. Ce fait bizarre est constaté par l'observation pour un bon nombre de villes ; il n'est pas sans exceptions, sans doute, mais il offre un caractère de fréquence qui éloigne l'idée de quelque chose de fortuit.

M. Junod l'explique par les caractères barométriques et hypsométriques des vents d'ouest. Ils coïncident avec de l'humidité et maintiennent les miasmes et la fumée dans une zône rapprochée du sol ; les vents d'est, au contraire, sont secs et hauts, et ils favorisent la dissémination des miasmes, des odeurs et des poussières vers les régions atmosphériques élevées. Les quartiers orientaux d'une ville reçoivent donc les émanations des quartiers opposés et qui leur sont apportées par les vents d'ouest ; ils les ajoutent aux leurs, et de là une insalubrité que les villes, faisant de l'hygiène instinctive, évitent en se portant de préférence vers l'ouest. Quoi qu'il reste encore à démontrer sur ce point, le fait est intéressant et il méritait d'être signalé.

Au reste, pour apprécier les différences de salubrité des divers quartiers d'une ville, on ne devrait plus s'en tenir à des appréciations vagues ou à des *on-dit* traditionnels. La *pureté de l'air* commence à devenir une *qualité chimique*, c'est-à-dire justiciable de l'analyse. Les recherches de Ramond de Luna et celles d'Angus Smith ont préparé dans cette voie un véritable progrès. Le dernier de ces chimistes a employé pour ses essais une solution de permanganate de soude qui se décolore d'autant plus vite à l'air que celui-ci contient plus de matières organiques. Avec une solution titrée de ce réactif, on peut donc doser ces substances. Dans un tableau comparatif des expériences faites en divers lieux, le chiffre 1 représentant les matières organiques de l'air pris au-dessus du lac de Lucerne, on a trouvé 6 pour l'air pris au-dessus d'un champ en Italie ; 29, pour l'air de Londres ; 58, pour celui de la Cité au-dessus de la Tamise; 60, pour l'air pris dans une maison; 109, pour celui d'une étable à porcs (*). Ne prenons dans ces chiffres que ceux relatifs à deux quartiers de Londres, et nous trouvons le rapport de 1 à 2 comme exprimant les proportions comparatives des matières organiques tenues en suspension dans l'air de chacun d'eux.

La santé peut-elle se désintéresser de contrastes pareils? On ne saurait le croire.

Un temps viendra sans doute où le choix d'un quartier, pour y faire construire ou pour chercher un appartement, s'appuiera sur des données très-scientifiques, tirées de procédés sûrs et expéditifs en même temps, et ira chercher ses inspirations ailleurs que dans un empirisme routinier. Il faut qu'une habitation n'ait pas seulement *bon air*, mais qu'elle ait surtout *un bon air,* ce qui n'est précisément pas la même chose.

Il est, du reste, dans la comparaison de deux quartiers d'une ville des éléments en quelque sorte matériels et qui facilitent le choix. Le terrain n'est pas le même partout : ici les eaux trouvent un écoulement facile ; là elles stagnent ; il y a des quartiers secs et des quartiers maré-

(*) Figuier, *Année scientif.* pour 1859, p. 319.

cageux; des quartiers balayés par des vents qui ont fait dans leur parcours des rencontres suspectes, d'autres qui, abrités contre eux, ne sont ouverts qu'aux vents sains et agréables; il y a des quartiers d'une densité de population très-minime, d'autres où l'encombrement est notoire; il en est sur lesquels les épidémies s'abattent avec une prédilection souvent (mais pas toujours) explicable, d'autres qui jouissent d'une immunité traditionnelle, etc., etc. Tout cela a son importance et mérite qu'on y songe.

La proximité de vastes promenades, de squares, d'allées, de jardins publics, est un avantage d'aération et d'exercice que tout le monde apprécie, mais auquel les mères, jalouses de la santé de leurs enfants, doivent attacher un prix tout particulier.

Le quartier est, en résumé, une ville dans la ville, et il faut le choisir avec soin. Mais j'ai hâte d'arriver à la *rue*. Le cercle va ainsi se resserrant, et il prend une importance de plus en plus grande.

IV

Si la maison entretient, en effet, des rapports hygides très-directs avec la ville et le quartier, puisqu'elle en respire l'atmosphère, elle en a de bien plus étroits encore avec la *rue*, et cela se conçoit du reste. Une maison bien construite et salubrement aménagée verra, en effet, ces avantages neutralisés en partie, si elle borde une rue étroite, sombre, humide, mal pavée et mal arrosée. Quand on se cherche un logement sain et agréable, il faut donc veiller à cet intérêt. Bacon a bien dit : « On bâtit des maisons pour vivre dans leur intérieur et non

pour les regarder du dehors », mais il n'a pas voulu dire
pour cela qu'il ne fallait pas en examiner les alentours
et voir si la rue offre de bonnes conditions d'accès, de
tenue, d'aération et de lumière. Si l'on ne peut pas absolument dire : « *Telle rue, telle maison* », on ne peut cependant méconnaître la solidarité hygide qui existe entre
elles.

La direction d'une rue, ou plutôt son orientation, influe d'une manière sensible sur sa salubrité. Elle doit
être envisagée de deux façons différentes : dans ses rapports avec la nature des vents régnants, et dans ses
rapports avec la direction des fleuves ou rivières sur
lesquels les villes sont assises.

Les vents sont favorables à l'aération, quand ils ont
une vitesse et une température modérées; dans le cas
contraire, il faut autant que possible s'en défendre. C'est
ainsi que la rue Impériale de Marseille, ouverte dans la
direction du S.-E. et du N.-O., c'est-à-dire balayée librement par le mistral, qui y apporte des refroidissements
et de la poussière, est une mauvaise rue, ce qui explique en partie la dépréciation locative qu'ont subie les
maisons, d'ailleurs somptueuses, qui la bordent. Chaque
région a ses inconvénients anémologiques particuliers.
Qu'on les subisse quand on ne peut faire autrement,
mais qu'on les atténue lorsqu'on ouvre des voies urbai-
nes, et qu'on les évite, au moins en partie, par le choix
d'une rue, quand on se loge ; rien de plus raisonnable
assurément.

Le voisinage d'un fleuve, « cette route qui marche,
comme l'appelait Pascal » ; ce chemin silencieux, comme
disent encore les Anglais, est favorable à la salubrité des
villes, ou plutôt il le deviendra quand elles cesseront,
en retour des services de commodité et d'aération qu'il

leur rend, de le polluer d'une manière ignoble par les
détritus de toute nature qu'elles y versent, au grand
détriment de l'agriculture, qui y perd des engrais précieux, et surtout au grand détriment de la santé publique, qui puise là des germes de dépérissement. Le père
Tamise, *father Thames,* moins endurant que sa sœur la
Seine, a élevé bien avant elle des réclamations énergi-
ques contre le traitement indigne qu'on leur fait subir ;
leur requête est à l'étude, et ils sont en train d'obtenir
une pleine satisfaction.

C'est là, en effet, au premier chef, de la mauvaise
hygiène et de la détestable économie. Mais ce n'est pas
à ce point de vue que je veux examiner l'influence des
rivières. Quand une série de rues perpendiculaires à leur
cours vient déboucher sur des quais, le fleuve, qui entraîne dans son mouvement une colonne aérienne ayant
la largeur de son lit, exerce sur la section terminale de
chaque rue une aspiration réelle, mais peu énergique.
Les rues parallèles au contraire, celles qui bordent les
quais, sont énergiquement ventilées de cette façon et
profitent de cette situation, indépendamment de l'avantage qu'elles présentent de ne pas avoir de vis-à-vis.

Les conditions que doit remplir une rue sont complexes
et importent au bien-être et à la salubrité. Je ne ferai
qu'énumérer les suivantes : elle doit présenter de bonnes
conditions de viabilité pédestre et équestre ; offrir peu
de traction ; avoir une pente modérée ; une largeur en
rapport avec les nécessités du climat et la hauteur des
maisons qui la bordent; présenter, au lieu de cette rec-
titude inflexible qui donne aux vents froids un parcours
libre de plusieurs kilomètres, de légères flexuosités qui
en rompent un peu la violence; fournir un abri contre
la poussière ; écouler facilement les eaux ménagères et

superficielles ; avoir un revêtement impénétrable ; présenter une bonne disposition des canaux souterrains de divers ordres : tuyaux de drain, tuyaux d'égout, tuyaux de gaz, de manière à éviter des remuements trop fréquents du sol, etc.

Je ne veux pas aborder ce sujet ; il appelle, en effet, des développements étendus, qui ne seraient peut-être pas tout à fait à leur place ici. Je les réserve pour un autre ouvrage dans lequel je me propose d'étudier complétement les conditions de salubrité des villes et, par suite, celles de la *rue,* qui peut en être considérée comme l'unité hygide ; je traiterai alors, avec détails, de l'influence exercée sur la santé par la longueur et la largeur des rues, — leur pente, — le revêtement de la chaussée et des trottoirs, — l'aménagement des ruisseaux, des bouches d'égout, des bornes-fontaines ; — le drainage méthodique des maisons et des rues, — l'enlèvement des boues, des neiges et des immondices ; — l'enlèvement des poussières et l'arrosage de la voie, — l'éloignement des industries insalubres ou incommodes, — une bonne police de la rue et de la ville, etc. (*).

Je ne puis qu'indiquer ce programme, remettant à plus tard, et s'il plaît à Dieu, sa réalisation.

Et maintenant que l'hygiène a fini sa ronde extérieure, qu'elle a jeté un coup d'œil général sur la ville et sur les conditions de salubrité du quartier et de la rue, elle peut, comme ces visiteurs d'Angleterre dont l'importance s'accuse par le nombre de coups de marteau qui annonce leur venue, en frapper cinq au moins et en-

---

(*) *La Ville, Étude de salubrité publique,* 1 vol. in-18, de 400 p. environ (en préparation).

trer ; elle montrera ainsi sa condition relevée et obtiendra
peut-être le crédit que ses bons offices auraient été inhabiles à lui assurer. La porte retombe ; la voilà chez elle,
dans ce sanctuaire du *home* où se débattent ses intérêts
les plus réels ; elle n'en sortira plus désormais: si elle
va furetant dans tous les coins, mettant son nez ou plutôt
son œil partout ; si elle n'est pas toujours de l'avis du
docteur Panglosse, et si, estimant que tout n'est pas
pour le mieux dans le meilleur des mondes hygiéniques,
elle se fait tracassière et grondeuse, il faudra le lui par-
donner, comme on passe leurs maussaderies bienveillantes
à des amis vrais, qui ne critiquent beaucoup que parce
qu'ils aiment bien. Habitants des hôtels somptueux, des
maisons bourgeoises ou des ruches ouvrières, Hygie est
chez vous ; faites-lui un bon accueil, écoutez-la, et soyez
indulgents pour son introducteur.

TROISIÈME ENTRETIEN

LE NID ET LA TANIÈRE

Il est sur la colline
Une blanche maison...
(LAMARTINE.

Ils se retirent la nuit dans des tanières,
où ils vivent de pain noir, d'eau et de
racines.
(LA BRUYÈRE. *de l'Homme.*)

L'animal se tapit ; le sauvage s'abrite ;
l'homme se loge....

I

Ce n'est pas tout que d'avoir choisi sa résidence, c'est-à-dire son climat, sa ville, son quartier, sa rue ; il faut encore choisir sa maison, et, à défaut de celle-ci, son appartement ou sa mansarde.

Il est des gens assez heureux pour pouvoir habiter leur propre nid ; c'est l'exception. Le plus grand nombre habitent, comme le coucou, le nid d'autrui ; mais avec cette différence importante qu'au lieu de s'en emparer, comme fait cet oiseau sans gêne, ils le payent en beaux deniers comptants, et d'habitude plus cher qu'il ne faudrait.

Faire bâtir sa maison ! Quel rêve ! Et qui ne l'a fait cent fois pour n'en voir jamais peut-être la réalisation ? C'est un des thèmes favoris que l'imagination se propose ; et les Perrettes de Lafontaine, comme les Victors de Colin-d'Harleville, transportent volontiers sur ce terrain leur pot au lait et leur billet de loterie.

Le château en Espagne que l'on construit ainsi revêt des formes et des styles très-divers : c'est un palais pour l'ambitieux ; une maison blanche à mi-colline et à volets verts pour le poëte ; une bonne et plantureuse métairie pour le paysan ; un tout petit réduit, comme celui de Socrate, pour le philosophe qui sait que les amis vrais sont rares ; une bonne, confortable et spacieuse maison pour celui qui ne rêve rien au delà de la vie de famille, qui se plaît dans sa maison et qui veut que tout le monde s'y plaise.

A celui-là, qui a la joie ineffable de *bâtir* et qui a rêvé de longue main sa maison, il n'y a rien à recommander, si ce n'est de se chercher de préférence un architecte hygiéniste (*rara avis in terris*), ou tout au moins de se faire bien renseigner par son médecin sur toutes les conditions de salubrité et de bien-être auxquelles ses ressources lui permettent de prétendre.

Et, d'abord, qu'il choisisse bien son terrain, s'il en a la liberté, pour que, placé plus tard en présence d'un fait accompli, il ne puisse pas s'appliquer ce que Ford disait à Falstaff, mais dans un autre sens : « J'ai compromis mon édifice pour avoir mal choisi l'emplacement de sa construction (*) ». Or les éléments de ce choix sont complexes : il faut qu'il s'enquière soigneusement de son degré de sécheresse ou d'humidité ; des conditions du sous-sol, qui, rocheux, calcaire ou siliceux, écoulera bien les eaux par sa pente ou par sa perméabilité ; qui, s'il est argileux, les retiendra au contraire ; des causes d'insalubrité qui ont pu persister dans le terrain, lequel a pu être marécageux, imprégné d'eaux organiques d'origine in-

(*) Shakespeare, *les Joyeuses Commères de Windsor,* acte II, sc. II.

dustrielle, ou même avoir servi plus ou moins ancienne-
ment de lieu d'inhumation, comme cela se voit souvent
dans les villes à accroissement rapide, et qui englobent,
pour s'en servir comme de terrains à construire, des ci-
metières abandonnés et placés primitivement en dehors
de leur enceinte. Il faut, enfin, pour peu que le terrain
soit humide, voir s'il est susceptible d'un drainage efficace.

Les terrains qui permettent de construire à un angle valent infiniment mieux que ceux qui sont en ligne dans une
rue. La maison, en effet, sera doublement ensoleillée et
doublement aérée, indépendamment de l'avantage d'une
vue plus agréable. Les terrains sans vis-à-vis, ceux d'un
quai, d'une place, d'un square, d'un jardin, sont préféra-
bles pour les mêmes raisons et, toutes choses égales, par
ailleurs. Il faut, enfin, comme nous le disions à propos du
choix d'un quartier, sacrifier ici, autant qu'on le peut,
la mode et l'élégance au bien être et à la santé ; ne pas
acheter dans une rue trop recherchée un terrain dont le
mètre carré est d'un prix fou, pour être obligé d'édifier
sur cet espace exigu une maison à plusieurs étages, incommode, fatigante, et privée, de plus, de ces dépendances spacieuses qu'on eût pu, et pour le même prix, se
procurer dans un quartier moins aristocratique et moins
élégant.

Cela fait, et quand on le peut, il faut choisir son orientation. Elle est le plus souvent imposée ; mais, quand le
choix est libre, il faut comprendre l'importance vitale
de cette condition.

Les hygiénistes ne sont pas d'accord sur l'orientation
la plus favorable. Pour les uns, l'orientation Nord et Sud
vaut mieux ; pour les autres, celle de l'Est à l'Ouest est
préférable ; pour d'autres, il faut choisir la direction du
Nord-Est au Sud-Ouest ; pour d'autres, enfin, celle du

Nord-Ouest au Sud-Est a plus d'avantages. Il n'y a pas de raison pour que ce débat cesse, tant qu'on voudra juger d'une façon absolue une question dont la solution comporte des éléments si variables.

Le *climat* est le plus important de tous. Dans les pays septentrionaux, l'orientation Sud-Est et Nord-Ouest vaut mieux que les autres ; elle donne en effet, l'hiver, deux visites quotidiennes du soleil sur chacune des deux faces opposées de la maison, et elle permet d'éviter les vents les plus froids de l'hiver, ceux du Nord et du Nord-Est. Dans le Midi, il vaut mieux une exposition Sud et Nord, de façon à réunir, sous ce climat très-excessif, le bénéfice du maximum de chaleur l'hiver et du maximum de fraîcheur l'été. L'orientation Est et Ouest y est particulièrement désagréable : les rayons du soleil couchant tombent perpendiculairement sur les vitres et apportent avec eux une chaleur et une réverbération fatigantes. Lorsque les chambres à coucher ont cette exposition, elles sont ainsi réchauffées le soir, et la chaleur de la nuit y devient insupportable.

La question de l'orientation change, bien entendu, quand il s'agit d'une maison simple ou d'une maison double, d'une maison en alignement ou d'une maison de coin, et, à plus forte raison, d'une maison isolée sur ses quatre faces. Pour cette dernière, les quatre orientations du Nord-Ouest, du Sud-Est, du Nord-Est et du Sud-Ouest, valent mieux que celles du Nord, du Sud, de l'Ouest et de l'Est.

Mais l'élément *climat* n'intervient pas seul ; *les vents régnants* doivent aussi être pris en considération. Il est, un peu partout, des vents agréables et sains ; d'autres qui sont désagréables ou insalubres, s'ils n'ont ces deux inconvénients réunis. Il faut en tenir compte pour le choix

6

de son orientation. Les villes de la vallée du Rhône savent l'intérêt qu'ont leurs maisons à éviter le mistral; ailleurs ce sont des vents de Sud ou de Sud-Est qui apportent avec eux une chaleur étouffante. L'expérience locale est, sur ce point, un guide sûr et qu'il faut interroger.

Quelquefois aussi il ne s'agit pas des qualités naturelles d'un vent, mais de celles qu'il acquiert dans son parcours, en se faisant le véhicule de poussières, de moustiques, d'émanations industrielles, de miasmes marécageux, d'odeurs infectes, d'effluves de marais. Leur tourner le dos est de stricte prudence. Je connais des fenêtres qui, frappées directement par des vents de marais, laissent entrer la fièvre, tandis que des appartements voisins, mais d'une orientation différente, jouissent d'une parfaite immunité.

Les vents très-humides doivent, toutes choses égales d'ailleurs, se heurter à des murs sans fenêtres. Ils ont non-seulement les inconvénients des vents mous, énervants, mais ils imprègnent aussi la maison d'une humidité qui leur survit, et d'ailleurs ils sont plus chargés de matières organiques que les vents secs. Ce dernier fait est accusé souvent par l'odeur nauséeuse qui les imprègne.

Procurer une bonne température, de la lumière, de l'air pur, abondant et sec : tel est, en définitive, le programme que l'orientation doit remplir.

Les conversations que l'on a avec son architecte, au moment solennel et décisif où l'on adopte un devis, occupent une de ces heures émouvantes dont le souvenir marquera dans la vie. Il en est, en effet, de la maison de pierre comme de la maison de chair : si elles sont bien construites, si elles ont une bonne organisation, tout ira bien ; les deux édifices péchent-ils par cette base essentielle, tout sera précaire. Mais il y a entre ces deux maisons cette différence, que nous subissons le plan de l'une, que l'hérédité nous apporte tout fait, tandis que nous pouvons discuter celui de l'autre et le modifier à notre gré. Pour cela, il faut s'y connaître un peu, c'est-à-dire avoir observé, réfléchi, comparé, pesé le fort et le faible de chaque installation, et ne se servir d'autrui que pour le côté technique de la construction. La bonne adaptation d'une maison à tous les besoins d'une famille nombreuse n'est pas un problème facile à résoudre, et il faut bien des combinaisons pour que chacun et chaque chose y aient leur place convenable.

Mais ce problème est singulièrement simplifié de nos jours, et la maison de pacotille remplace habituellement la maison personnelle, comme font les souliers de hasard qui supplantent un peu partout les souliers sur mesure. La maison *sur mesure* s'en va aussi, et nous adoptons de plus en plus, sous ce rapport, les habitudes d'outre-Manche, où la construction de maisons destinées à être vendues aussitôt après est une des spéculations les plus habituelles.

Quand on ne peut pas faire sa maison, c'est beaucoup au moins de la choisir, et de s'isoler d'autrui par une habitation individuelle, familiale, faite peut-être, dans le principe, pour d'autres, mais adaptée par d'intelligentes appropriations à sa destination nouvelle.

Le bien-être s'accommode à merveille, est-il besoin de le dire? de cet isolement, et la santé y trouve aussi son profit; d'abord parce qu'il y a moins d'encombrement et de bruit, et puis aussi parce que l'habitation d'une maison commune, qui loge souvent trente ou quarante personnes, établit entre les diverses familles une solidarité épidémique ou contagieuse dont il est impossible de conjurer les effets. La coqueluche, la rougeole, la variole, donnent tous les jours la démonstration de la réalité de cet inconvénient. Dans ces maisons, on entretient avec ses voisins un commerce miasmatique, désagréable ; on a ses maladies et on a les leurs. L'idéal de la maison est donc la maison familiale, particulière.

Mais, hélas ! ce voyage à Corinthe est encore exceptionnellement permis, et la condition la plus commune est d'habiter un étage ou une partie d'étage de cette sorte de caravansérail que figure la maison moderne dans nos grandes villes.

Le bien-être, la simplicité et la santé ont, sur ce terrain, de rudes assauts à soutenir de *notre ennemi* le luxe, et l'aiguillon de l'amour-propre n'est, en rien autre chose, plus provoquant. Prenant à la lettre le mot de l'Écriture, on se croit abaissé quand on s'élève, et l'on veut garder son étage comme son rang. Il faut, de plus, avoir son escalier à statues lampadophores, à tapis, à main courante en velours ; et il faut trouver chez soi, et à tout prix, cette ornementation de goût équivoque dans laquelle, comme l'a dit plaisamment un auteur dramatique contemporain, on ne voit que le similor, le similimarbre, le similipierre ; j'ajouterai à cette énumération d'apparences, la *similisanté*. Et tout cela se paye avec de l'air, de l'espace, quelquefois même avec des *aliments,* c'est-à-dire avec tout ce qui fait vivre.

Ménage disait que le grand malheur en France, c'est que personne ne savait être de sa condition. Ce mal, qui a sans doute fait quelque progrès depuis l'illustre grammairien, ne se manifeste nulle part d'une façon plus apparente ; et l'appartement, ne renseignant plus sur les ressources de la famille qu'il abrite, est devenu, pour me servir du mot de Toppfer, « menteur comme une épitaphe. » Les médecins, qui entrent partout et à toute heure et qui sont initiés à tous les détails de la vie domestique la plus intime, ont pu constater souvent un contraste douloureux entre la frugalité accusée par les reliefs d'un repas de famille et la richesse d'ameublement et d'ornementation du salon à manger qu'on leur fait traverser. C'est triste comme tout ce qui est faux. Franklin disait : « Ce sont les yeux d'autrui qui nous ruinent. » On peut ajouter que ce sont eux aussi qui nous affament. Cela est vrai surtout du monde besogneux des fonctionnaires, qui, pris entre un sentiment de dignité honorable et des ressources exiguës, recèle, sous les apparences du luxe, des privations qu'on ne soupçonne pas. Si l'on voulait changer ce clinquant en bien-être, quel bénéfice pour la santé !

On a beaucoup discuté la part contributive pour laquelle le loyer doit figurer dans l'ensemble des dépenses d'une maison bien tenue. Les évaluations produites à ce sujet sont très-diverses. Celle de Mme Campan, qui estime le loyer au dixième des ressources fixes, est cependant assez généralement acceptée dans le monde des femmes qui se piquent d'établir leur petit gouvernement sur le pied d'une économie domestique très-correcte. Qu'on compare les logements aux ressources dans la vie actuelle des grandes villes, et surtout dans la vie parisienne, et l'on constatera que le rapport de 1 à 10 s'y est élevé au cinquième, si ce n'est au quart des revenus.

Du reste, ici encore, il est difficile d'établir rien d'absolu. L'égalité des ressources n'implique pas celle des *obligations réelles ;* mais ce chiffre du dixième des revenus appliqué au logement est un idéal dont il faudrait essayer de se rapprocher dans la vie pratique.

La multiplicité des déménagements est devenue aussi un des traits de nos mœurs actuelles ; et, pour peu que cela continue, l'histoire d'une maison arrivée au terme de ses deux siècles d'existence prendrait les proportions d'une bibliothèque. La population d'une petite ville y aurait passé. Il y a là un signe frappant d'instabilité d'idées et d'inquiétude d'esprit. Franklin, en philosophe pratique, y voyait une perte sèche, et son mot « trois déménagements équivalent à un incendie » a fait fortune. Il est de fait que chacun de ces déplacements est le signal d'une fièvre de dépenses et d'innovations ruineuses. A chacun d'eux, en effet, on prend l'invariable résolution de ne plus changer, et l'on fait chèrement son nid en conséquence.

Il est une sorte de déménagements, les plus communs de tous assurément, ceux des ouvriers, qui ont sans doute aussi leur inconvénient économique. Le Bonhomme Richard a dit et surtout pour eux : « Arbre qu'on transplante, famille qui déménage, tournent moins bien que ceux qui restent en place (*). » Cela est vrai ; mais, dans les conditions habituelles de sordidité des logements ouvriers de nos grandes villes, un déménagement est pour ces meubles vermoulus, pour ces pauvres et tristes nippes, une occasion unique de voir le soleil et l'air ; on habite, d'ailleurs, une mansarde fraîchement nettoyée et blanchie, et l'on y met un arrangement qui est salubre, s'il doit peu durer. Cette *hygiène de la Saint-Jean ou de la Saint-Michel,* comme j'ai l'habitude de l'appeler, ne me déplaît pas.... en attendant mieux.

II

C'est ce *mieux* dont il faut maintenant s'occuper. Le moment est venu, en effet, de détourner les yeux de ce

(*) Franklin, *Œuvres morales et politiques.* — Almanach du bonhomme Richard.

nid gai, joyeux, ensoleillé, d'un logement choisi, pour les porter sur la tanière sombre et malpropre où tant de familles de paysans et d'ouvriers grouillent encore, ignorantes de leur abjection et aussi peu soucieuses de leur santé que de leur bien-être.

J'aborde la grande, la douloureuse question des logements insalubres. Je l'ai déjà effleurée dans un autre livre (*); mais des développements plus en rapport avec son importance trouvent naturellement leur place ici.

I. Il est à peine besoin de faire ressortir l'insalubrité traditionnelle des maisons de paysan dans la plupart des pays de l'Europe. L'incurie et la malpropreté y atteignent des limites affligeantes, et leurs effets lamentables sont à peine neutralisés par les conditions d'une vie plus simple, plus active, et par l'air plus pur que l'on rencontre à la campagne.

Les maisons de paysans de beaucoup de nos provinces ne s'éloignent guère encore de celles des Celtes leurs ancêtres. Des toits de chaume surbaissés, nourrissant une végétation grasse et équivoque ; un sol de terre battue se détrempant sous les pieds qui y apportent du purin, de la boue et du fumier ; des fenêtres ou nulles, et alors remplacées par des trous qu'obturent des bouchons de paille, éludation ingénieuse, mais meurtrière, de l'impôt antihygiénique des portes et fenêtres, ou exiguës pour économiser la maçonnerie et les vitres ; une cheminée large, mais sans tirage et garnie de bancs latéraux, poste où l'on s'enfume stoïquement et d'où l'on peut, comme les antiques bergers de la Chaldée, observer le cours des astres en levant simplement les yeux ; peu de lumière et

(*) *Entretiens familiers sur l'hygiène*, 5ᵉ édit. Paris, 1870, p. 360.

peu d'air, et tout cela aggravé par un entassement inouï
de lits et de meubles. Qui lira ces lignes et ne se rappel-
lera, s'il les a vues une seule fois, ces fermes bretonnes
qui abritent en même temps tant de vertus chrétiennes
et patriotiques, et tant d'ignorance et d'incurie. Il faut
garder les vertus et faire disparaître l'ignorance.

Là l'encombrement et la malpropreté sont poussés à
leur suprême degré. Le paysan, dédaigneux des vertus
purifiantes des bains et des ablutions, s'y enferme la nuit
dans des *lits-clos,* étagés comme ceux des cabines de
navire les uns sur les autres, soucieux de la chaleur
qu'il y trouve bien plus que des qualités de l'air qu'il
y respire. Peu fier, du reste, de son titre de roi de la
création, il partage son atmosphère avec les animaux
de sa ferme : les canards viennent y chercher les flaques
du sol ; les poules y gloussent comme si elles étaient chez
elles ; les lapins y rêvent de terriers encore plus sombres
et plus humides ; les pigeons y ont leurs entrées libres, et
les bœufs y introduisent parfois leur tête placide entre
deux poutres horizontales de la cloison, pour y prendre,
dans un râtelier qu'on approvisionne de l'intérieur de la
ferme, le fourrage ou le genêt qu'on leur destine. Il
m'est arrivé un jour, en allant voir un malade dans un
de ces taudis, de lutter sans succès contre un veau qui,
placé en dedans de la porte, m'en barrait résolûment
l'accès. C'est pastoral, sans doute, mais c'est fort insalubre. J'ajouterai que la dignité humaine n'y trouve pas
non plus précisément son compte.

Certainement, toutes les fermes n'en sont pas là ; mais,
si le défaut de soin et de propreté n'y atteint pas toujours
cette limite, les mieux tenues et les mieux construites
sont encore dans un état de salubrité singulièrement
reprochable.

Ces conditions ne sont pas toujours intrinsèques et ne dépendent pas toujours du mode vicieux de construction des maisons de paysan, ou de leur mauvaise tenue. Les alentours en sont ordinairement sordides : des fumiers découverts ; des purinières infectes, imprégnant par leurs infiltrations le sol avoisinant ; des routoirs insalubres, des étables humides et mal entretenues, sont les plus apparentes de ces conditions.

Le paysan n'a pas le goût du *home,* parce que, vivant presque toujours en plein air, il ne considère guère sa maison que comme le gîte du lièvre de la fable, où l'on n'a rien de mieux à faire qu'à dormir ; il n'aime pas sa maison aussi, parce qu'elle est sombre, enfumée, triste et qu'il s'y trouve mal à l'aise ; c'est là un cercle vicieux qu'il faudrait rompre.

Il y aurait beaucoup à faire pour tirer les maisons rurales de cet état sordide. Il faudrait d'abord répandre dans les campagnes l'instruction élémentaire : celui qui ne sait pas s'ennuie et penche nécessairement vers les appétits inférieurs ; or l'appétit de la maison est d'un ordre très-noble et très-relevé ; il faut l'éveiller le plus possible. Je voudrais aussi qu'il y eût dans chaque chef-lieu de canton un architecte rural ayant fait une étude attentive des constructions sommaires et à bon marché qui conviennent aux paysans, et leur donnant gratuitement ses plans, ses devis et ses conseils. L'institution de primes de bonne construction pour les maisons de paysan et leurs dépendances serait aussi un stimulant très-utile. On prime les poulains et les génisses, pourquoi n'accorderait-on pas les mêmes encouragements à celles des constructions rurales qui accuseraient une tendance louable vers le progrès ? L'affranchissement de l'impôt des portes et fenêtres, sur la demande des jurys de concours régionaux, pourrait être accordé aux maisons les mieux construites et les mieux tenues.

L'amélioration des dépendances de la ferme, placées autant que possible à distance de la maison, serait autant dans l'intérêt bien entendu des deniers du paysan que dans les intérêts de sa santé. Il a été reconnu, en Angleterre, que des étables dallées, bien drainées et aérées convenablement, préservaient des épizooties les troupeaux qu'on y loge ; les hommes qui habitent dans leur voisinage ne peuvent manquer aussi de se trouver bien de pareilles précautions.

La construction de caves, ou tout au moins l'exhaussement du sol du rez-de-chaussée, pour qu'il ne soit pas en contre-bas par rapport au niveau extérieur, est une condition indispensable de siccité et, par suite, de salubrité.

A côté de ces améliorations matérielles, il faudrait aussi s'efforcer de faire sentir aux paysans les conséquences de l'incurie traditionnelle dans laquelle ils s'obstinent à croupir. Il ne faut pas désespérer d'arriver peu à peu à leur faire comprendre que leur santé est menacée par un séjour pareil, et qu'elle est pour eux, qui vivent de leurs bras, un nécessaire instrument de travail et de subsistance. Il n'y a là rien qui soit métaphysique et au-dessus de leur portée d'esprit. Le livre ne peut pas grand'chose pour conduire à ce but enviable ; il est rare, et il y en a peu qui soient écrits en *paysan*, c'est-à-dire qui leur parlent une langue qu'ils comprennent. Les innombrables *Petit-Pierre* ou *Maître-Jacques* qui dialoguent avec les paysans leur semblent ennuyeux ou incompréhensibles. Le conseil seul est assez persuasif pour entrer dans leur esprit.

Les deux véhicules du progrès dans les campagnes, le curé et l'instituteur, ont mission de leur faire entendre la bonne parole de l'hygiène ; mais il y a aussi une in-

fluence toute-puissante parce qu'elle est fondée sur la
supériorité du rang, de l'éducation et de la fortune, et qui
devrait se mettre au service de cette grande cause plus
activement et plus généreusement qu'elle ne le fait : je
veux parler du rôle initiateur en matière d'hygiène,
comme en matière de progrès agricole, qui incombe aux
grands propriétaires ruraux. Ils ne le comprennent peut-
être pas assez. Il y a deux sortes d'*absentéisme* (quoiqu'on
n'en décrive d'ordinaire qu'un seul) : celui qui consiste
à aller égoïstement, et à la russe, manger dans les plaisirs des grandes villes le produit de terres qui restent
nécessairement mal cultivées, et l'*absentéisme moral* de
ceux qui, restant aux champs, se désintéressent pourtant
de toute participation aux travaux de la campagne et de
tout désir généreux d'instruire et d'améliorer le paysan.
Le propriétaire de cette dernière catégorie est *présent* sans
doute, mais il reste *absent,* par la pensée généreuse et le
désir du bien, de ces serviteurs sur lesquels il aurait une
mission si secourable à exercer, et de ces paysans qu'il
devrait faire naître à une vie morale avancée et à l'instruction. Quelle belle tâche et comme elle est trop peu
comprise !

La question des maisons rurales a moins préoccupé
les esprits en France que celle des maisons d'ouvrier :
et cela se conçoit : on s'extasie traditionnellement sur
la félicité de l'homme des champs, et l'on estime, sur la
foi du poëte latin, que rien ne lui manquerait « s'il con-
naissait son bonheur. » (C'est son *ignorance* qu'il faudrait
lui faire connaître.) Et puis il est loin, et les misères de
son habitation ne frappent l'esprit que médiocrement,
encadrées qu'elles sont dans un paysage agréable. Il faudrait bien cependant qu'on songeât un peu à lui. Ce n'est
pas que des plans de ferme-modèle ne soient sortis de

l'imagination des architectes et qu'un certain nombre d'entre eux n'aient été réalisés. Tous les agronomes connaissent le plan de la ferme *Britannia,* construite à Ghistelle, près d'Ostende ; celui de la ferme de Nivezé-lès-Spa, des environs de Liége, etc. Les Hollandais, les Anglais, mais surtout les Belges, ont excellé dans ces constructions pratiques, qui réunissent les avantages d'une habitation salubre aux conditions d'une exploitation facile (*).

Mais il s'agit plutôt d'améliorer la maison isolée des paysans que de leur créer des palais agricoles, dont les neuf dixièmes ne profiteraient pas. En Suisse et en Angleterre, on a retourné cette question sous toutes ses faces, et de grands propriétaires lui ont voué et leur temps et leurs capitaux. C'est ainsi que, tout récemment, lord Vernon faisait construire sur ses propriétés à Sudbury, près Derby, plusieurs maisons-modèles pour les paysans. Chaque cottage contient : au rez-de-chaussée, un porche d'entrée, une salle à manger, un lavoir, un bûcher ; audessus sont les chambres à coucher des parents et celles des enfants des deux sexes.

Des modèles de cottage anglais figuraient à l'Exposition universelle de 1867, à côté de ceux de la ferme agricole suisse de Ruti et des maisons de paysans poméraniens exposées par le baron de Behr. Ces dernières, construites en briques crues et crépies en ciment, se présentant dans des conditions remarquables de bon marché, attiraient tous les regards par la bonne entente de leur disposition intérieure. Chacune d'elles, destinée à deux familles isolées l'une de l'autre, quoique sous un toit commun, ayant

---

(*) Voyez les *Cours d'agriculture* de Nadaud de Buffon, le *Traité des constructions rurales* de Bouchard et le *Manuel des constructions rurales* de T. Bona. In-18 de 296 pages, p. 240.

60 pieds de longueur et 32 de largeur, munie de deux portes et de huit fenêtres de façades réparties entre le rez-de-chaussée et le premier étage, revient à 1,300 thalers ou à 4,100 francs; dépense qui, partagée entre deux familles, est certainement au-dessous de celle que s'imposent les paysans de la plupart de nos provinces, et pour être indignement logés.

Il est vrai que ce bon marché est dû en partie aux ressources naturelles du sol, qui offre de la terre à briques en abondance; mais celle-ci est-elle rare dans beaucoup de nos campagnes qui en sont encore aux huttes en torchis (*)?

Les paysans abandonnés à eux-mêmes croupissent dans une routine abjecte, et il en est qui en sont encore aux procédés agricoles que suivaient leurs ancêtres du temps de César: on fait de louables efforts pour les tirer de leur torpeur et les initier au progrès en agriculture; il faut aussi tâcher de leur donner le goût de la maison propre et spacieuse. Leurs mœurs y gagneront, quoi qu'en pensent d'obstinés admirateurs de la routine.

L'hygiène rurale (beau sujet encore bien inexploré, et qui devrait tenter quelque hygiéniste!) a pour programme à réaliser: 1° une meilleure construction des maisons de paysan et le soin de leur choisir un emplacement salubre; 2° un accès plus large donné à l'air et à la lumière; 3° l'isolement absolu de l'habitation humaine et des étables, porcheries, bergeries, poulaillers, pigeonniers; 4° l'éloignement du fournil, pour prévenir les chances d'incendie; 5° un bon établissement de fosses à fumier maçonnées, dallées, recouvertes et placées à une

(*) Foucher de Careil et Puteaux: *les Habit. civ. à l'Exposition*, in *Exposit. univ. de* 1867, *ou Annales et Archives de l'industrie.*

certaine distance de la maison, qui doit être interposée entre elle et les vents régnants ; 6° des citernes à purin situées loin des puits et ayant un revêtement imperméable ; 7° une bonne disposition et un bon entretien des puits ou des citernes destinés à fournir les eaux économiques ou potables, etc.

La première chose à faire est de persuader au paysan défiant et calculateur, et qui voit des avocats Patelin dans ses meilleurs conseillers, que les intérêts de sa bourse et de sa santé sont, sur tous ces points, étroitement solidaires. Il faut exploiter à son profit cet argument *ad hominem* et lui parler écus au lieu de lui parler santé. Le temps viendra, espérons-le, où ce dernier intérêt cessera d'être abstrait pour lui, et où l'on pourra l'invoquer et en parler directement et sans détour. L'instruction conduira à ce résultat.... mais nous en sommes loin encore.

II. La question des logements des ouvriers est, on peut le dire, le pivot des améliorations morales et physiques que la charité et la philanthropie rêvent pour eux. La difficulté de sa solution s'accuse par les efforts très-généreux, mais très-divergents, qui ont été tentés dans cette voie et qui le sont encore tous les jours.

On n'est d'accord que sur un point : c'est sur la nécessité urgente de porter remède à un ordre de choses véritablement insupportable dans une société bien ordonnée. Il constitue, en effet, une humiliation autant qu'un péril. Avoir, à deux pas des splendeurs de la civilisation et des mollesses élégantes du bien-être, toute une population chétive, rabougrie, s'entassant le soir dans des bouges humides, mal aérés, peu ou point éclairés, et y vivant au sein d'une atmosphère insalubre et dans le mélange choquant des deux sexes : c'est là une pensée qui doit

donner, pour tout homme de cœur, à ses jouissances
de bien-être, quelque légitimes qu'elles soient, l'arrière-
saveur d'un remords. Il ne faut pas se débarrasser de
cette idée importune ; il faut, au contraire, l'accueillir
comme le salutaire avertissement d'un devoir secourable
à remplir et d'un danger public à écarter.

Il n'y a pas, en effet, à se faire illusion sur ce point :
cette question, qui paraît d'un ordre purement physique,
enveloppe, en réalité, les intérêts moraux les plus réels
et les plus pressants. Le spiritualisme le plus chatouil-
leux (et je m'honore d'en être) ne saurait récuser la réalité et la force des relations d'influences réciproques que
l'âme entretient avec le corps. Leur étroitesse ne va jamais sans doute jusqu'à créer à la première des servi-
tudes qui entraînent le naufrage ou la diminution de la
liberté humaine ; mais qui se dispense dédaigneusement
d'en tenir compte, fait acte d'observation médiocre ou de
philosophie légère. La maison n'a pas créé l'esprit de famille , elle en procède bien plutôt ; mais là où elle n'existe
pas, sous des proportions aussi réduites qu'on veuille la
supposer, avec son ordre agréable, sa symétrie intelligente, sa propreté réjouissante à l'œil, avec le foyer qui
attire, avec le berceau qui charme, l'esprit de famille est
menacé : l'ouvrier s'y abrite la nuit, mais il y apporte
un visage farouche, des allures taciturnes, et il compare
son réduit triste, encombré, sale, où il retrouve après le
travail du jour les sollicitudes de la famille, à ce cabaret
chaud, éclairé, plein de clameurs grossières et bruyantes, et dont les aises conviennent à sa sensualité peu exi-
geante, ce cabaret où l'on boit et où l'on oublie. Que
d'ouvriers tombés dans le bourbier d'une ivrognerie cra-
puleuse et qui en eussent été préservés, s'ils avaient eu
un logement plus sain et plus agréable !

« Savez-vous, disait à ce propos M. Jules Simon, pourquoi nous voulons remplacer les chenils par des maisons ? C'est d'abord pour que, dans notre pays, il y ait une population vivante et vaillante, ayant du sang, des nerfs, de l'activité ; et ensuite pour que, le lieu où vit la famille étant à la fois salubre et aimable, l'ouvrier, au moment où il sort fatigué de l'atelier, soit pressé d'accourir auprès de sa femme et de ses enfants, et de retrouver au milieu d'eux, dans cette chambre peuplée de chers souvenirs, sa dignité de citoyen et de père (*). »

Oui, sans doute, c'est là l'aspiration de tout homme de cœur et de progrès ; mais comment réaliser cette amélioration ?

Je n'ai pas l'intention de reproduire ici le tableau douloureux des conditions des logements ouvriers dans les grandes cités ou dans les villes manufacturières. Tout, ou à peu près, a été dit sur ce point par Villermé, Blanqui, Frégier, etc., et les peintures navrantes des caves de Lille, des maisons ouvrières de Rouen, de Lyon, de Manchester et de Birmingham sont dans tous les esprits et n'ont pas besoin qu'on en ravive la douloureuse impression. Les personnes qui ont l'honorable habitude de visiter les logements des pauvres, qu'elles y soient poussées par une impulsion du cœur ou par une obligation professionnelle, savent ce qu'ils sont dans le plus grand nombre des cas : un inexprimable mélange d'entassement, de désordre et de méphitisme. J'ai visité, il y a dix ans, dans une grande ville du Nord-Ouest de la France, une famille qui gisait pêle-mêle sur de la paille humide dans une chambre mal éclairée, n'ayant de murs que de trois

(*) *Influence morale du logement sur l'ouvrier*, in *Revue des Cours littéraires*, 1867-68, n° 49, p. 778.

côtés, et ayant pour paroi du fond le rocher avec ses
anfractuosités naturelles et ses suintements, qui entre-
tenaient à sa surface une végétation aquatique. Sans
doute, ce ne sont pas là des conditions communes ;
mais que vaut le meilleur logement de certaines rues ?

Et je ne parle que des logements isolés, destinés à une
seule famille ; on sait qu'ils sont des modèles de netteté
et d'agrément auprès de ces garnis dans lesquels des
milliers d'ouvriers de Paris s'accumulent pendant la nuit,
inconnus les uns aux autres, dans une douloureuse confusion de sexe et d'âge, et livrés aux périls et aux dégoûts d'inévitables communications parasitaires et contagieuses. La philanthropie s'émeut d'un pareil état de
choses, la police s'en occupe et surveille d'un œil défiant
les *classes dangereuses* qui cherchent un refuge dans ces
réduits impurs.

L'imagination croirait impossible plus de misère et de
dégradation. Londres s'est chargé de montrer que la
réalité pouvait aller au delà. Les *common lodging houses*
de cette grande ville ont révélé, à l'enquête dont ils ont
été l'objet, des turpitudes inouïes.

« Voici, dit à ce propos M. A. Tardieu, analysant le
rapport fait à M. Spencer Walpole, ministre de l'intérieur, voici quelques exemples pris au hasard parmi les
cas de ce genre, et qui ont provoqué la juste sévérité
des magistrats. En visitant, après minuit, une maison
de Church-Lane Sant-Giles, on trouva dans une seule
chambre de 14 pieds 6 pouces de longueur, sur autant de
largeur, 37 hommes, femmes et enfants, étendus sur le
plancher comme des animaux, et n'ayant, pour ainsi
dire, d'autres couvertures que les vêtements dont ils
s'étaient dépouillés. Une chaleur et une puanteur insupportables se faisaient sentir en ouvrant la porte de ce

lieu, où l'air ne pénétrait que par la cheminée. Dans Pleasant-Court (quelle antiphrase!), Grays-Inn-Lane, des maisons de huit pièces renfermaient 69, 77, 78 et jusqu'à 103 individus ; gens mariés et enfants, frères et sœurs, hommes et femmes, dormaient pêle-mêle, sans égard à l'âge ni au sexe. Dans une pièce où les règlements n'autorisaient que trois locataires, on avait réuni huit adultes, hommes et femmes ; il n'y avait qu'un seul lit ; ceux qui n'en pouvaient profiter couchaient par terre. Dans une autre, au lieu de trois personnes seulement, huit adultes et deux enfants étaient étendus sur des amas de copeaux. Ailleurs, où il n'en fallait recevoir que quatre, huit adultes et un enfant dormaient sur le plancher ; un seul lit renfermait une jeune femme de vingt-deux ans, son frère âgé de vingt ans et leur beau-père âgé de cinquante. Les cours de ces maisons, lorsqu'il y en avait, étaient couvertes d'ordures ; les cabinets d'aisance, obstrués et inabordables. Ici les matières débordaient jusque dans les passages, et l'on y avait ménagé une espèce de sentier en y jetant de la paille et des copeaux ; là les fosses étaient situées dans l'étage souterrain et débouchaient directement dans l'égout, d'où s'élevaient des émanations pestilentielles qui circulaient dans tout l'édifice... L'eau des citernes, placées dans le voisinage des cabinets, en absorbait les miasmes.. Parfois, le désir d'accroître les revenus d'une maison avait fait admettre des locataires jusque dans les caves, trous humides et mal éclairés, dans lesquels il fallait descendre par des escaliers obscurs et dangereux, et dans lesquels l'air était infecté par les mêmes causes (*). »

(*) A. Tardieu. *Dict. d'hyg. publ. et de salubrité*, art. HABITATIONS, tom. II, p. 493.

Sans doute, c'est là le dernier cercle de cet enfer, et l'on éprouve, à songer aux logements gais et salubres, l'impression que dut ressentir le vieux poëte gibelin en revenant de son incursion infernale ; mais, en n'envisageant que comme exceptionnelles les misères et les turpitudes qu'il révèle, et en admettant, ce qui est la réalité, qu'un tiers des garnis de Paris approchent seuls de ces conditions écœurantes, c'en est assez pour montrer l'urgence de chercher des remèdes à un pareil état de choses.

L'Administration s'en est émue, et, après le rapport du Conseil général de salubrité pour 1848, la loi du 13 avril 1850 sur les logements insalubres a donné à l'opinion une satisfaction qu'elle réclamait énergiquement. Quelque restriction qu'elle apportât au droit de propriété, elle parut justifiée par l'étendue du mal qu'elle était destinée à prévenir et par le caractère social du péril qui en était la conséquence. La désignation, par une Commission spéciale, des logements reconnus susceptibles d'assainissement; l'obligation imposée aux propriétaires de faire faire les réparations absolument urgentes ; l'interdiction provisoire de louer les logements réputés inhabitables, sont autant de mesures qui semblaient propres à atteindre le but recherché par la loi.

Malheureusement l'article Ier, restreignant le bénéfice de la surveillance d'une Commission des logements insalubres aux seules villes qui jugent opportun de le réclamer, ouvre une porte à la négligence et à l'incurie, et l'on peut dire que les très-grandes villes recueillent seules les avantages de cette loi. La circulaire ministérielle du 27 décembre 1858 reconnaît très-explicitement que cette loi n'a produit que des effets isolés, et que, « sauf de très-rares exceptions, la grande majorité des communes a montré, dans cette circonstance, une fâcheuse indifférence pour un moyen sérieux de bien-être et de moralisation. »

Il n'est pas probable que nulle part, si ce n'est à Paris, où la Commission a fonctionné avec beaucoup de fruit et d'activité dans ces dernières années, sous l'impulsion d'un hygiéniste éminent, F. Mélier, la question de l'assainissement des logements insalubres ait fait depuis des progrès sérieux. Et cependant en est-il de plus vitale pour les populations et de plus digne d'occuper les municipalités intelligentes ? Que les villes s'embellissent, rien de mieux ; mais qu'elles emploient tout d'abord leurs ressources à faire disparaître de leur enceinte ces bouges infects qui ne sont pas faits pour des créatures humaines, et qui menacent d'un péril presque égal ceux qui les habitent et ceux qui les avoisinent. Il faut qu'elles se donnent, avant tout, de l'air, de l'eau et de la lumière, et dans de telles proportions que tout le monde en profite largement.

La création de cités ouvrières, pouvant procurer aux ménages d'artisan des logements économiques et salubres, était certainement une des idées les plus philanthropiques et les plus dignes de sympathie. Des entreprises de ce genre, dues à l'initiative individuelle, se sont fondées depuis quarante ans en Angleterre, en France, en Belgique et en Prusse. Le décret du 22 mars 1854, en affectant une somme de dix millions de francs à l'amélioration des logements des ouvriers dans les grandes villes manufacturières, a suscité une foule de projets divers.

Deux systèmes se sont trouvés en présence : celui des grandes cités ouvrières, analogues à l'établissement ancien et si connu de Naples, sous le nom d'*albergo dei poveri,* pouvant contenir plusieurs milliers d'habitants, et celui de petits logements salubres, isolant les familles

les unes des autres, ou du moins les réunissant par petits groupes.

Notre préférence est acquise à ce dernier système, et pour deux raisons : d'abord, parce qu'une *caserne ouvrière* de cette nature ne peut que constituer un établissement insalubre pour ceux qui l'habitent, mal discipliné et difficile à conduire pour ceux qui en ont la direction ; en second lieu, parce qu'il ne satisfait nullement à ce besoin de *s'individualiser* qui est, en quelque sorte, la condition même de l'existence de la famille. Le *Familistère* de Guise ne se donnait pas, du reste, en adoptant ce mot de consonnance fouriériste, le souci de dissimuler sa parenté d'idée et d'origine avec l'utopie sociale de Fourier, laquelle, on le sait, ne s'est pas montrée précisément très-conservatrice de la famille (*).

Au reste, l'expérience a fait justice de cette idée ; elle n'a plus guère de défenseurs aujourd'hui, et c'est à peine si deux ou trois de ces ruches ouvrières sont encore debout et conserveront pendant un petit nombre d'années le souvenir de tentatives de ce genre.

L'Exposition universelle de 1867 a remis sous un jour pratique la comparaison des divers systèmes de maisons ouvrières. Les habitations populeuses y ont fait une réapparition timide, mais sans conquérir beaucoup de suffrages. Celle placée entre le boulevard Rapp et le boulevard Labourdonnaye, formée par la juxtaposition de quatre maisons, représentait un massif de logements ouvriers coûtant, de prix d'achat et de construction, une somme de 1,100,000 fr., rapportant de revenu 55,000 fr. et logeant environs 160 locataires, au prix moyen de 420 fr. par loyer (**).

(*) Voyez *Entretiens familiers sur l'hygiène*; Paris, 1869; 5e édition, p. 361.

(**) Foucher de Careil, *les Habitations ouvrières de l'Exposition*.

La *Cité Napoléon* de la rue Rochechouart a été un autre essai de cette nature, mais ses résultats peu encourageants permettent de supposer que celui-ci ne réussira pas mieux. « Créée en 1849, dit M. Lucien Puteaux, la Cité Napoléon fut le premier établissement type fondé à Paris en vue d'offrir aux ouvriers des logements spécialement affectés à leur usage. Placé au centre d'un quartier populeux, contenant près de 200 logements destinés soit à des ménages d'ouvriers, soit à des célibataires, ce vaste établissement, qui renfermait, en outre, une salle d'asile, des bains, un lavoir et un séchoir, semblait réunir tous les éléments possibles de prospérité; mais il ne tarda pas, malgré les encouragements du gouvernement, à être déserté de ceux mêmes en vue desquels il avait été édifié. Les ouvriers, toujours avides d'indépendance et de liberté, ne purent s'habituer à vivre dans un bâtiment dont les grilles s'ouvraient et se fermaient à une heure déterminée. Cette première tentative échoua donc complétement (*). »

Les maisons de la Chapelle et de Batignolles, construites par les frères Péreire, n'eurent pas un meilleur succès. Cette dernière, destinée exclusivement à servir de garnis aux ouvriers célibataires, a dû, au bout d'un certain temps, changer de destination.

Les types de maison ouvrière de la *Metropolitan Association,* sans réaliser aussi complétement les inconvénients hygides et moraux d'une caserne, constituent cependant, par le fait de leur étendue, des établissements trop populeux, et dans lesquels il était aussi difficile de maintenir l'ordre que la salubrité.

On peut adresser, et dans une certaine mesure, le même reproche aux maisons ouvrières de Berlin, avec

(*) Lucien Puteaux, *Constructions civiles de l'Exposition.*

leurs cinq étages et leurs douze fenêtres de façade, quoiqu'elles vaillent certainement mieux que d'autres types,
et quoique leur aspect monotone ait été diversifié, autant que possible, par l'agrément des squares et des jardins qui les entourent.

On peut affirmer qu'il ne faut plus chercher aujour-
d'hui dans les cités ouvrières la solution de ce problème ;
les sociétés coopératives immobilières l'ont senti et ont
tourné leurs recherches du côté des maisons de petite
dimension, pouvant servir à un seul ou à un petit nombre de ménages d'artisans.

Nulle Société n'a mieux compris que la *Société Mulhousienne des Cités ouvrières*, fondée en 1853 par MM. Dol-
fuss, ce besoin impérieux de l'ouvrier d'avoir un *chez-lui*
et de ne pas être caserné. Favorisée par une subvention de l'État, cette Société s'est mise intelligemment à
l'œuvre, et, après avoir varié et essayé ses types, elle s'est
arrêtée au groupement de quatre maisons à rez-de-
chaussée ou à un seul étage sur rez-de-chaussée. Ces
dernières ont, en bas, deux chambres et une cuisine ;
au premier étage, deux chambres et un cabinet d'aisance.
Une cave et un grenier complètent ces logements.

La classe 93 de l'Exposition montrait un spécimen de
ce type. Il était constitué par un groupe de quatre maisons adossées deux à deux. Chacune était entourée de
petits jardins séparés les uns des autres par des claires-
voies (*). La Société Mulhousienne ne s'est pas seulement
signalée par la bonne entente des installations intérieures
de ses maisonnettes destinées à un seul ménage, mais
aussi et surtout par l'ingéniosité d'un mécanisme finan-

(*) O. du Mesnil, *Habitat. à bon marché*, in *Ann. d'hyg. publ.*,
2ᵉ série, tom. XXVIII, 1867, p. 442.

cier qui permet aux ouvriers de devenir propriétaires de l'immeuble qu'ils habitent, et qui stimule ainsi utilement leur esprit d'initiative, d'ordre et de prévoyance.

Le prix de ces maisons varie de 2,750 à 3,700 fr. Si l'on prend pour exemple une maison de 3,000 fr. et d'un prix de location de 18 fr. par mois, il suffit d'ajouter 7 fr. par mois au loyer pour avoir acquis la propriété de cette maison en 13 ans 5 mois. Un premier versement de 250 à 300 fr. est opéré au moment de l'entrée en location, pour payer plus tard le contrat de vente. On comprend l'influence moralisatrice d'une perspective semblable, qui attache l'ouvrier au sol par l'attrait d'une possession dont chaque année le rapproche davantage.

La Société Mulhousienne a construit jusqu'ici plus de 800 maisons de ce type. Les frères Japy, de Beaucourt (Haut-Rhin), ont imité cette combinaison et vendent à leurs ouvriers horlogers, au prix de 2,000 fr., une maison qu'ils acquièrent en 11 ans, en consentant à une cotisation mensuelle de 20 fr. 10 cent.

La Compagnie des mines de Blanzy a exposé aussi des types de maison pour deux ménages, qui ne payent de loyer que 54 fr. par an, soit 4 fr. 50 c. environ par mois.

Le type qui appelait le plus volontiers les regards à l'Exposition de 1867 est celui exposé par la Société coopérative immobilière présidée par M. Jules Simon. Cette maison, construite par M. Stanislas Ferrand, présente des dispositions nouvelles et fort ingénieuses. Il n'y a de pierres qu'au rez-de-chaussée ; les parois, à partir du premier étage, sont constituées par deux cloisons en briques creuses, de $0^m,04$ d'épaisseur chacune, et séparées par un intervalle ayant une largeur égale à celle des briques ; l'air des caves est mis en communication avec ce vide par des tuyaux, d'où une aération interstitielle très-salubre et très-favorable au maintien d'une bonne température dans toutes les saisons. Un système de voûtes en briques et de colonnes creuses en fonte, servant en même temps de moyen de sustentation et écoulant les eaux du toit, a permis de supprimer les pierres d'angle et d'encadrement des portes et fenêtres, et de réaliser ainsi une sérieuse économie de construction. On en a, du reste, une idée par le prix de cette maison. Fort agréable d'aspect, elle offre à ses locataires : au rez-de-chaussée, un vestibule, une salle à manger, une cuisine ; et au premier étage deux chambres à coucher ; chaque famille dispose de plus d'une cave et d'un grenier. Elle ne coûte que 3,000 francs seulement. Le cabinet d'aisance est au-dehors de la maison, et un mécanisme ingénieux permet de ventiler à volonté chacune des pièces de cette maison. Ce type réalise assez bien les conditions du programme et sera problablement conservé.

La maison de Verviers, exposée par MM. Houguet et Teston, peut rivaliser, pour les avantages, avec le type précédent ; enfin la maison du Xe groupe, construite à frais communs et au moyen d'une subvention par les familles d'ouvriers destinées à l'habiter, constitue un essai d'initiative ouvrière qui mérite de réelles sympathies et d'effectifs encouragements.

On le voit, le problème a été laborieusement remué, et il ne faut pas qu'on laisse se refroidir un zèle aussi louable et qui promet des fruits si heureux. Les activités charitables et les capitaux désintéressés ne pourront jamais s'associer pour un but meilleur.

Si ce problème économique n'est pas encore réalisé pratiquement, on peut du moins, dès à présent, affirmer qu'il ne pourra trouver de solution véritablement efficace que si, dans la poursuite désintéressée de ce grand résultat, on s'inspire de l'idée de développer chez l'ouvrier, en même temps qu'on l'assiste, un esprit d'initiative intelligente et si on lui inspire le désir salutaire d'arriver lui-même à la propriété. Il faut surtout que l'on songe à réchauffer chez lui ce besoin de vie séparée, familiale, auquel l'entassement dans des établissements populeux porterait une atteinte fatale.

Du reste, et cela se conçoit, il ne s'agit pas seulement ici des ouvriers, mais de tous les petits ménages qui ont besoin, à quelque catégorie professionnelle qu'ils appartiennent, qu'on leur vienne en aide pour qu'ils se logent d'une façon plus saine et plus agréable ; et dans les essais, si généreux d'ailleurs, qui ont été tentés jusqu'ici, on a, il faut bien le dire, trop négligé cette classe si nombreuse et si intéressante de la population des grandes villes.

Il faut sans doute faire appel, pour réussir à la coopération, qui est une force, mais il faut surtout compter sur la moralisation et l'instruction, qui sont des forces aussi, et d'une bien autre portée, pour élever le niveau des goûts et donner le moyen de les satisfaire. Les logements économiques ne doivent ni placer l'ouvrier dans une dépendance redoutable des patrons, qui deviendraient ainsi propriétaires et fournisseurs, ni trop rapprocher les familles les unes des autres. Si elles vivent dans ces conditions dans les casernes de douanes et de gendarmerie, on ne saurait invoquer ces exemples à l'appui de l'efficacité d'un pareil régime. Il y a là, en effet, un esprit de discipline et de hiérarchie qui permet à ces communautés d'habitations de fonctionner sans trop de difficultés et qu'on ne retrouverait pas ailleurs.

On a bien leurré les ouvriers, dans ces dernières années, et des empiriques ou des spéculateurs ont douloureusement abusé de leur ignorance. Il faut aujourd'hui mettre

autant de soin à leur persuader qu'on s'est joué de leur
crédulité, en leur promettant des choses irréalisables,
qu'à améliorer réellement leur situation dans ce qu'elle
a de modifiable. La terre, quoi que leur promettent les
utopies socialistes, ne deviendra jamais, comme l'a dit
Franklin (un des leurs, qui, sorti de leurs rangs, les a
tant aimés et pratiqués) : « ce pays de Cocagne où les
rues sont pavées de petits pains, les maisons couvertes
d'omelettes en guise de tuiles, et où les poulets volent
tout rôtis en criant : Venez nous manger ! (*) »

Ah ! si les ouvriers *savaient* davantage, comme ils per-
ceraient à jour ces leurres malsains et comme ils com-
prendraient vite qu'ils sont et resteront toujours les
agents les plus actifs et les plus efficaces de leur propre
régénération ; des procédés administratifs ou économiques peuvent les aider sans doute, mais ils ne sauraient
rien réaliser sans le concours volontaire et actif de leur
participation, c'est-à-dire sans l'esprit de famille, de moralité, d'ordre et de travail. Quand on veut leur persuader le contraire, on les trompe cruellement. J'essayerai
bientôt de le leur démontrer en m'adressant directement
à eux (**).

J'approuve et j'aime les sociétés coopératives, parce
que je crois leur principe économique aussi juste que
fécond ; mais c'est pour cela que je veux qu'on développe
de plus en plus le type même de la coopération réalisé par
la famille, dont toutes les forces isolées doivent entrer
activement en jeu au profit de la communauté. L'esprit

(*) Franklin, *Essais de morale et de politique*, édition Laboulaye,
p. 260. — *Avis à ceux qui voudraient émigrer en Amérique*, 1784.

(**) *Le Petit Livre de l'ouvrier, ou Conseils sur la conservation de
sa santé et la direction pratique de sa vie* (en préparation).

de prévoyance, l'amour du foyer, la propreté, la sobriété
sont des capitalistes obligeants qui ne refusent jamais
leur appoint pour [l'œuvre de l'amélioration d'une mansarde d'ouvrier, et qui, loin de réclamer leurs mises,
les abandonnent volontiers pour qu'elles fructifient au
profit des petits ménages. Cette *coopération domestique*
n'empêche pas l'autre, mais celle-ci ne peut et ne saura
jamais rien faire sans elle. L'économie sociale réduite à
ses propres forces est inhabile à résoudre par elle-même
aucune des difficultés que soulève la grande question de
l'amélioration des classes ouvrières ; mais elle peut fournir aux forces morales une occasion d'entrer en jeu, en
même temps qu'une assistance efficace. Il faut qu'elle
tienne à l'ouvrier le langage que tenait Hercule au *char-
retier embourbé* :

» Prends ton pic et me romps ce caillou qui te nuit.
» Comble-moi cette ornière. As-tu fait ? — Oui, dit l'homme... »

C'est à cette condition qu'il verra son char non pas
« marcher à souhait », mais sortir de l'ornière. Il aurait
beau invoquer à grands cris Hercule sous les traits de
l'Économie politique ; elle ne peut rien pour lui, s'il ne
s'aide lui-même et s'il ne sait profiter, par un effort très-
personnel et très-actif, de l'assistance qu'elle lui promet.

QUATRIÈME ENTRETIEN

DISTRIBUTION, COMMUNICATIONS

> J'aime la maison où je ne vois rien de
> superflu et où je trouve tout le nécessaire.
>
> (PITTACUS.)
>
> Ce sont les yeux des autres qui nous
> ruinent.
>
> (FRANKLIN.)

Ces préliminaires posés, nous entrons dans le cœur même de cette étude d'hygiène pratique, en nous occupant, sans plus tarder, de ce que j'appellerais volontiers *l'anatomie du logement,* si je ne craignais de me servir d'une comparaison trop technique ; c'est-à-dire de la distribution des différentes pièces, de leur appropriation à leur but spécial et des communications qu'elles ont entre elles. Cela regarde sans doute l'architecte (Y a-t-il un cours d'hygiène à l'École d'architecture ?), mais cela regarde aussi un peu les familles, qui, lorsqu'elles habiteront une maison bien distribuée, d'un service facile, auront du bien-être et des chances de santé qui leur manquent dans des conditions moins favorables.

I

La vie moderne est devenue d'une complexité abusive, et celle-ci se reflète, comme en un miroir expressif, dans les conditions du logement. J'entends parler de la vie opulente, car la nécessité opère sur le luxe des retranchements que la raison serait inhabile à obtenir, et il y a entre un hôtel privé de la Chaussée d'Antin et une mansarde de la rue St-Jacques une telle graduation de modes d'habitation, que, par sa diversité même, ce sujet échappe à toute généralisation. Il faut donc prendre l'habitation type, celle qui satisfait à toutes les exigences vraies ou conventionnelles du bien-être moderne, et s'imaginer les changements successifs que la modicité des goûts ou celle de la fortune introduit successivement dans ce type tout à fait idéal.

Un architecte éminent, M. César Dally, a très-bien exprimé les rapports naturels qui doivent exister entre le style décoratif, la distribution et l'ornementation des hôtels privés ou des maisons particulières, et le caractère propre des familles aristocratiques ou bourgeoises qui doivent les habiter :

« Outre, dit-il, les traits particuliers propres à accentuer la physionomie personnelle et pittoresque de l'hôtel privé moderne, il y a des règles plus générales et qui s'imposent à toutes les catégories d'habitation : elles se rapportent principalement à la distribution intérieure, et elles ont leur raison d'être dans les habitudes de notre existence domestique et sociale.

» En effet, cette existence se divise en deux parts : l'une est tout entière consacrée à l'intimité, aux devoirs et aux affections de la famille, et elle réclame des dispositions architecturales qui garantissent la liberté et le secret de la vie privée ; l'autre est mêlée au monde extérieur par nos relations, soit d'affaires, soit de plaisir, et ce second côté, pour ainsi dire public, de notre existence, comporte plus de luxe et d'éclat que le premier.

» Ce double aspect, qui se présente dans une proportion différente, mais qui se présente dans toutes les familles, indique naturellement une première division dans
la demeure. Pour la vie publique, pour répondre aux
sentiments de l'amitié, aux devoirs de l'hospitalité ou
pour servir simplement de théâtre aux plaisirs que procure la société, il faut les pièces les plus vastes et les
plus riches de l'habitation. Pour la vie de famille, il faut
l'appartement intérieur, avec son caractère d'intimité et
de confort. Enfin, le service domestique, qui se rattache
à ces deux côtés de la vie, veut une place judicieusement
choisie pour satisfaire promptement et avec convenance
aux exigences de l'un et de l'autre.

» Ainsi, en résumé, l'hôtel proprement dit se subdivise
en trois sections bien déterminées : pièces de *réception*,
appartements *de famille* et service *domestique*, avec les
divers aménagements nécessaires pour que celui-ci
s'accomplisse convenablement.

» Aussi, aujourd'hui, la distribution généralement
adoptée par les hôtels privés présente-t-elle les dispositions suivantes :

» Étage de caves. Une partie en est transformée le plus
souvent en sous-sol, où se trouve la cuisine avec toutes
ses dépendances (lorsqu'il n'y a pas de sous-sol, la cuisine
occupe une partie du rez-de-chaussée).

» Au rez-de-chaussée, surélevé, sont établies les pièces
de réception : salles à manger, galeries d'apparat, salons,
salles de jeu, etc.

» Au premier étage, l'appartement de la famille.

» Au second étage, les chambres destinées aux amis
et aux visiteurs étrangers, ou à une partie des gens de
la maison.

» Les communs et les dépendances de l'hôtel, tels qu'é-

curies, remises, selleries, vacherie et logements des domestiques attachés à ces services, sont placés dans des
bâtiments distincts, séparés autant que possible de la
cour d'honneur qui isole l'hôtel de la rue, et du jardin,
qui s'étend souvent derrière l'habitation.....

» Dans un appartement de maison à loyer, comme dans
un hôtel ou dans une villa, il faut séparer soigneusement
les pièces destinées à recevoir le public de celles qui
doivent être exclusivement consacrées à la famille; les
pièces réservées au service domestique doivent aussi
être isolées des autres. Cette séparation est facile dans
une grande habitation, où chaque étage peut recevoir
une destination spéciale. Mais, lorsque tout ce système, à
la fois d'indépendance et de communication facile, doit
être réalisé dans un appartement réduit à un seul étage
ou à une portion seulement d'étage, la difficulté est beaucoup plus grande, et, pour la vaincre, il faut utiliser avec
habileté chaque mètre carré du terrain disponible.... La
maison à loyer ne doit se signaler généralement par aucun trait trop exceptionnel. Par son aspect, elle doit se
conformer à peu près à tous les goûts sans se plier à
aucun en particulier; par l'agencement des appartements,
elle doit satisfaire à des besoins assez généraux pour que
les locataires qui s'y succèdent à des intervalles plus ou
moins rapprochés s'en accomodent aisément, et ces
besoins concernent particulièrement la distribution et
l'hygiène, sur lesquelles on trouvera tout le monde à peu
près d'accord (Hélas ! que n'en est-il ainsi ?). A cet égard,
l'architecte aura à résoudre une foule de problèmes intéressants : — la meilleure répartition possible de l'espace, du jour, de l'air et de la chaleur ; — l'écoulement
le plus salubre des eaux pluviales et ménagères ; — une
distribution commode des eaux potables et peut-être du

gaz ; — une bonne ventilation ; — l'arrangement de chaque appartement de façon à ménager la liberté et l'isolement facultatif des divers membres de la famille, à faciliter la surveillance et l'exercice du service domestique, et à rendre le plus direct que l'on peut l'accès des pièces destinées à recevoir le monde ; — enfin, la séparation la plus complète possible des appartements contigus, de telle sorte que les habitudes bruyantes d'un locataire ne viennent pas troubler le repos et la tranquillité de ses voisins (*). »

Là, en effet, est le problème de la distribution intérieure d'un hôtel privé ou d'un grand appartement destiné à satisfaire aux besoins du *high-life*. Mais il ne se pose pas seulement pour les habitations de luxe : tous les ménages, quelque loyer qu'ils payent et à quelque hauteur qu'ils se logent, doivent, avant de se déterminer, étudier sérieusement la distribution des pièces d'un appartement, c'est-à-dire juger si elle convient non-seulement aux exigences générales et abstraites du bien-être et de la santé, mais aux exigences *particulières* de la santé que l'on a, de la profession que l'on exerce et du genre de vie qu'on prétend mener.

La femme qui aime son *chez-elle* a un sens exquis pour juger un appartement : en un tour de la pensée, elle s'imagine chacun et chaque chose à sa place, et c'est toujours une grave imprudence pour le mari que de se charger par délégation d'un choix pour lequel il est parfaitement incompétent. Le logement est le propre domaine de l'activité féminine, et là où nous ne voyons qu'un cabinet et des livres, elle juge en un instant, et jusqu'en ses moindres détails, l'adaptation plus ou moins facile d'un

(*) César Daly, *l'architecture privée au* XIXe *siècle*. Paris, 1864, p. 14 et 17.

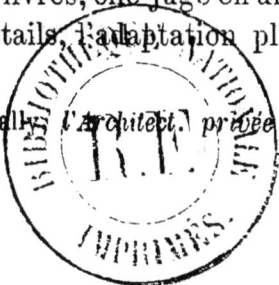

9

appartement aux besoins de cette synthèse compliquée qui a nom *le ménage*. Xénophon nous a représenté, dans son *Économique*, Ischomaque instruisant sa jeune femme « à tirer partie de sa maison, dont les différentes pièces étaient tellement distribuées que chaque place semblait appeler elle-même la chose qui devait y être mise (*). » Il y a lieu d'admirer l'abdication désintéressée de cette jeune maîtresse de maison, qui n'avait, il est vrai, que quinze ans; mais il est juste autant qu'utile de ne pas se permettre d'usurpations de cette nature. A chacun son rôle, et la pièce sera bien jouée.

Au fur et à mesure que la fortune est plus avare de ses faveurs, la question de la distribution des pièces d'un logement perd de son intérêt; elles rentrent, en quelque sorte, les unes dans les autres, jusqu'à ce terme de simplification extrême et regrettable où l'appartement se réduit à une mansarde. Ici encore l'hygiène et le bien-être n'abdiquent cependant pas, et l'une et l'autre peuvent, nous le verrons bientôt, élever une voix modeste, mais utile.

Il s'agit maintenant d'approprier chaque pièce à sa destination la plus utile. Je n'aurai nullement en vue ici ces hôtels somptueux ou ces grands appartements dans lesquels on concilie si facilement les jouissances du luxe avec les intérêts d'une habitation saine, mais bien ces appartements strictement suffisants ou besoigneux où il faut s'ingénier pour vivre comme tout le monde et pour se porter mieux qu'autrui.

Dormir, manger, recevoir, voilà les éléments de ce problème groupés suivant leur ordre d'importance hygide.

(*) Xénophon, *Œuv. compl.*, trad. Buchon; ÉCONOMIQUE, chapitre IX. *Panthéon littér.*, M DCCC XXXVI, p. 710.

On le renverse complétement dans l'application. On reçoit d'abord, on mange en second lieu, et l'on dort où l'on peut, jugeant que tout est bon pour cette partie de la vie, qui est la seule qui soit parfaitement cachée.

I. La chambre à coucher! C'est là pourtant le nœud de l'hygiène domestique. Dans laquelle des pièces de sa maison habite-t-on aussi longtemps que dans la chambre où l'on couche? C'est là, en effet, que l'on passe le tiers, si ce n'est la moitié de son existence, respirant bien quand elle est salubre, s'asphyxiant et s'empoisonnant peu à peu quand elle est étroite ou encombrée. On peut dire sans exagération qu'une bonne chambre est une condition de longévité. Elle a deux ennemis mortels : dans le salon où l'on *paraît*, et dans celui où l'on *mange;* l'un et et l'autre dissipant le plus clair de l'espace et des ressources, et ne laissant à ce besoin essentiel de respirer que ce qu'on ne peut pas lui enlever.

Cette partie fondamentale de la maison, ou de l'appartement, appelle toute la sollicitude inquiète de l'hygiène, qui se scandalise à bon droit des conditions dans lesquelles elle la trouve d'ordinaire.

L'étude de la chambre à coucher embrasse des questions diverses : son emplacement, ses proportions, ses aménagements intérieurs. Les conditions de sécheresse, de renouvellement de l'air, d'éclairage, de chauffage, ont sans doute plus d'importance quand on les applique à la chambre à coucher, mais elles n'ont rien qui lui soit exclusivement spécial et elles trouveront leur place dans d'autres *Entretiens.* L'étude du couchage a, au contraire, des afférences directes avec celle de la chambre à coucher, et je la mettrai naturellement ici.

On devrait réserver pour y coucher la chambre la plus

spacieuse et la mieux éclairée; c'est ce qu'on s'empresse de ne pas faire, et, dans les conditions des logements parisiens, les poumons sont impitoyablement rationnés d'air.

Quatre conditions de santé doivent être recherchées ici : l'absence de bruit, le renouvellement facile de l'air et l'accès du soleil, un cubage suffisant, peu d'encombrement.

Je reviendrai plus loin sur la nécessité, surtout dans les grandes villes, de garantir la chambre où l'on dort contre les bruits de la rue. Les initiés y laissent toujours une partie de leur sommeil et les néophytes y dorment peu ou point. C'est là un élément de l'assuétude aux grandes villes qui n'a certainement pas été assez étudié. Quant au renouvellement de l'air, il est de nécessité absolue; et, si les chambres à coucher n'étaient drainées en permanence par leur tuyau de cheminée, on verrait s'accentuer, sous une forme expressive, tous les effets du méphitisme.

Il semble que le soleil soit pour une chambre à coucher un visiteur au moins importun, et l'on s'occupe peu de lui chercher une exposition convenable. J'ai réagi de mon mieux, dans un autre livre (*), contre cette idée fausse qu'une chambre peut être salubre alors qu'elle ne reçoit pas directement, et à certaines heures, l'influence vivifiante du soleil, et j'ai montré le rôle actif que jouaient ses rayons pour purifier l'atmosphère intérieure d'une chambre. La lumière de la bougie ne supplée celle du soleil que comme moyen d'éclairage. Le proverbe italien « Là où le soleil n'entre pas, le médecin entre », est

(*) *Le Rôle des mères dans les maladies des enfants*, Paris, 1869, pag. 134.

surtout applicable aux chambres à coucher. D'ailleurs, elles ne servent pas seulement pour le repos nocturne, elles deviennent souvent aussi des chambres où se font les maladies et où se préparent les convalescences, et, si elles sont froides et mal éclairées, on ne se tire bien ni de l'une ni de l'autre de ces épreuves.

La femme, pour qui cette chambre figure, sous des proportions réduites, le gynécée antique, est chez elle dans sa chambre à coucher ; elle doit s'y plaire et s'y trouver à l'aise. Il faut donc qu'elle la choisisse bien, et qu'elle l'installe à son gré. C'est, en effet, la petite capitale de ce royaume pacifique du ménage, le propre domaine des joies et des souffrances de la maternité, en un mot le pivot de sa vie affective comme de sa vie matérielle.

Il faut que cette chambre soit spacieuse, afin que la température ne s'en élève pas trop la nuit et que le méphitisme par encombrement ne puisse pas s'y produire. Une poitrine humaine désoxygène par vingt-quatre heures ·10,800 litres d'air et exhale 540 litres d'acide carbonique. Les lampes et les bougies brûlent aussi l'air d'une chambre à coucher et y versent, avec l'eau et l'acide carbonique qui sont le fait de la destruction des corps gras qui les alimentent, les produits volatils qui ont échappé à une combustion complète; par bonheur, l'air vicié est entraîné rapidement par le courant ascensionnel qui s'établit dans la cheminée, et un air frais et relativement pur afflue par les fissures des portes et des fenêtres. On peut affirmer que la cheminée rend plus de services à l'hygiène par son rôle de ventilation que par son office de moyen de chauffage, et l'on doit en conclure que les poêles et les calorifères, dont le tuyau de section étroit ne peut conduire au dehors qu'une colonne d'air d'un volume insuffisant, sont inhabiles à jouer le rôle purificateur d'une cheminée. Il faut aussi faire ressortir les inconvénients, si ce n'est les périls, des moyens qu'on emploie pour obstruer l'hiver les cheminées dans lesquelles on ne fait pas de feu. Le *devant de cheminée* est un engin antihygiénique et qu'il faut consigner à la porte de sa chambre à coucher. N'y eût-il qu'un calorifère ou un poêle, il convient que les portes en restent libres la nuit et que la clef de leur tuyau soit ouverte. Une ventouse ménagée dans le tuyau de cheminée, au niveau du plafond, aurait le grand avantage de fournir un écoulement à l'air chaud de la chambre, lequel monte toujours à la partie supérieure ; il serait facile de l'obstruer hermétiquement par un mécanisme, lorsqu'on voudrait faire servir cette cheminée au chauffage.

Une chambre à coucher à un lit ne devrait jamais avoir un cubage de moins de 60 mètres. Il n'y a guère à Paris que les maisons à loyer dites de première classe qui satisfassent à cette condition du programme ; celles de deuxième et de troisième classe tombent souvent à 50, 40 et même 30 mètres cubes ; ce qui est tout à fait insuffisant. Les chambres à coucher des anciennes maisons de province pèchent peut-être par excès, mais celles-ci pèchent manifestement par défaut.

Les anciens donnaient à leurs chambres à coucher des proportions peu spacieuses. Celles qui étaient destinées au maître de maison ou à sa famille, les *cubicula,* n'étaient que des cabinets étroits, ouverts sur l'atrium ou le péristyle et ne recevaient le jour et la lumière que par la porte. Quelques-uns de ces cabinets étaient affectés à la sieste, *cubicula diurna ;* les autres, *cubicula nocturna,* étaient les véritables chambres à coucher. Le *Virgile,* du Vatican figure, dans la chambre à coucher de Didon, au-dessus du lit ou *cubile,* quatre petites ouvertures rectangulaires, disposées en croix, et destinées vraisemblablement à éclairer le *cubiculum* lorsque la paroi du fond au lieu d'être adossée à des boutiques extérieures, comme cela se voit dans la maison de l'édile Pansa, à Pompéi, s'ouvrait sur le jardin et sur la rue. Le plus habituellement, il n'y avait d'autres accès à l'air et à la lumière que par la porte d'entrée. Tout cela était médiocrement hygiénique, sans doute, mais les anciens vivaient au dehors; ils avaient comme compensation le grand air et les exercices du gymnase, et, avec notre vie sédentaire, recroquevil-lée, comme troglodytique, nous ne courrions pas impuné-ment les mêmes risques qu'eux.

On a beaucoup discuté la question de l'utilité ou des inconvénients des *alcôves* dans les chambres à coucher, et l'on s'est demandé si les anciens les connaissaient. On ne saurait en douter. On en a trouvé dans la villa Hadriani, à Pompéi. Au dire de Breton, on rencontre souvent dans les maisons de cette ville (celle de Castor et Pollux est dans ce cas) des demi-alcôves ou enfonce-ments ménagés dans le mur, pour loger le dossier du lit. Mais telle ne paraît pas cependant avoir été la disposi-tion générale. L'alcôve (du mot espagnol ou plutôt arabe *alcoba*, chambre à coucher) a de nombreux inconvénients, et il est à désirer que l'habitude s'en perde. Elle cir-conscrit, en effet, une atmosphère dont l'air se renou-velle difficilement, où la lumière n'a guère accès, et qui est un foyer d'humidité et de miasmes. Une porte ména-gée dans le fond peut atténuer ces inconvénients, mais elle ne les fait pas disparaître. Les alcôves, ou ruelles, dans lesquelles les Mécènes du XVIIe siècle recevaient les beaux esprits, avaient au moins l'avantage de pro-portions spacieuses, qui sont inconnues aux nôtres. On trouve encore dans les châteaux des spécimens de ces ruelles, qui n'isolaient le lit de la chambre que d'une manière relative, et dont les alcôves de nos appartements bourgeois ne sont qu'une reproduction exiguë et malsaine. L'exclamation de Ramazzini à propos des alcôves est celle d'un hygiéniste scandalisé : « Les médecins, s'écrie-t-il, qui mettent le pied chaque matin dans ces cellules, savent l'odeur qui s'en exhale. » Oui, certes, et les deux vers si connus du *Lutrin* résument bien le lit le plus antihygiénique :

> Dans le réduit obscur d'une alcôve enfoncée
> S'élève un lit de plume à grands frais amassée.
> (Le Lutrin, chant I.)

L'alcôve, circonscrivant dans l'atmosphère commune de la chambre un cube d'air confiné, doit être considérée comme malsaine. Cette épithète est trop douce pour ces alcôves fermées par des portes tapissées ou lambrissées, et à l'aide desquelles on dissimule un lit et l'on donne au besoin à une chambre à coucher les apparences d'une pièce de réception. L'humidité et les miasmes trouvent dans ce réduit un abri où ils se cantonnent.

Le *lit* se définit de lui-même. C'est le meuble, fixe ou mobile, de forme et de composition très-diverses, dans lequel l'homme va goûter le repos après les fatigues de la journée. C'est aussi le théâtre douloureux sur lequel, quand il est malade, se déroulent toutes les péripéties du drame dont il est le héros et de la lutte secourable que l'art engage à son profit. Un médecin du xviiie siècle, Daniel Guillaume Triller, a consacré à l'étude du lit un livre extrêmement curieux (*), et il l'ouvre par une énuméra-

(*) Danieli Wilhelmi Trilleri *Clinotechnia medica antiquaria, sive de diversis œgrotorum lectis, secundum ipsa varia morborum genera convenienter instruendis, commentarius medico-criticus.* Francoforti et Lipsiæ, 1774 ; in-4°, § 1, p. 1

tion consciencieuse, mais hardie, de tous les aspects du rôle que le lit joue dans la vie de l'homme. Je demande la permission, et pour des raisons acceptables, de reproduire le texte latin sans le traduire : « *In lectis homines plerumque generant et generantur, nascuntur, adolescunt, dormiunt, reficiuntur, otiantur, meridiantur, meditantur, ægrotant, revalescunt.* » Rien n'y manque, je suppose.

C'est dire au moins le soin avec lequel doivent être étudiées les conditions du couchage. S'il était besoin de démontrer qu'il n'y a pas de petites choses en matière de santé, nul sujet ne conviendrait mieux au développement de cette proposition.

« Comme on fait son lit on est couché, et comme on est couché on dort », a dit la sagesse des nations. C'est une invitation à ne pas dédaigner cette question de bien-être et de santé.

Il est toujours intéressant de remonter à l'origine des choses usuelles ; c'est un délassement pour l'esprit, mais non pas un délassement purement spéculatif : le présent n'est pas, en effet, la quintessence de ce que le passé avait de bon ; il lui a pris un peu capricieusement des choses inutiles, il lui a laissé des choses qu'il eût dû lui prendre, et il est bien rare que la curiosité qui regarde en arrière n'y trouve pas quelque profit.

Je ferai grâce au lecteur de ces couches trop primitives dont les feuilles sèches ou les toisons d'animaux faisaient tous les frais. Ces habitudes se retrouvent encore parmi les peuples de l'Afrique et de l'Océanie, qui attendent que la civilisation les tire de leur torpeur séculaire, et, les élevant en dignité, élargisse en même temps la sphère de leurs besoins.

Les lits des Égyptiens nous sont connus par des bas-reliefs, par des peintures et aussi par des textes. Ils paraissent n'avoir été fermés qu'à une de leurs extrémités. Le *kaffass*, ou sommier égyptien, formé par des pétioles de palmier entrelacés, en usage encore aujourd'hui, semble remonter très-loin, puisque Porphyre en donne une description exacte.

Les lits des Assyriens et des Hébreux ressemblaient, par leur forme, à ceux des Égyptiens, mais le luxe présidait déjà à leur confection, et les bois, les métaux précieux, les fourrures, y étaient prodigués chez les riches.

Cette recherche s'introduisit de bonne heure dans les mœurs des Grecs et des Romains, et, chez ces derniers, elle atteignit les extrêmes limites de l'extravagance. C'est ainsi que Carin, au dire de Vopiscus (*), fit confectionner pour sa femme un lit fabriqué avec deux dents d'éléphant longues de dix pieds, et que Néron dépensa, pour le même but, environ 400,000 sesterces (à peu près 840,000 francs), fait qui, pour le dire incidemment, a excité naguère l'émulation du Sultan, dont le lit dépasse, dit-on, en magnificence ceux de Carin et de Néron.

Les Romains classaient leurs lits suivant leur destination : *lecti cubiculares* (ce sont les seuls dont nous ayons à nous occuper) *lecti tricliniares* (ce sont les lits de table), *lecti funebres, lecti pensiles,* ou lits portatifs, etc.

Leurs lits étaient élevés; on y montait par des escabeaux (*scamna*). Le *Virgile,* du Vatican représente une figure du lit nuptial (*lectus genialis*) de Didon. On y montait par un *scamnum* de huit marches, placé à l'extrémité du lit opposée au chevet. Ils avaient la forme d'un de nos sofas à dossier renversé (*pluteus*). Quelquefois il y avait aussi un montant au pied, mais cette disposition était moins habituelle. La composition des objets de couchage,

_____

(*) *Hist. Aug.* Les Quatre Tyrans, III.

ou *stragula,* très-simple dans le principe, puisqu'ils se réduisaient à des nattes tressées ou à des *culcita,* matelas de paille et de feuille, comme nous l'apprend Varron, se compliqua bientôt de matelas de laine teinte des plus riches couleurs, quelquefois même de pourpre, comme ceux dont se vantait le fastueux convive de Trimalcion (*). Des lits en plumes d'oies d'Égypte, des fourrures luxueuses, des *amphitapæ* ou étoffes velues des deux côtés, qui servaient en même temps à amollir la couche et à défendre du froid, montraient que les Romains avaient fait du chemin dans la recherche du bien-être, depuis Cincinnatus et Caton.

« Au moyen âge, les lits, dit M. Chéruel, étaient d'une grandeur démesurée. Quand ils n'avaient que six pieds en carré, on les appelait *couchettes;* lorsqu'ils en avaient douze, on les nommait *couches.* Ils se plaçaient sur une estrade. Des familles entières y trouvaient place. Il ne faut pas en chercher seulement la raison dans l'économie. Les chevaliers, habitués à partager leur tente, leur *lit* et leur table, avec leurs frères d'armes pendant leurs campagnes, ne se refusaient pas, pendant l'hiver, à les recevoir dans leurs châteaux avec la même confiance et la même simplicité. L'amiral Bonivet couchait souvent dans le même lit que François Ier, qui l'appelait son frère d'armes. Coucher ensemble était la plus insigne marque d'amitié et de confiance que l'on pût se donner. Après la bataille de Dreux, en 1562, François de Guise partagea son lit avec son prisonnier, le prince de Condé. Les lits devinrent, par les draperies qui les décoraient, un des principaux ameublements. Les pauvres gens les garnissaient de serge ou de toile ; les riches, d'étoffes de

(*) Pétrone, *Satyricon,* XXX.

soie, de damas et de velours. Il y avait au xviie siècle des lits à l'ange et à la duchesse, à la polonaise, à la turque, etc... Les *lits à balustrade* étaient une marque d'honneur réservée aux souverains, aux princesses et aux très-grandes dames (*). »

De nos jours, les lits sont rentrés dans des proportions plus raisonnables, et ils ont d'ordinaire 2 mètres de longueur et de 1^m,30 à 1^m,85 de largeur. Leur hauteur est variable suivant la composition de la literie ; mais, dans les modèles modernes, elle tend à s'abaisser.

La substitution du fer au bois, dans la construction des lits, a réalisé, sous le double rapport de la propreté et de la salubrité, un progrès immense. L'hygiène des hôpitaux en a plus profité que l'hygiène domestique, mais celle-ci en a recueilli néanmoins un profit réel ; grâce au fer, l'air a circulé plus librement, et cette pullulation immonde de parasites, qui était le fléau des anciennes chambres, a trouvé là une entrave que la découverte des poudres insecticides est venue rendre plus complète. J'ignore l'historique de cette substitution si importante : mais je suppose que le signal a dû en venir de l'Amérique ou de l'Angleterre, pays dans lesquels le fer remplace depuis longtemps le bois pour une foule d'usages domestiques.

La *paillasse* classique et le lit de plume sont en train d'aller rejoindre les bois de lit ; l'hygiène ne leur donnera nul regret. Sans doute, une paillasse dont le contenu, fait de paille de froment ou de feuilles de maïs, est remué tous les jours et renouvelé fréquemment, n'a d'autre inconvénient que de remplir la chambre de poussière ; mais, dans des conditions opposées (ce sont les plus

---

(*) A. Chéruel, *Dict. des instit., mœurs et coutumes de la France* Paris, 1855, p. 160.

communes), elle devient un réceptacle d'humidité, de mauvaises odeurs et de parasites. De plus, la paille se tasse ; le plan de sustentation devient irrégulier et dur, et le sommeil est difficile dans ces conditions, même pour les gens les moins délicats.

Le *lit de plume* (χηνοπλούματα) ne vaut pas mieux. Plusieurs auteurs ont fait ressortir les inconvénients des lits de plume pour les gens qui ont la gravelle, et ils reconnaissent que les gens sains eux-mêmes feraient bien de s'en passer. La difficulté de nettoyer les lits de plume est, après leur mollesse, leur inconvénient principal. On frémit quand on songe que des générations peuvent se transmettre, sans que le contenu en ait été changé ou même nettoyé, des lits de plume, réceptacles impurs de toutes sortes de miasmes. L'aptitude de la plume, comme de la laine, à s'imprégner de miasmes contagieux est encore une raison de suspicion de plus. Il est, du reste, des personnes qui ne peuvent coucher sur un lit de plume sans éprouver une agitation insolite, due peut-être au défaut de conductibilité électrique de cette substance. Il y a une trentaine d'années, les journaux de médecine enregistraient le fait d'un asthmatique qui était invariablement pris d'un accès quand il couchait dans un lit garni de plume.

Le *sommier élastique*, plus propre, plus aéré, conservant avec sa souplesse primitive l'uniformité du plan de sustentation, tend à entrer dans les habitudes de toutes les familles aisées. Il en est de trois sortes : 1° le sommier à ressorts métalliques en spirale ; 2° le sommier Tucker, constitué par des bandes minces de bois, fixées sur une corde rigide par des ressorts ; 3° les sommiers dans lesquels l'élasticité est produite par des arcs-boutants en fer munis de bandes de caoutchouc.

Le premier est le plus employé. Composé de substances inaltérables, n'offrant nulle prise aux parasites, d'une réparation facile quand, après un long usage, les ressorts ont fléchi, ce sommier entre de plus en plus dans nos habitudes. Le sommier Tucker est moins usité, quoiqu'il ait aussi sa valeur. Le sommier à ressorts de fer et de caoutchouc est d'une simplicité séduisante, et il permet, chose importante au point de vue de l'économie, de ne faire intervenir qu'un seul matelas.

Les lits des anciens ne furent primitivement, comme je l'ai dit, que des couches d'herbes et de feuilles, sur lesquelles ils étendaient quelquefois des étoffes diverses et des fourrures. Les *stragula* comprenaient l'ensemble des garnitures du lit; on leur donnait aussi quelquefois le nom de *toralia*. Le matelas était souvent remplacé par des fourrures ou des tapis étagés les uns sur les autres, et débordant de chaque côté les extrémités du lit.

Un lit étrusque, représenté sur un sarcophage en terre cuite, trouvé dans un tombeau à Cervetri et placé dans le musée Grégorien (*), montre ce genre de garnitures. Un autre lit, figuré dans une peinture du même musée, offre à l'hygiène archéologique un intérêt réel, en ce sens que le châssis inférieur du lit, sur lequel repose le matelas, est formé de bandes de métal entre-croisées en lozanges; c'est sans doute là le premier essai de l'application du fer à la confection des garnitures intérieures des lits.

Une peinture égyptienne, figurant le tombeau de Rhamsès II, représente un matelas fortement rembourré, recouvert d'une étoffe violette parsemée d'étoiles brodées; mais on ne peut faire que des conjectures sur la

(*) Voy. *Mag. pitt.*, 1865, t. xxxiii, pag. 384

matière dont il était rempli. Sénèque parle de matelas assez durs pour ne pas prendre l'empreinte du corps. S'agissait-il de matelas (*culcita*) fortement garnis ou de matelas élastiques? En tout cas, le matelas se confon- dait avec la paillasse. Le *stragulum* de tous les lits an- tiques dont le dessin nous est parvenu se compose d'une seule pièce, appliquée directement sur le châssis. Une peinture de Pompéi, reproduite par Rich (*), donne une idée de cette disposition. C'est un lit bas, à deux mon- tants pleins et verticaux, tout à fait semblable à l'un des modèles de nos lits modernes en fer.

Chez les anciens, les matelas étaient garnis de diverses manières; on appelait *tomentum* la substance qui les rem- plissait. C'était tantôt de la paille de froment, du foin, des feuilles de palmier, des plumes de poule ou d'oie (**), des aigrettes de roseau (*ex coma arundinum*). Suétone, dans son histoire *des Douze Césars*, raconte que Drusus, privé d'aliments, vécut neuf jours en mangeant le *tomen- tum* de son matelas, fait de roseaux ou de *gnaphalium*. Quelquefois on les garnissait de poils de lièvre, de du- vet, de chardon à foulon. Le matelas d'Héliogabale était bourré de duvet de perdrix (*plumæ perdicum subalares*), et il en changeait fréquemment. D'autres empereurs, au contraire, se piquaient d'une austérité antique, et cou- chaient, comme le fit depuis Louis-Philippe, sur des lits bas et durs: mais c'était le petit nombre. Les anciens changeaient, du reste, de matelas suivant la saison: en hiver, ils préféraient le matelas de plume; en été, celui de

---

(*) A. Rich, *Dict. des antiq grecques et romaines*, p. 211. article CULCITA.

(**) Alstorphii (Joannes), *Dissertatio physiologica de lectis; sub- jicitur ejusdem de lecticis ve erum diatribe*. Amstelodami, 1704.

laine ou de coton (*culcita gossypio repleta*). Je n'ai vu indiqués nulle part les matelas de crin.

Les matelas et les coussins à air paraissent d'invention toute moderne : il n'en est rien ; c'est encore du *vieux neuf*. Les Romains se servaient de coussins et peut-être de matelas de cette nature. « *Culcitam e corio ventosis follibus* (chalumeau) *spiritu tumefactam ad cubitum substernunt* (*). Le mot *follis* signifiait « coussin à air » et tirait son origine de cette pratique. On sait la facétie d'Héliogabale, qui invitait des gens à dîner, les faisait asseoir sur des coussins à air, et prenait plaisir à les voir rouler sous la table quand on dégonflait brusquement ces coussins.

Le crin, la laine et des substances végétales diverses sont actuellement les moyens à l'aide desquels on distend les matelas. Le crin vaut mieux que la laine, se résout moins en poussière ; et, de plus, il a l'avantage, fort apprécié par l'hygiène, de s'imprégner moins facilement des miasmes avec lesquels il est en contact ; enfin il se tasse moins, d'où une condition de moindre dureté et de plus grande uniformité du plan de sustentation. Les matelas à air réuniraient toutes les conditions favorables si l'enveloppe restait toujours imperméable et si leur prix était moins élevé. Diverses substances végétales sont également utilisées dans le même but ; nous avons parlé plus haut de la balle d'avoine (réservée pour les sommiers d'enfant) et de la paille des céréales. Les feuilles de maïs, déchirées dans le sens de la longueur et réduites en lanières minces, remplissent très-bien cet office. Il en est de même de divers algues et fucus ; le crin végétal n'est autre chose que l'une de ces plantes.

(*) Marius Grapaldus, *op. cit.*, lib. II, *Cubiculum*, pag. 98.

Mérat (*) indique comme pouvant fournir un coucher sain et commode : les tiges des *festuca ovina* et *glauca* L., le *poa cristata*, le duvet de l'apocyn à la ouate (*apocynum syriacum* L., la soie des fleurs de la linaigrette (*eryophorum polystachion.*), les barbes soyeuses du *stipa pennata*. Peut-être les fibres ligneuses qui enveloppent la noix de coco (*cocos nucifera*) constitueraient-elles aussi une bonne garniture de matelas.

« Les matelas, dit judicieusement Mérat, demandent pour la santé un entretien presque continuel, réclamé aussi par l'économie. On devrait chaque matin, avant de faire le lit, les exposer quelques heures à l'air. Cette simple précaution éviterait bien des inconvénients qui résultent de son oubli, et dont le moindre est l'odeur désagréable que le lit et la chambre conservent. Tous les ans, il faut faire rebattre le matelas et lessiver la toile ; mais cette opération mériterait d'être faite avec plus de soin qu'on n'y en apporte ordinairement. On devrait, après avoir cardé la laine, la maintenir exposée plusieurs jours au grand air, pour laisser échapper les miasmes et les odeurs qu'elle contient, au lieu de la replacer de suite dans la toile, de manière à s'en resservir dès le même jour. Toutes les laines devraient être battues à la baguette avant le cardage, ce qu'on ne fait qu'à la très-vieille laine, qui en a, à la vérité, plus besoin que la neuve. Enfin, les matelas de trop vieille laine pelotonnée devraient être mis au rebut, parce qu'ils ne font que des galettes informes et dures (**). »

A Rome, les ouvriers qui fabriquaient les matelas s'appelaient *stragularii;* ils formaient une corporation et

(*) *Dict. en 60 vol.*, art. MATELAS, t. XXXI, pag. 137.
(**) *Loc. cit.*, pag 138.

avaient un collége. L'hygiène professionnelle était peu avancée chez les anciens, et nous ne savons si leurs matelassiers étaient exposés aux mêmes accidents que le sont chez nous les ouvriers de cette catégorie.

Les anciens remplaçaient souvent les matelas par des fourrures. Celles du Quercy étaient particulièrement estimées (*). Ils attribuaient de graves inconvénients à quelques-unes d'entre elles. C'est ainsi qu'ils croyaient que les peaux de chèvre pouvaient produire l'épilepsie (**). Hippocrate et Cœlius Aurelianus se sont donné la peine de discuter et de combattre cette opinion, qui ne valait guère de pareils joûteurs.

Les oreillers (*culcitra*, *pulvinaria*) complètent le plan de sustentation du lit. Quelques dessins de lits égyptiens et étrusques montrent que les oreillers étaient souvent remplacés par une bourrure plus forte à l'extrémité du *stragulum* qui correspondait à la tête. On a trouvé à Pompéi des lits de pierre destinés vraisemblablement à des pauvres ou à des esclaves, et présentant une sorte de seuil en maçonnerie pour la tête (***). Mais, le plus habituellement, on se servait de coussins de forme et d'aspect différents, qui s'appuyaient sur le dossier ou *anaclinterium* (†).

J'ai dit plus haut de quelles matières étaient gonflés ces coussins, qui étaient aussi quelquefois des coussins à air. Les oreillers de plume, très en usage chez nous, sont certainement tout ce qu'on peut imaginer d'antihygiénique. Les taies éblouissantes de propreté dont on les

---

(*) Montfaucon, *Antiquité expliquée*, 1719, vol. III, 1re part., pag. 107.
(**) D W. Trilleri, *Dissertatio*, p. 90.
(***) Voy. Breton, *Pompeia*, p. 212.
(†) A. Rich, op. cit., p. 30.

recouvre cachent leur sordidité intérieure ; et leur mollesse, en même temps que le peu de conductibilité calorifique de leur contenu, entretient vers la tête un afflux congestif dont les conséquences peuvent être fort graves. Le nombre des apoplexies et des méningites fomentées par cette cause est plus considérable qu'on ne le croit. Les oreillers de balle d'avoine, de crin, et les oreillers à air, devraient remplacer définitivement les oreillers de plume.

Les enveloppes immédiates du corps pendant le coucher sont les draps, les couvertures, les édredons, les rideaux.

Les *draps* de toile étaient inusités chez les anciens, comme l'était le linge de corps, et l'on sait qu'ils couchaient entièrement nus. J'ai trouvé cependant dans l'*Odyssée* un passage qui montre que les princes, au moins, se permettaient quelquefois cette mollesse. Au moment où Ulysse laisse Alcinoos pour s'embarquer, « les rameurs, dit le poëte grec, emportent des couvertures et des tissus de lin pour que le héros goûte un inaltérable sommeil... Ulysse s'embarque et s'étend en silence sur cette couche moelleuse (*). » Chez nous, les draps de lit sont en toile ou en coton : les premiers conviennent particulièrement pour l'été, à raison de leur fraîcheur ; les seconds doivent être réservés pour l'hiver.

Les draps sont au couchage ce que la chemise est au costume : c'est une condition de préservation pour la literie, de propreté, et par conséquent de salubrité.

Chez les Grecs, les couvertures étaient, dans le principe, des fourrures de chèvre, de mouton ou de bêtes fauves. C'est ainsi qu'Homère nous montre Télémaque

_____

(*) Homère, *Œuvr, compl.*, trad. Giguet, *Odyssée*, chant XIII p. 492.

s'enveloppant, pour passer la nuit, « dans une toison moelleuse (*). » De même aussi les Hébreux se servaient de peaux d'animaux. Nous lisons au *Livre des Rois* (**) que Michol, voulant favoriser la fuite de David, recouvrit *pelle pilosâ* la statue que, par subterfuge, elle avait mise à sa place. Varron (***) nous apprend qu'à Rome on désignait les couvertures, d'une manière générique, par les mots *pallia, operculum*. Le *sagum*, l'*amphimallum*, le *toral*, étaient des couvertures particulières. Les *amphitapæ* étaient velues des deux côtés, comme sont aujourd'hui certaines couvertures de voyage : on s'en servait pour rendre les lits plus moelleux ou pour se garantir du froid.

Le bien-être et l'hygiène sont d'accord en même temps pour réclamer des couvertures légères, sauf à en accroître le nombre. Elles interceptent entre elles une couche d'air qui est mauvaise conductrice du calorique, et elles réchauffent sans accabler par leur poids. D'ailleurs, une literie de ce genre peut être renouvelée plus souvent, d'une manière partielle, et la propreté y trouve son profit.

L'*édredon* est une superfluité dangereuse. C'est une mollesse dont on doit se passer ; son plus grand inconvénient est de rendre singulièrement impressionnable au froid : la plume d'eider, vraie ou fausse, qui le remplit, est d'ailleurs passible des reproches que l'on peut adresser aux lits de plume, en y joignant, de plus, l'encombrement de l'alcôve et la réduction du peu d'air respirable qui s'y trouve déjà. Les couvertures légères, interceptant entre deux doubles une couche mince de

(*) *Odyssée*, chant 1, p. 362.
(**) Chap. XIX, v. 13.
(***) *De Linguâ latinâ*, lib. V.

cette soie effilée que le luxe du costume cède à l'utilité domestique, remplit le même office de préservation contre le froid et avec plus de légèreté.

Les *rideaux* paraissent n'avoir pas été employés par les anciens. Les moustiquaires étaient au contraire usités chez eux. C'étaient, comme encore aujourd'hui, des étoffes légères qui entouraient le lit et préservaient contre les aggressions des moustiques. Les Hébreux se servaient de moustiquaires (*). Les Grecs les appelaient conopées (κωνωπεών) et en avaient rapporté l'usage d'Egypte. Properce et Varron en parlent en plusieurs endroits comme d'une habitude romaine. Le *Ménagier français* désigne clairement les moustiquaires sous le nom de *cincinelliers*. « Item, dit-il, j'ay veu aucunes fois en plusieurs chambres que quant l'en estoit couchié, l'en se trouvoit tout plein de cincinelles (*moustiques*) qui, à la fumée de l'alaine, venoient asseoir sur le visage de ceux qui dormoient et les poing noient si fort qu'il se convenoit lever et alumer du foing pour faire fumée par laquelle il les convenoit fuir ou mourir, et aussi bien le pourroit l'en faire de jour qui s'en doubteroit, et aussi bien par un *cincinellier*, qui l'a, s'en peut bien garantir (**). » Les moustiquaires valent évidemment mieux que le procédé du *foing*, qui était vraiment par trop primitif.

Les rideaux de lit ne valent pas grand'chose, et l'hygiène les voit d'un mauvais œil. Ils créent en effet, dans l'atmosphère déjà trop confinée de la chambre, une atmosphère circonscrite et stagnante, une sorte d'alcôve de perse, de mousseline ou de damas. Que dire de leurs

(*) Rois, XX, 28.
(**) *Le Ménagier de Paris*. Traité de morale et d'économie politique composé vers 1393 par un bourgeois parisien, publié par la Société des Bibliophiles français. Paris, MDCCCXLVI, t. 1, p. 172.

inconvénients quand ils se surajoutent à ceux de l'alcôve elle-même ? Il faut donc éviter *le double contour de ces quatre rideaux somptueux* dont parle le chantre du Lutrin, et qui ne promettent rien de bon aux sensuels qui s'y emprisonnent.

J'ai dû entrer dans de longs détails à propos du lit, parce que j'étais décidé à ne rien dire des autres meubles, qui ont en réalité peu de rapport avec l'hygiène et n'intéressent guère que la commodité ou l'élégance.

Je me montrerais, du reste, très-radical à ce sujet, et je voudrais voir disparaître cet accumulation inouïe de meubles et d'objets de luxe qui encombrent aujourd'hui les chambres à coucher et en réduisent abusivement le cube d'air. Les commodes de toute nature, les armoires à glace, les sofas, les canapés, les tables, y foisonnent, et l'on ne peut plus ni se mouvoir ni respirer au milieu de cet entassement d'un goût équivoque et d'un bien-être fort contestable. Les chambres des anciens avaient un lit, et rien de plus ; mais qui aurait aujourd'hui l'audace d'une simplicité pareille ?

Les chambres à coucher qui sont trop petites, trop encombrées, ou dans lesquelles l'air ne se renouvelle pas, produisent sur les personnes qui les habitent une véritable asphyxie lente, dont d'Arcet et Braconnot ont jadis bien observé les effets. Et, alors même que les accidents ne revêtent pas une forme aussi expressive, la santé ne tarde pas à subir un déchet véritable, accusé par de la pâleur, du mal de tête et de la courbature au réveil, une réparation insuffisante des forces, et quelquefois aussi par un état nauséeux qu'on s'empresse d'attribuer à une tout autre cause.

La chambre à coucher a des annexes : ce sont les cabinets de toilette. L'hygiène doit surveiller d'une façon particulièrement attentive ces dépendances généralement étroites, peu éclairées, et rendues humides par l'eau qui y est consommée pour les besoins de la toilette et des ablutions. Ces cabinets ne doivent jamais avoir de porte, mais communiquer avec la chambre à coucher par des portières, de façon à ce que l'air n'y stagne pas. Leur office de servir de lieu de dépôt pour les vêtements et pour le linge souillé rend plus urgente encore la précaution de ne pas emprisonner leur atmosphère.

Quant à la position des *water-closets* dans le voisinage immédiat des chambres à coucher, les facilités particulières qui en résultent se payent cher. Il est impossible en effet que, par certains temps, l'odeur ne s'en répande pas un peu partout, et, dans l'hiver, le tirage aspiratoire des cheminées appelle l'air des cabinets dans les chambres et exagère encore cet inconvénient. Je reviendrai plus loin sur cette question importante de l'emplacement des *water-closets*.

Telles sont les considérations pratiques les plus importantes que j'avais à présenter sur la chambre à coucher en général. Je les complète en disant quelques mots des chambres à destination particulière : 1° chambres d'enfants ; 2° chambres de domestiques : 3° chambres de malades.

La chambre d'enfants, « nid d'âmes, » pour me servir de la gracieuse expression de Victor Hugo, doit occuper dans une maison ou un appartement une place privilégiée. Il faut que le soleil entre à profusion dans cette cage d'oiseaux babillards et y entretienne la santé et la bonne humeur; mais il faut surtout que l'air y arrive largement et qu'on le renouvelle autant qu'on le peut. Les enfants ont, en effet, des besoins respiratoires très-énergiques. Tandis que l'adulte de 20 à 25 ans respire en moyenne de 18 à 20 fois par minute, l'enfant nouveau-né fait 44 inspirations dans le même temps ; celui de 5 ans respire 26 fois. De même, le poids du carbone brûlé dans une heure par un enfant de 10 ans étant la 43e partie du poids de son corps, il est seulement la 62e partie du poids d'un adulte de 28 ans (*). La consommation d'air est donc plus active chez les enfants que chez les adultes, et l'on doit tirer de cette comparaison cette conclusion pratique, qu'il ne faudrait pas mettre dans une chambre à coucher, d'une capacité donnée, plus d'enfants qu'on n'y mettrait de grandes personnes.

S'il leur faut de l'air, il leur faut aussi de la surveillance : non pas celle des domestiques auxquelles on les confie d'ordinaire, et non sans préjudice ; mais bien cette surveillance inquiète et intéressée qui fait que, suivant le mot des Livres saints, on peut dormir sans que le cœur cesse de veiller.

Quand les enfants grandissent, il faut de toute nécessité qu'on les isole suivant le sexe, et alors un partage naturel et amiable s'établit entre le père et la mère dans cet office de prudence, au bout duquel est la préservation des mœurs comme la sécurité physique. Une chambre dans le voisinage de la leur enlève à une surveillance occulte ce qu'elle aurait de vexatoire si elle était plus apparente et lui laisse ce qu'elle a d'efficace. On conduit ainsi cette grande œuvre de l'éducation des jeunes gens jusqu'à son terme, c'est-à-dire jusqu'à l'époque où ils ont leur chambre isolée, qu'ils meublent à leur gré, et dans laquelle ils affirment, par les flots d'une fumée interdite jusque-là,

(*) Boussingault, *Phénomènes physiques et chimiques de la respiration* in *Cours scientif.* 1865-1866, t. III, p. 376.

qu'ils prennent pleine possession de leur virilité et de leur indépendance. Il arrive aussi un jour où la jeune fille, sortant de l'aile de sa mère, mais prête toujours à s'y blottir de nouveau, se fait, elle aussi, sa chambre, c'est-à-dire ce réduit frais et virginal, orné par elle des emblèmes de sa jeune ferveur et des prémices de son travail; ce sanctuaire béni que les mères ne traversent jamais sans avoir le cœur gonflé de joie quand il est encore habité, et rempli de tristesse et d'amertume quand il est vide. Il faut bien choisir ce petit nid, qui est le propre refuge de cette atmosphère de pureté et de joie qui va de là s'étendant sur la famille tout entière. Le vœu touchant du poëte ne serait qu'à moitié rempli si, la ruche ayant ses abeilles et la maison ses enfants, il n'y avait dans le nombre une jeune fille, et si celle-ci n'avait sa petite chambre à elle.

Le logement des domestiques ne fait sans doute vibrer aucune fibre poétique, mais il doit en éveiller une charitable.

Les anciens logeaient les leurs dans les pièces qui bordaient le *prothyrum* ou vestibule, ou de chaque côté de l'atrium, où se trouvaient ordinairement l'office, la cuisine, les écuries, la remise. Dans les maisons à un étage au-dessus du rez-de-chaussée, on plaçait quelquefois les domestiques à la partie supérieure. Il n'est pas besoin de dire que leur logement leur était assigné bien plutôt par les convenances du service que par celles de leur bien-être et de leur santé. Un passage de l'*Économique,* de Xénophon (*), montre que le soin avec lequel on isolait les logements des domestiques des deux sexes dérivait de toute autre chose que d'une sollicitude louable pour leurs mœurs.

(*) Xénophon, *Économique*, chap. IX.

11

Le logement des domestiques est encore, dans la plupart des appartements parisiens, quelque chose de très-défectueux, au moins dans les maisons à loyer. Les hôtels privés et les maisons particulières les logent assez bien pour les convenances du service et de leur santé. Dans les appartements des maisons à loyer, il est rare que les domestiques soient au même étage que les maîtres, et, quand ils y habitent, on leur consacre des recoins ordinairement exigus et obscurs. Dans le plus grand nombre de ces maisons, les domestiques logent au cinquième ou au sixième étage, hors de portée de leur service, affranchis de toute surveillance efficace et courant, dès lors, des périls que l'on comprend et que M. Legouvé a mis, et d'une façon très-opportune, en un relief expressif (*). Et si l'on s'imagine que les inconvénients moraux et physiques d'un mauvais logement pour les domestiques ne s'exercent qu'au détriment d'une catégorie peu nombreuse, je répondrai qu'à Berlin, les statistiques accusant un domestique pour 11,2 individus (**), si l'on appliquait cette proportion à la seule ville de Paris, on trouverait le chiffre de près de 200 mille domestiques des deux sexes. On comprend dès lors que cette question des logements insalubres pour les domestiques prend une importance considérable. En attendant qu'on améliore les locaux qui leur sont destinés, l'usage de couchages amovibles, tels que seraient par exemple des cadres à l'anglaise, donnerait des garanties particulières de propreté et d'aération faciles.

(*) Ernest Legouvé, *les Pères et les Enfants au XIXᵉ siècle.* — *Les Domestiques d'aujourd'hui et les Domestiques d'autrefois.*
(**) *London Illustrated News*, 6 novembre 1869, p. 458.

Entre les logements de domestiques, il en est un qui, dans la plupart des grandes villes de province et dans beaucoup de logements parisiens, se signale plus particulièrement par ses défectuosités : je veux parler de la loge du portier, *cella ostiaria*.

Placée sous la cage d'un escalier, dans un recoin presque toujours obscur et humide, ou remplacée par une boîte exiguë, elle est d'ordinaire un receptacle d'humidité, de miasmes, en même temps qu'un petit laboratoire de cancans et de perfidies. Là grouillent des enfants barbouillés et chétifs, étiolés, trouvant souvent dans l'atmosphère qu'ils respirent, avec une radicale insuffisance d'oxygène, les émanations nauséeuses des matières que manipule l'industrie paternelle. Tous les hygiénistes ont signalé les dangers particuliers qui pèsent sur les professions de cordonnier et de tailleur, lesquelles payent à la phthisie un tribut exceptionnellement lourd. Leurs statistiques ont été puisées en grande partie dans cette catégorie particulière ; et, quand on examine de près les conditions dans lesquelles elle vit, on n'a vraiment pas lieu de s'étonner du résultat. Sans doute, les choses n'en sont pas toujours là, et une puissance s'est élevée de nos jours qui venge les portiers classiques des sévices auxquels les condamnait l'ancienne loge et des railleries innocentes dont ils étaient l'objet. J'ai nommé la corporation des concierges, qui s'étalent dans des quasi-salons de rez-de-chaussée somptueux, y prélèvent leurs impôts, y reçoivent, disposent de nos relations par les renseignements qu'ils fournissent ou par les lettres et les cartes qu'ils remettent ou interceptent à leur gré, et nous font sentir que, s'ils nous servent en apparence, ils sont, en réalité, nos maîtres par la majesté du cordon et la toute-puisssance de la tracasserie. L'archéologue du cinquième mesure par la pensée, en rentrant chez lui, la distance qui sépare cette souveraineté domestique du classique *cave canem* inscrit encore sur la loge des portiers de Pompéi. Ici il faut prendre garde à tout excepté au chien, remplacé dans les loges modernes par l'angora, symbole expressif des petites traîtrises qui s'y élaborent et qui ont trouvé plus d'une fois leurs historiens émus.

J'aurais enfin à parler ici de la *chambre de malade*, qui compléterait utilement la série des noms en *oire* affectée à désigner la destination particulière des diverses pièces d'un appartement. On a la pièce où l'on dort, celle où l'on mange, celle où l'on travaille, celle où l'on cause, celle où l'on boude ; n'y aurait-il pas lieu de songer aussi un peu, dût ce choix apporter une impression inopportune, à celle où l'on sera malade ?

Sans doute on ne saurait lui donner cette destination exclusive, mais il faut au moins y avoir songé par avance. Quand un appartement est déclaré *en état de maladie*, il est comme une ville *en état de siége ;* l'autorité se déplace dans un intérêt de salut. Il faut ici qu'elle passe entre les mains du médecin, et qu'il ait un pouvoir discrétionnaire pour choisir entre les diverses pièces, et, quel que soit son usage habituel, celle qui convient plus particulièrement au but à atteindre. L'espace, l'air, la lumière, le repos, sont les considérants qui doivent entrer en ligne. J'ai décrit dans un autre livre (*) la *chambre d'un enfant malade*, et je ne puis que prier le lecteur de se reporter à ce passage, dans lequel je n'ai certainement pas tout dit, mais où je crois avoir à peu près

(*) Fonssagrives, *le Rôle des mères dans les maladies des enfants, ou Ce qu'elles doivent savoir pour seconder le médecin* Paris, 1869, 2ᵉ édition. — DEUXIÈME ENTRETIEN, p. 46.

indiqué les titres principaux de cette étude d'hygiène pratique.

II. La partie d'une maison ou d'un appartement destinée aux relations, c'est-à-dire le *salon* ou les *salons* avec leurs dépendances, n'intéresse l'hygiène que d'une manière indirecte, et quand on lui sacrifie des ressources qui seraient utilisées ailleurs d'une manière plus profitable. Le séjour temporaire que l'on fait dans ces pièces, dont la décoration et la fraîcheur sont ménagées avec trop de soin, leur enlève du reste toute influence hygiénique bien positive, et nous n'aurions rien à en dire, si ce n'est que, puisqu'on a un salon, il faut l'habiter, et ne pas faire comme certaines familles qui ne l'ouvrent que pour y introduire, à intervalles éloignés, la banalité officieuse ou le parlage vide. Une pièce est nécessaire où l'on se réunit en famille, où l'on cause, où l'on lit, et la fréquentation habituelle du salon procure d'ailleurs aux autres pièces le bénéfice d'un chômage utile à leur aération.

Le *cabinet de travail* est le centre intellectuel, le *cerveau* en quelque sorte, de l'appartement. C'est là que s'élaborent les plus humbles combinaisons de l'administration du ménage comme les spéculations les plus élevées de l'intelligence ; c'est là aussi le propre refuge de la vie de l'esprit, et le théâtre, pour certains hommes, de leurs occupations professionnelles. C'est, pour tout dire en un mot de la majesté de ce lieu, le refuge du livre et de la méditation. Il doit donc remplir, pour répondre à son but, des conditions diverses. « Le cabinet de travail, a dit à ce propos M. Léonce Reynaud, doit être placé en dehors du bruit de l'appartement, en position telle qu'on y puisse arriver sans passer par les salons ou la salle à manger. Qu'il soit convenablement éclairé, de telle sorte que, sans trop éloigner son bureau de la cheminée, on recevra le jour par la gauche ; l'exposition à l'est et la vue sur des jardins lui conviennent bien. Sa forme doit être simple et sa décoration calme et sévère, car c'est au sérieux de la vie qu'il est consacré. La bibliothèque chez l'homme d'étude, les cartons chez l'homme d'affaires, en sont les ornements caractéristiques, et il est bien d'y ajouter quelques tableaux de choix et les bustes des grands hommes qu'on se propose pour modèles. Le cabinet doit porter l'empreinte de la profession et le caractère de son maître (*). »

Oui, sans doute, l'isolement et l'absence de bruit, voilà le rêve. La réalité, trop souvent, c'est le voisinage des pièces bruyantes de la maison ; ce sont les irruptions de « bandits aux lèvres roses », qui passent leur tête brusquement par une porte entr'ouverte d'une manière illicite, qu'une objurgation met en fuite, et qui recommencent leur tentative cinq minutes après par une autre porte ; ce sont les livres bousculés, les plumes épointées, les notes égarées ; c'est un cri de détresse ou de rixe qui vous arrache à ces réflexions profondes dont chacune doit avoir pour résultat immanquable de donner aux lettres un poëme épique ou un *sonnet sans reproche,* de doter la science du mouvement perpétuel (ce sont eux, hélas ! qui l'ont trouvé !...), ou d'appliquer sur les maux de la société comme sur ceux de la santé des recettes infaillibles. Le remède conseillé par Epistémon (**), de se boucher les oreilles, est encore le plus pratique et le plus sûr.

(*) Léonce Reynaud, *Traité d'architec.* 3ᵉ édition, Paris, 1870 ; in-4°, 2ᵉ partie, p. 486.

(**) Rabelais, *Pantagruel,* livre III, chap. XXXIV.

III. Les pièces où l'on mange, et celles où l'on conserve ou l'on prépare ce que l'on mange, nous ramènent sur le propre terrain de l'hygiène.

Le *salon à manger* joue dans l'intimité domestique et dans les relations sociales un rôle mixte et doublement important. C'est là que se resserrent deux ou trois fois par jour les liens d'une convivialité familiale aussi douce qu'utile ; là qu'on se réunit au milieu des occupations divergentes de la vie ; là qu'on répare ses forces corporelles en même temps qu'on réchauffe l'esprit de famille par ce commerce doux, expansif, bienveillant, dont chaque repas est l'occasion. Mais, hélas ! où sont ces causeries affectueuses et instructives qui, le bord de la nappe relevé, prolongeaient jadis le repas du soir ? Où sont les vieillards agréablement et finement conteurs ; les jeunes gens pleins d'une déférence respectueuse et d'une curiosité naïve, ceux qui savaient causer et ceux qui savaient écouter ? Tout cela s'en est allé où sont les *neiges d'antan*. Aujourd'hui on se met à table, soucieux et pressé ; on mange avec une rapidité farouche ; et, ce repas quasi bestial terminé, on jette sa serviette et on va chercher au cercle, ou dans l'entraînement des affaires, des distractions qui ne valent pas celles qu'on laisse derrière soi.

Le salon à manger joue donc dans l'intimité de la famille un rôle plus grand qu'on ne le croit ; il en a un très-réellement utile aussi quand, sortant des attributions purement familiales, il réunit à une table commune des amis ou des connaissances agréables. Dans les maisons de luxe, où l'on reçoit et où l'on donne à dîner, les proportions du salon à manger doivent naturellement être spacieuses en vue de leur destination habituelle ; cela est indispensable si l'on veut être aussi à l'aise à table qu'on l'était jadis « aux sermons de Cassagne ou de l'abbé Cottin », et si l'on veut surtout échapper à l'atmosphère asphyxiante que le nombre des convives, les vapeurs des mets et la profusion des lumières conspirent à produire.

. L'habitude des calorifères dans les salons à manger est regrettable, l'office purificateur de la cheminée trouvant là une occasion utile de s'exercer. La température du salon à manger est un élément important du bien-être qu'on y cherche ; il faut donc, dans le choix de la pièce destinée à cet usage domestique, tenir compte de cette condition. L'exposition ouest d'un salon à manger est fâcheuse à ce point de vue, surtout dans le Midi ; le soleil couchant y faisant « *un poêle ardent au milieu de l'été.* » Les anciens, qui excellaient dans la recherche du bien-être pendant les repas, tenaient compte de cette particularité. Dans les maisons riches de Pompéi, on trouve plusieurs *triclinium* dont l'exposition variait avec la saison ; le triclinium d'été était quelquefois placé sous une treille dans le jardin, disposition qui a persisté dans les habitudes de la vie campagnarde (*). Néron avait un triclinium tournant sur pivot et pouvant suivre le soleil dans ses migrations (**). Les communications du salon à manger avec le salon et avec la cuisine sont affaire de commodité et d'élégance ; la santé n'a rien à y voir.

Oserais-je enfin demander, non plus dans un intérêt d'avarice, mais dans un pur intérêt d'hygiène, que la sentence suggérée par Valère à Harpagon y soit inscrite

(*) A. Rich., p. 668. Ce triclinium particulier s'appelait *trichila*. Des plantes grimpantes en tapissaient les parois, et, comme on le voit dans la maison d'Actéon, à Pompéi, des groupes de bronze superposés laissaient tomber une eau limpide dans des vasques de marbre, de façon à procurer une fraîcheur agréable.

(**) Suétone. *Douze Césars.*

en lettres d'or et dans l'endroit le plus apparent du salon
à manger ? Je hasarde cette proposition, mais sans grand
espoir de la voir adopter, je l'avoue.

La *cuisine* est une des dépendances de l'appartement
dont la disposition convenable influence le plus le bien-
être et la santé.

Les cuisines des Romains (je veux parler des Romains
sobres) étaient petites ; celle de la maison de Pansa nous
montre qu'habituellement on les plaçait, au grand détriment de la propreté et de l'hygiène, dans le voisinage
immédiat des latrines, disposition dont les logements modernes se rapprochent plus qu'il ne faudrait (*). M. Viollet-Leduc pense que souvent la cuisine était reléguée dans
une sorte d'appentis intérieur, et l'impossibilité de retrouver son emplacement dans des maisons encore assez
bien conservées lui a suggéré l'opinion très-plausible
que beaucoup de familles, ainsi que cela se pratique encore dans la plupart des villes de l'Italie méridionale, ne
préparaient pas leurs aliments elles-mêmes et s'appro-
visionnaient chez les rôtisseurs et les marchands de vic-
tuailles (**).

L'emplacement des cuisines de nos maisons actuelles
varie beaucoup. Dans les maisons particulières et dans
les hôtels privés, les cuisines sont dans le soubassement,
et le service de la salle à manger se fait par un escalier
particulier ou par un *monte-plats*. Cette disposition, qui
a ses avantages pour les maîtres, mais qui fait aux cui-
siniers une hygiène reprochable, est à peu près générale
en Angleterre. Très-souvent aussi la cuisine est dans un
appentis spécial, indépendant du reste de la maison ou

(*) Breton, *Pompéia*, p. 215.
(**) *Dict. rais. de l'Archit. franç.*, t. IV, p. 461.

communiquant avec elle. On évite ainsi ces émanations culinaires qui, par les temps humides, se répandent désagréablement dans toute la maison. Dans quelques hôtels privés, on place la cuisine sous les combles et l'on diminue par des dispositions particulières la difficulté des communications avec la salle à manger. Il est incontestable que c'est le seul moyen, les vapeurs tendant toujours à monter, de se garantir contre les odeurs de la cuisine.

Mais, dans les maisons à loyer, la cuisine fait nécessairement partie du corps de l'appartement, et l'on est obligé de subir les inconvénients et les dégoûts de ce voisinage. Le plan, que j'ai sous les yeux, d'une maison à loyer de première classe, située dans l'avenue des Champs-Elysées, indique pour les premier, deuxième et troisième étages, l'emplacement de la cuisine près du grand escalier. Elle est éclairée par une petite cour et contiguë aux anglaises (*). C'est la disposition la plus générale. Il faut avouer, du reste, qu'il est souvent difficile de la placer ailleurs. Il serait sans doute utile de munir les cuisines de tuyaux d'évent, qui compléteraient l'office ventilateur de la cheminée.

La cuisine, et surtout ses éviers, doivent être surveillés avec soin, si l'on ne veut faire de ces réduits un foyer d'émanations dangereuses pour ceux qui l'habitent, et dont l'influence peut s'étendre à la maison tout entière. J'y reviendrai en étudiant les *émonctoires de la maison*, et je renverrai aussi à ce moment l'étude, si importante pour l'hygiène, des dispositions que doivent réaliser les water-closets.

Quand nous aurons passé en revue les quelques considérations qui se rattachent aux lieux de dépôt pour des

---

(*) César Dally, *op. cit.*, Atlas, vol. I, pl. 2.

approvisionnements de diverses natures et au logement des animaux domestiques, nous aurons, ou peu s'en faut, épuisé ce sujet.

IV. Les lieux de dépôt varient avec les objets qu'on y entasse. Ce sont des *garde-robes* pour les vêtements ; des *offices* et des *dépenses,* pour les approvisionnements de bouche ; des *débarras* et des *décharges,* pour cacher aux regards des objets ou des rechanges qui n'ont pas d'utilité actuelle.

C'est dans cette catégorie de dépendances que pullulent les recoins, les cabinets noirs, les réduits où l'air pénètre rarement, où la lumière ne pénètre jamais. Il serait d'une bonne hygiène de réduire au minimum ces dépendances suspectes, ou de tâcher au moins, par une meilleure distribution, de les remplacer par une pièce unique, convenablement éclairée et facile à aérer.

Les magasins, les greniers et les caves complètent ces annexes, qu'on ne saurait surveiller avec trop de soin dans l'intérêt de la salubrité de la maison, et qui sont le propre domaine des parasites domestiques, lesquels y pullulent à loisir.

Les *magasins* placent les commerçants qui les habitent dans de mauvaises conditions. On loge ses marchandises de son mieux et on se loge comme on peut. Les sous-sols, les arrière-boutiques et les entresols sont des laboratoires de méphitisme et d'étiolement, et, quand on songe à ce qu'est cette partie de la population dans une grande ville comme Paris, on se sent pris pour ces *boutiquiers,* dont on a dit plus de mal qu'il ne convient, de la sympathie qu'inspirent seuls les ouvriers, qui souvent sont mieux logés qu'eux. Il faut de toute nécessité que l'architecture civile s'occupe de cette question du logement des marchands, et tâche d'aviser à mieux que ce qu'elle a pu réaliser jusqu'ici en leur faveur. Les appentis ménagés sur une cour et largement vitrés sont, quand la disposition des lieux le permet, l'amélioration la plus utile. Les troglodytes du comptoir savent ce que leur coûte, et ce que coûte surtout à leurs enfants, cette séquestration forcée au rez-de-chaussée, dans un demi-jour et dans une atmosphère dont l'insalubrité s'aggrave souvent des émanations qu'y répandent les marchandises elles-mêmes.

Le *grenier,* placé sous les combles, isole utilement de l'action directe du soleil, l'été, et du rayonnement, l'hiver, les mansardes placées au-dessous. Il répond à l'*apotheca vinaria* des Romains, qui plaçaient là leurs vins généreux. Le nom de *fumarium,* appliqué parfois au grenier des maisons romaines, indiquait que l'air chaud et enfumé des cuisines et des fourneaux des bains aboutissait là. Le but de cette disposition était évidemment, comme je l'ai prouvé dans une autre étude (*), de vieillir artificiellement les vins en les soumettant à l'action de la chaleur, par un procédé que M. Pasteur a récemment remis en lumière. « *Nil novi sub sole.* »

La *cave* est à une habitation terrestre ce que la cale est à un navire. Les études que j'ai été conduit jadis à faire sur la seconde sont en tout applicables à la première (**).

Telle cale tel bâtiment, peut-on dire en hygiène navale ; telle cave telle maison, peut-on dire aussi en hygiène domestique. L'imperméabilité de son sol et de ses

(*) Fonssagrives. le *Vin chez les anciens, Étude d'hyg. archéologique,* in *Gaz. heb. de méd.*, 1867.

(**) Voy. *Traité d'hyg. navale, ou des Conditions dans lesquelles l'homme de mer est appelé à vivre et des moyens de conserver sa sa santé;* in-8, Paris, 1856.

parois ; le soin d'y ménager un accès aussi libre que possible à l'air et à la lumière ; des dispositions convenables pour en écarter les eaux d'infiltration, les eaux d'inondation et les eaux pluviales, satisfont à ce grand intérêt d'hygiène.

Le sol des caves est trop habituellement constitué par la terre elle-même, simplement foulée ou recouverte d'une couche insuffisante de sable ou de gravier. Il conviendrait qu'on le revêtit d'une couche de 40 à 50 centimètres de gravier ou de pierres cassées, recouverte d'une aire de 8 à 10 centimètres de béton, ou simplement d'une couche de béton hydraulique d'une épaisseur de 50 centimètres environ. Des fondations établies avec de bonnes pierres non poreuses, réunies par du ciment de Portland ou de la chaux de Theil, qui vaut autant que le Portland, et qui, pour une grande partie de la France, a l'avantage de coûter moins cher, offrent seuls des garanties contre l'humidité. Encore celles-ci seraient-elles insuffisantes si l'on ne ménageait une pente convenable aux eaux de pluie, au moment où elles arrivent au niveau du sol. Les cours qui avoisinent la cave doivent toujours être d'un niveau un peu supérieur à celui de la chaussée, pour que les eaux de pluie puissent en être évacuées facilement.

Les maisons devraient mettre leur amour-propre à avoir des caves parfaitement sèches et soigneusement nettoyées, et réaliser là, en petit, cet idéal d'inodoréité que les égouts de Paris proposent à l'admiration de leurs visiteurs. Mais, hélas ! il en est de la propreté des maisons comme de celle des vêtements ; on sacrifie la salubrité, qui ne se voit pas, à l'ostentation, qui paraît, et telle maison en laquelle se mire avec complaisance la femme qui la dirige a ses caves dans un état inouï de

mauvais aménagement et de malpropreté ; et de là ces
bouffées d'odeurs qui, à certains instants, se dégagent
des substructions et qui ne sont que d'importuns mais
inutiles avertissements. Serait-ce un luxe de précautions
que de faire partir de chaque cave un petit tuyau d'évent
montant jusqu'au faîte de la maison, et qui, fonctionnant
de lui-même en temps ordinaire, ou bien évoquant à
certains moments l'aide d'un bec de gaz ou d'une lampe
Mille, procurerait un très-utile renouvellement de l'air ?

Une cave humide, dans laquelle l'industrieuse *aragne*
établit ses fabriques aériennes, dont le sol est détrempé
et fangeux, où des détritus organiques sont en voie d'active décomposition, dont les murs salpêtrés ruissellent,
est un réservoir de miasmes et d'humidité. La santé, ce
réactif si merveilleusement délicat, en subit les atteintes
plus souvent qu'on ne se l'imagine. Et je ne parle pas
des inconvénients de l'altération des substances alimentaires qu'on y renferme ; de leur imprégnation par des
odeurs ou des miasmes ; de ces escaliers gras, tortueux,
obscurs, à pente rapide, et dans lesquels, par suite d'une
parcimonieuse distribution de l'espace et de la lumière,
on est exposé à chaque instant à des chutes dangereuses.
Les voûtes, il est à peine besoin de le dire, constituent, à
tous les titres, un abri utile contre l'humidité et contre
la propagation d'un incendie. Pourquoi suis-je obligé de
rappeler que les horreurs de la guerre peuvent obliger
toute une population effarée de femmes et d'enfants à
chercher là, comme à Strasbourg et à Paris, un refuge
contre le vol admirablement savant, mais exquisement
inhumain, des obus et des bombes ?

Les caves, destinées dans nos habitudes à loger le
vin, qui y trouve des conditions favorables d'égalité de
température, aussi bien que le combustible nécessaire aux

usages domestiques, ne semblent pas avoir été dans les
habitudes des anciens. On a pensé du moins que les substructions voûtées dont parle Vitruve ne se trouvaient
guère que dans les grands édifices publics. Dans cette
manière de voir, la cave au vin, ou *cella vinaria*, n'aurait
été qu'un cellier à fleur de sol. Toutefois, dans la somp-
tueuse maison de Diomède, existait une véritable cave,
dont la destination est accusée par la présence d'amphores
contenant du vin desséché. « C'est dans ce lieu, dit Breton,
que s'accomplit le drame le plus déchirant que nous
aient révélé les fouilles de Pompéi. Dix-sept squelettes,
parmi lesquels, à la richesse des lambeaux de vêtements
qui les recouvraient, on crut pouvoir reconnaître les
restes de la fille de Diomède, des objets précieux de nature diverse accumulés en toute hâte, indiquent que
cette famille a cherché là un refuge contre la formidable
tempête du Vésuve (*). »

On a trouvé aussi à Herculanum des restes de cave
et enfin des fouilles faites à Rome, en 1789, ont mis à nu
de véritables caves, contenant des tonneaux de terre
ou *dolia* maçonnés dans le mur (**). Il n'est pas toutefois
prouvé que ce fût là une disposition générale, et le rez-de-
chaussée reposait habituellement sur le sol (***).

Il est des cas dans lesquels, malgré l'excellence des matériaux employés et le soin qui a présidé à leur mise en
œuvre, des infiltrations se font par le sol de la cave ou
par les murs et menacent la solidité de ces substructions ;
il faut alors drainer la cave par une tranchée comblée par

(*) Breton, *Pompeia*, 1855, p. 227.
(**) Fonssagrives. *la Maison chez les anciens, Étude d'hygiène
archéologique*, 1867, p. 10.
(***) *Le Vin chez les anciens, Étude d'hyg. archéolog.* (*Gaz. heb.*
1867).

des cailloux, et à pente rapide, passant au-dessous des fondations et allant écouler l'eau au dehors. Il vaudrait mieux
admettre *à priori* la possibilité d'une humidité malsaine,
et pratiquer, au moment de la construction, un drainage
imperméable, dont le tuyau, dans certaines conditions
d'inondations périodiques des caves, comme cela arrive
si souvent aux maisons situées sur le bord des rivières
torrentueuses, aboutirait à la partie inférieure d'une
sorte de puisard, auquel la direction générale des pentes
du sol amènerait toutes les eaux.

Les *manches à vent* qui servent sur les navires à aérer
les parties inférieures, et qui ne sont que des cylindres
de toile conduisant l'air que le vent y pousse, serviraient
utilement d'ailleurs à assécher une cave accidentellement
humide, et sans préjudice de l'action des brasières portatives. Ces moyens doivent être mis en usage quand
des caves ont été inondées, ne fût-ce que quelques heures. La bonne disposition des soupiraux et des portes est
aussi une condition de siccité ; les ouvertures aératoires
doivent être multipliées autant que possible, et le dessus
des portes devrait toujours être constitué par une imposte sans vitres, défendue simplement par des barreaux
de fer et ouvrant à l'air un accès permanent.

Mais ce qui importe autant que la bonne construction
d'une cave ou la perfection de son asséchement quand
elle est humide, c'est sa propreté et son aménagement
soigneux. De même qu'à bord d'un navire on juge mieux
de la propreté avec le nez qu'avec les yeux, de même
aussi, dans une maison, en juge-t-on moins bien par le
salon que par la cave. Si celle-ci est propre, bien ordonnée ; si des chantiers en maçonnerie éloignent les bois ou
les barriques du sol humide sur lequel ils pourriraient, si
tout y est dans un ordre correct et intelligent, c'en est

assez: le certificat de maîtresse de maison accomplie peut être délivré sans pousser plus loin l'examen.

On s'est élevé avec raison contre l'habitude de loger le bois dans les caves: si elles sont, en effet, mal tenues, le bois vert s'y pourrit, ou y prend tout au moins de l'humidité, condition mauvaise de santé pendant toute l'année, et échec pour le bien-être pendant l'hiver.

V. L'homme entretient avec les animaux un commerce familier dont les conséquences hygides n'ont pas toutes été mises en relief. La transmission de la rage, celle de la morve des solipèdes, la communication de maladies parasitaires et cutanées, ne sont que les conséquences les plus saillantes de ce rapprochement. Alors même que ces dangers exceptionnels peuvent être éludés, il n'en est pas moins vrai que respirer le même air que des animaux ne saurait être considéré ni comme une chose saine, ni comme une chose digne. J'ai parlé plus haut des périls de cette promiscuité pour les campagnards; ils sont les mêmes pour les habitants des villes, qui, subissant malgré eux les inconvénients d'un parasitisme imposé (je m'en occuperai bientôt), y ajoutent souvent ceux d'un parasitisme consenti.

L'aquarium et la volière accusent ce goût et lui donnent une satisfaction élégante et inoffensive; mais le rapprochement des écuries, cause d'insalubrité et de bruit; la prise de possession des combles par les pigeons; l'élève des cabiais, des lapins domestiques ou des volailles, dans les rez-de-chaussée ou dans les mansardes des logements pauvres, ne sauraient être considérés comme dénués d'inconvénients.

On s'est trop hâté de vanter, et sur la foi d'une tradition poétique, la salubrité et les vertus curatives des étables. Read (*), Beddoes, Parson, Bergius (**), les ont exaltées à l'envi, et Mme de Genlis n'a pas peu contribué, par une des nouvelles de ses *Veillées du Château,* à propager et à maintenir parmi le vulgaire la croyance aux propriétés merveilleuses de l'air des étables (***). Il ne vaut pas mieux en réalité que celui des écuries ; et, dans une maison confortablement installée, ces dépendances de ville ou de campagne doivent être reléguées à une bonne distance des habitations pour éviter la triple incommodité des odeurs, du bruit et de la pullulation des mouches.

Le droit de *colombier* ou de *pigeonnier* a été emporté, en 1789, dans le naufrage de droits féodaux d'une importance plus sérieuse ; mais on n'en a pas profité, et les pigeons, renonçant à leur domicile propre, sont venus, avec une familiarité toute démocratique, partager la demeure de l'homme. C'est pastoral sans doute, mais c'est malpropre, et il y a là une cause d'insalubrité que doit éviter l'habitation humaine. On peut ne pas oublier les services récents, quoique renouvelés des croisades, que les pigeons viennent de rendre au pays et demander pourtant qu'ils fassent domicile à part.

Le logement étudié ainsi dans ses compartiments principaux, il nous reste à montrer comment les modes de communication de ses différentes parties les unes avec les autres peuvent intéresser la santé et le bien-être.

(*) Read, *Essai sur les effets salutaires du séjour des étables dans la phthisie;* 1767, in-12.

(**) *Nouveau Mémoire de l'Acad. des sciences de Suède;* 1782.

(***) Voyez *Thérap. de la phthisie pulmonaire, ou l'Art de prolonger la vie des phthisiques par les ressources combinées de l'hygiène et des médicaments.* Paris, 1866, p. 362.

II

Un appartement communique nécessairement avec l'extérieur et toutes ses pièces communiquent entre elles. Il y a donc dans un logement une série d'*organes*, pour emprunter le langage de la physiologie, qui sont uniquement destinés à la circulation. On peut les classer ainsi : 1° moyens de communication *intérieure* entre les diverses pièces d'un étage ou d'un appartement (portes, couloirs, passages, galeries) ; 2° moyens de communication *extérieure* et d'étage à étage (perrons, escaliers).

« Il y a, dit à ce propos M. César Dally, deux courants de mouvements dans l'habitation d'une famille, que cette habitation ait les proportions d'un hôtel ou qu'elle se réduise aux proportions d'un très-simple appartement. Il y a la circulation du maître et de ses amis ; elle s'accomplit par les voies les plus vues, les plus nobles, les plus accessibles ; et il y a la circulation des domestiques, des fournisseurs, de tous ceux qui ont part au service de la maison ; et elle se fait de la façon la moins ostensible et la plus discrète possible. Ces deux courants doivent être maintenus parfaitement distincts ; il faut, de toute nécessité, l'escalier des maîtres et l'escalier des serviteurs. Il peut y avoir plus d'un escalier de service dans un appartement de premier ordre, mais les appartements les plus modestes en sont seuls entièrement privés.

« C'est à l'antichambre de l'appartement qu'aboutissent ces deux systèmes de circulation. L'antichambre est une sorte de terrain neutre entre les maîtres et les serviteurs. C'est par l'antichambre que se réalise aussi l'indépendance, les unes par rapport aux autres, des pièces occupées par les divers membres de la famille. Ceux-ci, pour entrer ou pour sortir, devant passer naturellement par l'escalier des maîtres, ont besoin de communiquer de leurs chambres respectives avec l'antichambre qui y conduit ; lorsque cette communication ne peut pas se faire directement, elle s'exécute indirectement au moyen d'un couloir de dégagement, sur lequel s'ouvrent les chambres à coucher et à recevoir et qui débouchent sur l'antichambre.

« C'est aussi par l'antichambre qu'arrivent les amis, les visiteurs, qui se rendent de là à la salle à manger ou au salon ; salon et salle à manger communiqueront donc le plus directement possible avec l'antichambre, qui devient, comme on voit, le véritable foyer de distribution, le centre autour duquel tout se groupe : elle rattache les pièces de réception et les chambres de famille avec l'escalier principal, aussi bien que le département des maîtres avec celui du service domestique. Il en résulte que, souvent l'antichambre, entourée de toutes parts, ne peut recevoir de lumière directement du dehors et qu'on l'éclaire par la cage de l'escalier, en pratiquant de larges baies dans sa cloison de côté, qu'on ferme ensuite d'un vitrage soit dépoli, soit cannelé ou simplement de glaces sans tain, lorsqu'aucune indiscrétion n'est à redouter. L'antichambre est quelquefois précédée d'un vestibule ; il y a même quelquefois deux antichambres ; mais ces variantes dans les plans n'infirment en rien les considérations qui précèdent ; elles facilitent seulement le service domestique, rendent les dégagements plus aisés à combiner et ajoutent à la dignité de l'appartement (*). »

I. Les *couloirs* de dégagement dans un appartement

(*) César Dally, *op. cit.*, p. 19.

sont de véritables cheminées horizontales ; ils sont parcourus de bout en bout par un courant d'air qui, toutes choses égales d'ailleurs, est d'autant plus rapide que la section du couloir est moindre. Sur ce courant horizontal viennent se greffer les courants perpendiculaires qui sortent de chaque porte ouvrant sur le couloir. Mais, si les chambres sont chauffées, le couloir constitue au contraire pour chacune d'elles une prise d'air froid qui se dirige vers leur intérieur. Les couloirs très-longs doivent donc être munis, de distance en distance, de portes *autoclaves* retombant par leur propre poids, de façon à ralentir le tirage, qui devient au contraire, pendant l'été, un agent opportun de réfrigération et de renouvellement de l'air intérieur des appartements.

L'hygiène a plus à se préoccuper de la disposition des *portes* que de celle des vestibules ou des antichambres, dont l'office se rapporte bien plutôt à la commodité qu'à la santé.

La bonne disposition des portes dans un appartement est un problème de construction bien difficile, si l'on en juge par la façon défectueuse dont il est résolu dans la plupart de nos maisons.

Le principe de la disposition *en enfilade* y domine ; mais, s'il satisfait aux exigences des réceptions, il est en opposition flagrante avec celles du bien-être. Ici deux combinaisons peuvent exister : ou bien les deux portes opposées qui conduisent dans la chambre, et permettent d'en sortir, sont rapprochées de la fenêtre, et alors on ne peut se placer auprès de celle-ci sans se trouver dans un courant d'air froid ; ou bien elles sont à l'extrémité opposée de la chambre, qui devient alors d'un usage mal commode, car il est plus difficile d'y trouver la place du lit. La disposition des portes d'entrée et de sortie en diagonale vaudrait mieux ; et, s'il s'agissait de chambres pouvant éventuellement jouer leur rôle dans une soirée et communiquant avec le salon, on pourrait y réserver une porte d'enfilade qui, inutile en temps ordinaire, ne servirait que pour ces circonstances exceptionnelles. La position des portes par rapport aux cheminées est aussi un élément de bien-être ou de malaise. Nous y reviendrons bientôt.

Si la décoration des portes et leur effet monumental doivent être l'objet des préoccupations de l'architecte quand il s'agit d'un palais ou d'un château, il doit songer surtout, dans une maison particulière, à la commodité de leurs proportions et à la perfection de leur fermeture.

Il fut un temps, rapproché de nous, où l'élargissement abusif des jupons de femme, restauration timide des vertugadins et des paniers du temps passé, semblait devoir rendre insuffisante la largeur des portes, comme jadis les coiffures de la fin du règne de Louis XIV avaient obligé à les exhausser. Aujourd'hui ces exagérations tombent, et les portes ordinaires à deux battants, l'un mobile, l'autre dormant, suffisent pleinement aux besoins de la circulation intérieure.

La clôture hermétique des portes de communication d'une pièce à une autre n'est pas nécessaire pour le bien-être, mais il en est autrement pour les portes de vestibule, d'antichambre et, à plus forte raison, pour celles de palier. Tant que la cage de l'escalier ne sera pas chauffée l'hiver, ces portes rentreront, au point de vue du froid, dans les conditions des fenêtres, et nous ne pouvons que renvoyer à la question de l'éclairage des maisons les détails que nous aurions à consigner ici. Le système des doubles portes, l'une *autoclave* en cuir rembourré, l'autre *inerte* et en bois, remplit toutes les

conditions du bien-être. Les portières d'étoffe, c'est-à-
dire celles en damas, en soie, en velours, constituent des
moyens amovibles de faire des doubles portes ; elles interceptent une couche d'air stagnante qui s'oppose à la
déperdition du calorique intérieur de la chambre et en
conservent par conséquent la température. Dans les logements modestes une simple couverture de laine brune,
montée sur tringle, remplit fort bien cet office, tout en
restant disponible pour les besoins éventuels de la literie.

II. Les escaliers extérieurs ou intérieurs constituent
les moyens de communication de la maison avec la rue,
et des étages entre eux. Leur étude se rapporte à l'un des
points les plus neufs, et en même temps les plus essentiels, de l'hygiène domestique.

Le mot de *scalæ,* par lequel les anciens désignaient les
escaliers, indique la filiation qui existe entre l'humble
échelle de meunier (*scala*) et l'escalier de l'effet le plus
monumental, tel que celui du Louvre, de l'Orangerie de
Versailles, du Théâtre de Bordeaux, etc. On a fait remarquer que Vitruve ne parle que très-peu des escaliers.
La plupart des maisons anciennes, surtout dans les villes
de moyenne importance, n'avaient qu'un rez-de-chaussée
ou tout au plus un premier étage, contenant quelques
cubicula servant à loger les esclaves. Un escalier étroit
et incommode, si ce n'est une échelle, servait à faire
communiquer ces pièces avec l'étage inférieur. Suivant
la remarque de Millin, même à Rome, où, comme nous
l'avons vu (p. 25), les maisons étaient très-hautes, il n'y
avait souvent que de petits escaliers très-étroits et sombres, logés entre quatre murs destinés à les supporter, et
s'ouvrant à l'extérieur par une porte particulière. Les
marches de ces escaliers étaient très-hautes ; elles avaient

un pied environ. La villa *Tusci,* appartenant à Pline, avait, à côté du *triclinium,* ou salle à manger, un petit escalier de service (*), et Rich fait remarquer que les allusions fréquentes faites par les classiques à l'emploi des escaliers comme lieu de cachette donnent une médiocre idée de leur confort (**). Les escaliers extérieurs qui existent encore dans beaucoup de campagnes, notamment en Italie, n'étaient qu'une éludation incommode de la difficulté de trouver un bon emplacement pour un escalier intérieur et sans lui sacrifier trop d'espace (***).

Le grand avantage des hôtels privés, qui ont l'appartement de maître élevé au-dessus d'un soubassement, c'est d'avoir toutes les pièces de maître au même étage et de n'imposer par suite à leurs habitants d'autre ascension que celle de l'escalier de perron. Dans une maison à deux étages, occupée par une seule famille, la répartition des pièces à des niveaux différents oblige, au contraire, à une fatigue que les maîtresses de maison, soucieuses de bien remplir leur office de surveillance, connaissent à merveille. Elle excède de beaucoup celle qu'impose l'habitation d'un plain-pied, fût-il situé à un second ou un troisième étage.

Ce sont les maisons à loyer des grandes villes qui menacent surtout la santé par l'exhaussement indéfini que la spéculation leur fait subir. Celles qui sont destinées à des logement de luxe ne sont pas plus affranchies de cet inconvénient, à raison de la cherté du terrain sur lequel on les édifie, que les maisons destinées, dans les rues

(*) Millin, *Dict. des Beaux-Arts;* 1838, t. I, p. 555.
(**) *Op. cit.* art., Scalæ, p. 558.
(***) J'ai constaté, dans la campagne du Nivernais, l'usage d'échelles amovibles servant de communication extérieure entre les rez-de-chaussée et le premier étage.

étroites et écartées, à abriter, à tous leurs étages, des
besoigneux ou des ouvriers.

Presque toutes les maisons de luxe construites depuis
vingt ans dans les nouveaux quartiers de Paris sont de
cinq étages, si ce n'est de six, en y comprenant les mansardes. Nos jambes savent ce qu'il faut penser de ce
calcul ingénieux qui abstrait l'entre-sol et donne le premier numéro d'ordre à l'étage qui est au-dessus. Quelques maisons vont encore au delà. Il en est de sept, de
huit et même de neuf étages, comme celle du passage
Radziwill, qui rivalise, sous ce rapport, avec les maisons du vieux quartier d'Edimbourg. Ce n'était pas assez,
paraît-il. Un ingénieur proposait, il y a quelques années, un modèle de maison à quatorze étages, en retrait les uns par rapport aux autres, de façon à ménager, pour chaque étage, des terrasses plantées, réalisant
l'idée des jardins suspendus de Babylone. Les trois
étages inférieurs devaient être réservés aux magasins,
les autres étaient destinés à être habités. Un ascenseur
mécanique aurait épargné, d'une manière opportune,
aux habitants de cette maison gigantesque, les périls
fort menaçants d'un emphysème ou d'une hypertrophie
du cœur. De ce côté, nul inconvénient, je le veux bien :
mais l'encombrement! le miasme humain, poussé jusqu'à
un état de concentration lamentable! Les journaux an-
nonçaient que l'Administration avait promis son appui
à cette conception gigantesque. L'hygiène se plaît à
penser qu'elle a réfléchi depuis ; car elle ne veut pas de
Babels semblables, elle qui rêve la maison petite, la famille isolée, et qui ne voit plus partout que la ruche et
la fourmilière.

Il serait intéressant de connaître la hauteur moyenne
des maisons dans les principales villes, et il faut qu'à

13

l'avenir, ce détail se retrouve dans leur topographie médicale. M. S. Maurin, dans une étude intéressante sur l'hygiène de Marseille (*), a trouvé que, sur les 25,435 maisons qui constituent cette ville, il y en a: 193 à simple rez-de-chaussée; 4,152 à un étage; 6,107 à deux étages; 5,187 à trois étages; 4,630 à quatre étages; 5,166 à cinq étages et plus.

La multiplication indéfinie des étages est favorisée par ce calcul bien simple : que le prix du terrain et de la couverture est tout à fait indépendant de la hauteur des maisons, et qu'il y a, par suite, avantage à les élever le plus qu'on peut. Cet entassement d'étages a un inconvénient d'hygiène publique, puisque, dans les rues déjà construites, il préjudicie, par une étroitesse relativement plus grande de la chaussée, au renouvellement de l'air et à l'accès du soleil; mais il a surtout des dangers pour l'hygiène privée, en augmentant la *population spécifique* de la maison, et en créant ainsi des facilités au méphitisme et aux communications contagieuses.

Dans les maisons à loyer, le premier étage sur entresol, ou le deuxième étage sans entre-sol, réunissent véritablement la plus grande somme de bien-être et de convenances hygiéniques. Accès facile et sans fatigue (dans les conditions normales de la santé); aération et lumière suffisantes; hauteur convenable des plafonds, tout s'y trouve, ou à peu près. Mais qui peut habiter aujourd'hui un second étage dans les quartiers élégants de Paris?

Au-dessus, et dans les conditions actuelles des communications, on gagne sans doute de l'air et de la lumière, mais on paye cet avantage par les fatigues journalières

(*) S. Maurin, *Marseille au point de vue de l'hygiène.* Deuxième édition; Marseille, 1864.

d'une ascension laborieuse, et dont le retentissement sur la santé est plus réel qu'on ne le soupçonne.

Il y a trois moyens de pallier ces dangers : 1° cher-cher pour le même prix un étage moins élevé, fût-il dans un quartier moins distingué et eût-il une décoration intérieure plus modeste ; 2° établir les escaliers dans de meilleures conditions de construction ; 3° leur substi-tuer des ascenseurs mécaniques.

Le premier moyen est le plus simple et le plus réali-sable : il sera le dernier mis en œuvre ; aussi je juge opportun de ne pas insister.

Plusieurs conditions sont nécessaires pour qu'un es-calier soit praticable sans fatigue et avec sécurité : 1° qu'il ait une inclinaison ménagée, et que ses révolu-tions, si c'est un escalier tournant, ne soient pas trop brusques ; 2° qu'il soit bien éclairé ; 3° que ses marches aient une disposition convenable.

1° Les escaliers qui ont des marches de moins de 0m,16 centimètres de hauteur doivent être considérés comme commodes. Un escalier, dans ces conditions, a son premier étage à 3m,04 du sol quand sa première volée a 18 mar-ches. Les constructeurs donnent d'habitude 18 à 19 cen-timètres de hauteur aux marches des escaliers de ser-vice (*). Je n'y vois guère de justice ni de raison ; les

(*) Daniel Ramée, *l'Architecture et la Construction pratiques*; Paris, 1868, p. 349. Il est une formule pratique qui représente, par l'expression algébrique 2 H+G=62, le rapport de la hauteur et de la largeur de la marche pour un bon escalier. H représente la hauteur, G la largeur ou *giron*. On double la hauteur, on ajoute à cette somme la largeur et on doit obtenir 62 centimètres. Ainsi, et pour fixer les idées, la hauteur étant de 16 centimètres, on obtient 32 en la doublant, et la différence de 32 à 62 indique le giron ou la lar-geur, qui serait dans ce cas de 30 centimètres.

escaliers destinés au passage de gens chargés de far-
deaux me sembleraient devoir offrir au moins autant de
sécurité que les autres.

Les escaliers dont les marches sont hautes, et qui
sont par conséquent rapides, ont l'inconvénient de fatiguer et d'essouffler les gens qui les gravissent; ils rendent d'ailleurs l'ascension moins sûre et exposent à des
chutes pendant la descente.

La douceur de pente d'un escalier est surtout une
condition à rechercher quand, ainsi que cela se constate aujourd'hui dans la plupart de nos maisons à
loyer, l'escalier, au lieu d'être droit, c'est-à-dire à marches parallèles, est *tournant*, c'est-à-dire à marches
ayant une forme triangulaire et figurant, dans leur ensemble, une sorte d'éventail plus ou moins ouvert. Les
escaliers droits sont d'un bel effet et d'un usage facile;
mais la nécessité de réduire au minimum la cage de l'escalier, pour économiser l'espace, a fait abandonner ce
type pour l'escalier tournant ou à vis, dont la rampe est
circulaire et dont les types principaux sont les escaliers
ronds, qui ont pour limon (*) l'axe même de la cage de
l'escalier, et l'escalier *rond suspendu*, dont le limon est
en spirale.

Un bon nombre d'escaliers sont d'une construction
intermédiaire: une partie de leurs marches sont rectangulaires et parallèles et répondent à la partie droite de
la rampe; celles des tournants sont triangulaires et convergent toutes vers le centre du *jour* de l'escalier, c'est-
à-dire vers l'intervalle intercepté par les tours de spire
décrits par la rampe.

(*) Endroit où s'attache l'extrémité des marches opposée à celle
qui est supportée par le mur de cage de l'escalier.

Quand l'escalier circulaire tourne rapidement, on éprouve, en le montant, une fatigue particulière, qui dépend non-seulement de l'effort musculaire et de l'accélération du cœur et de la respiration qui l'accompagne,. mais bien aussi du mouvement centrifuge auquel on est soumis par cette ascension. Ces troubles sont cérébraux et ont un caractère vertigineux; on les constate, sous leur forme la plus accentuée, en gravissant l'escalier d'un phare, et ils s'accompagnent quelquefois alors de nausées. Mais, sans que les accidents aillent jusqu'à ce point, on éprouve, dans quelques escaliers qui tournent rapidement sur eux-mêmes, un malaise de même nature.

2° L'éclairage d'un escalier est l'un des problèmes les plus difficiles de sa construction. L'éclairage vertical par une cage vitrée ne donne guère de lumière qu'aux étages supérieurs; il a, de plus, l'inconvénient de darder pendant l'été, sur toute la cage de l'escalier, une chaleur torride, qui de là se répand dans l'intérieur des appartements et devient une cause de malaise. L'éclairage latéral par des fenêtres est de beaucoup préférable; mais, malheureusement, il n'est pas toujours possible.

3° La largeur ou *giron* de la marche est aussi une condition importante d'une bonne construction d'un escalier. On est arrivé, par le tâtonnement, à considérer une largeur de 0ᵐ,25 centimètres (*) comme la plus convenable. Au-dessus et au-dessous, l'escalier est moins commode.

Quant à la longueur des marches, elle varie suivant le caractère plus ou moins somptueux de l'escalier, mais

(*) Les architectes évaluent cette largeur en mesurant l'espace compris entre le pied de la verticale abaissée du nez de moulure de la marche supérieure et le nez de moulure de la marche qui est au-dessous.

elle ne saurait guère s'abaisser au-dessous d'un mètre à 1ᵐ,50.

On fait d'ordinaire les marches d'escalier tout à fait plates ou penchant un peu en avant. Louis Savot a insisté sur l'avantage de donner, au contraire, aux marches une inclinaison telle que, quand on monte, la pointe du pied soit plus basse que le talon. Il cite à ce propos un escalier d'Italie, dans le palais de Monte-Cavallo, où cette disposition existe, « ce qui paroist contre les règles et a esté néantmoins faict auec beaucoup de iugement, cette pante aidant tellement à marcher qu'il ne semble pas que l'on monte (*). » Quand on songe aux efforts musculaires, inconscients, mais très-énergiques, que l'on fait à chaque marche pour pencher le corps en avant, dans l'intérêt du maintien du centre de gravité, on comprend qu'une marche plane ou penchée en avant doit augmenter la fatigue et diminuer la stabilité. Il faut enfin ajouter que le nez de moulure des marches s'use par le frottement et que cette inclinaison incommode tend par suite à augmenter.

On a cherché à prévenir cette usure en bordant les marches d'un bois dur, ou d'une bande de fer s'il s'agit d'un escalier en pierre. Dans les deux cas, il y a une bordure d'une teinte plus foncée, que l'on prend volontiers pour une ombre quand on est dans un demi-jour. Le pied hésite, et bon nombre de chutes se produisent sous l'influence de cette cause, qui n'a pas, que je sache, été signalée.

Le poli de la marche est aussi un écueil. Les escaliers cirés doivent toujours être garnis d'un tapis courant ; les

---

(*) *L'Architecture françoise des bastiments particuliers, composée par M. Louis Savot, médecin du roy et de la Faculté de médecine*

escaliers en pierre, qui donnent de précieuses garanties contre les incendies, assurent aussi la stabilité, grâce à un frottement suffisant ; quant aux escaliers à marches en fer, celles qui sont pleines offrent des cannelures dans ce but, et celles qui sont à jour présentent, par ce fait même, des rugosités suffisantes.

J'ai étudié, afin d'avoir une idée du nombre de marches à monter pour les différents étages, le plan d'une maison de la rue de la Paix ayant 26 mètres de hauteur. Du rez-de-chaussée à l'entre-sol, il y a 26 marches ; 51 pour arriver au premier étage ; 77 pour arriver au deuxième ; 103 pour arriver au troisième ; 129 pour arriver au quatrième ; 159 pour atteindre le cinquième.

Une autre maison à loyer de l'avenue des Champs-Élysées, ayant aussi 26 mètres d'élévation, impose à ses locataires l'ascension de 30 marches pour l'entre-sol, de 62 pour le premier, de 92 pour le deuxième, de 124 pour le troisième, de 149 pour le quatrième.

On a bien le droit de se demander si une gymnastique pareille est inoffensive pour la santé. J'ai commencé des expériences qui m'ont démontré que, chez certaines personnes, l'ascension de deux étages élevait quelquefois le pouls de 30 pulsations. Dans une de mes expériences, mon pouls, battant 72 au rez-de-chaussée, atteignit 90 au deuxième, et près de 130 au troisième. Et il s'agissait d'un bel escalier, ayant des marches de 0^m16 (*). Il suffit de se

---

de Paris. Paris, M DC LXXIII, chap. XIII, pag. 73. — J'ai tenu à citer cette opinion, parce qu'elle paraît avoir passé inaperçue des architectes modernes que j'ai consultés, et qu'elle émane d'un architecte hygiéniste.

(*) Je m'occupe d'un travail ayant pour but de déterminer expérimentalement, par le rhythme du pouls et de la respiration, les meilleures conditions de construction des escaliers.

rappeler les battements de cœur que l'on éprouve quand
on arrive à un troisième ou à un quatrième étage, battements qui se répercutent douloureusement jusque dans
la tête, l'oppression pénible et les fatigues que l'on res-
sent, pour comprendre que, dans cet état convulsif de deux
grandes et importantes fonctions que chaque ascension
trouble à ce point, il ne saurait y avoir rien d'inoffensif.
Les enfants, qui font cette escalade avec leur impétuosité
habituelle et dont le cœur est si excitable, principalement
pendant les périodes de croissance active, et les vieillards,
dont le cœur et la respiration sont si habituellement intéressés, en éprouvent un dommage plus particulier.
Je placerai dans la même catégorie les femmes grosses,
qui sont dans des conditions d'anhélation et d'équilibre
instable qui doivent leur faire redouter les étages élevés
et les escaliers rapides. La statistique des chutes d'escalier, et celle des fausses couches qui en sont la suite, édi-
fieraient sur ces inconvénients.

Je ne doute nullement que les sujets prédisposés à
l'asthme ou aux maladies du cœur ne trouvent, dans
l'habitation d'un étage élevé, et auquel on arrive par un
escalier rapide, une cause à peu près certaine de développement de ces maladies. A plus forte raison le péril
menace-t-il davantage ceux chez lesquels elles se sont
déjà accusées par des symptômes. Cette influence est du
nombre de celles qui, peu actives en elles-mêmes, mais
agissant en permanence, arrivent à des effets considérables. Loger à un deuxième plutôt qu'à un troisième
est quelquefois, dans ces conditions d'état valétudinaire,
une chance de prolonger sa vie d'un certain nombre
d'années. Cette perspective vaut bien sans doute le sacrifice d'une ornementation luxueuse ou des avantages
d'un quartier distingué.

L'élévation toujours croissante des maisons, qui se sont mises, en quelque sorte, à pousser comme des arbres, a suggéré la pensée de remplacer l'effort musculaire par le jeu d'un ascenseur mécanique, et les sympathies intéressées de l'hygiène sont, bien entendu, acquises à cette invention; malheureusement, si les *élévateurs* ou *hissoirs* mécaniques sont appliqués avec fruit dans des établissements populeux, comme l'est le Grand-Hôtel de Paris, il est à craindre que ces élévateurs ne soient pas de longtemps applicables aux maisons à loyer, même aux plus luxueuses.

Certains hôtels particuliers, dont les cuisines sont dans le soubassement, sont munis d'un *monte-plats* qui fonctionne par le système très-simple d'une corde enroulée sur la gorge d'une poulie, terminée à une de ses extrémités par le plateau de support, à l'autre par un poids. Ce mécanisme est analogue à celui à l'aide duquel on fait monter ou descendre les lampes à suspension. M. Cap a proposé de l'employer pour les *ascenseurs :* mais il n'offrirait pas une sécurité suffisante, et d'ailleurs le fonctionnement de cet appareil serait confié au concierge, qui n'accepterait peut-être pas de bonne grâce ce supplément de fonctions, et qui s'en acquitterait, en tout cas, avec une irrégularité pleine d'inconvénients.

L'intervention d'une machine à vapeur, réalisée dans certaines gares, ou d'un moteur hydraulique, comme l'ascenseur Edoux, qui fonctionnait à l'Exposition de 1867, est une complication dispendieuse et qui ôte à cette idée tout caractère pratique.

M. Figuier avait pensé, en 1855, qu'on pourrait utiliser, pour la mise en mouvement d'un ascenseur domestique, une machine électro-magnétique placée dans la cave ; mais il a reconnu lui-même l'*impractibility* de cette idée ingénieuse, et avec une bonne grâce qui doit désarmer la critique (*).

L'escalier à pédales alternatives de M. Audraud, dont chaque marche doit soulever les pieds qui s'appuient sur elle, est sans doute aussi une de ces conceptions qui ne sont guère destinées à passer dans la pratique (**).

Il y a donc là un problème de mécanique à résoudre. Il n'est certainement pas au-dessus de l'ingéniosité des constructeurs. L'hygiène en attend la solution pratique avec une vive impatience. M. Cap, qui a mis à l'étude de cette question une ardeur toute particulière, a exprimé, de cette idée, des corollaires auxquels les médecins ne sauraient demeurer indifférents. La fatigue des escaliers étant supprimée par un ascenseur, les étages, comme il le dit ingénieusement, seraient *renversés*. Les appartements de luxe seraient en haut, là où l'on trouve moins de bruit, plus de vue, un air plus pur, plus de soleil, et les deux ou trois étages inférieurs seraient consacrés aux magasins, aux domestiques, etc. L'idée peut paraître bizarre ; elle est juste, et, si jamais un ascenseur sûr et maniable est imaginé, il faudra bien que les architectes la prennent en considération. L'agent de change au sixième étage et le poëte au premier, quel renversement inouï ! quel juste retour des choses d'ici-bas ! Et il appartient à un simple mécanisme de le réaliser !

Mais, en attendant qu'on trouve un ascenseur *pratique, simple* et *sûr* (ce sont les conditions du programme), il est un moyen peu dispendieux que j'ai imaginé, que j'ai expérimenté sur moi-même, sans avoir jamais eu la

(*) L. Figuier, *l'Année scientifique*, 1857, p. 178.
(**) *Ibid.*, p 481.

pensée de prendre un brevet d'invention, et qui diminue singulièrement la fatigue, l'essoufflement et les battements de cœur que l'on éprouve quand on monte un escalier. Je le partage libéralement avec autrui. Il consiste tout simplement à *ne pas faire coïncider les mouvements d'ascension avec les mouvements respiratoires*. On remplit complétement sa poitrine par une large inspiration et on monte d'un pas ordinaire et sans plus respirer. Arrivé au palier, on renouvelle, pendant une pause, sa provision d'air et on se remet en marche. Ce procédé ne dispense pas de chercher un *ascenseur*, mais il se recommande, en attendant qu'on l'ait trouvé, par la simplicité et l'économie de son mécanisme.

Nous venons d'étudier la maison et l'appartement dans leurs parties constitutives: il nous reste maintenant à voir comment il faut alimenter d'air pur cet organisme compliqué, pour qu'il respire convenablement. L'étude du *méphitisme* et de *l'assainissement domestiques* nous donnera la solution de ce problème, le plus grave sans contredit de tous ceux que nous avons à examiner dans le cours de cette étude.

CINQUIÈME ENTRETIEN

HUMIDITÉ ET MÉPHITISME DOMESTIQUES

Comme on fait son atmosphère, on respire.

Plus occidit aër quàm gladius .
(PRINGLE.)

Nous avons déterminé la meilleure distribution et l'appropriation la plus convenable des différentes pièces. Il s'agit maintenant d'indiquer les causes si nombreuses qui sont susceptibles d'altérer la pureté de l'atmosphère domestique.

Quelques considérations très-succinctes sur le rôle que jouent, pour conserver ou compromettre la santé, les qualités de l'air qu'on respire, serviront de préambule naturel à cette étude d'hygiène domestique, dont l'importance n'a pas besoin d'être démontrée.

On compare avec complaisance la respiration à la digestion, et il est de fait que ces deux grandes fonctions d'approvisionnement nutritif sont les pourvoyeuses exclusives des tissus et des liquides de notre corps, qui attend d'elles les éléments de sa réparation, de son accroissement et de son activité. La nature, en faisant passer l'air et les aliments proprement dits par un même vestibule, semble avoir accusé ainsi, et d'une façon matérielle, cette solidarité des deux fonctions. L'*aliment* de l'une est gazeux, l'*aliment* de l'autre est solide ou liquide. Le premier, avant de pénétrer dans la circulation, ne subit aucune élaboration préalable ; le second demande à être transformé par des opérations complexes ; mais l'un et l'autre, réduits en quelque sorte à leur *quintessence :* oxygène et suc alimentaire, se donnent rendez-vous dans le sang, qu'ils forment et rénovent, et vont, par son intermédiaire, porter la vie et l'animation à tous les rouages de notre machine. Les *racines pulmonaires,* comme les *racines digestives,* plongent donc dans le milieu ambiant et y prennent directement les substances qui leur sont cédées par l'atmosphère ou par le sol, substances qui conviennent à leur nature et qui doivent servir à leurs fins physiologiques.

De même qu'il y a un appétit *digestif,* de même aussi il y a un appétit *respiratoire ;* appétit énergique, impérieux, irrésistible, en rapport avec l'urgence de la fonction dont il protége l'exercice ; appétit beaucoup moins patient que celui de l'estomac, mais aussi bien autrement simple et heureusement affranchi du joug capricieux de la volonté et des atteintes du sensualisme culinaire. La respiration est passive ; elle ne choisit pas le fluide qui l'alimente ; elle le prend tel qu'elle le rencontre dans le milieu où elle s'exerce ; et, là où cet air est vicié ou toxique, elle précipite encore son mécanisme, accusant en même temps et l'énergie de ses besoins et leur caractère inconscient. Cet appétit purement instinctif n'a besoin ni d'être excité, ni d'être contenu comme l'appétit digestif ; il ne va pas au delà du besoin réel ; ses sollicitations sont du domaine de l'hygiène, et le moraliste n'a rien à y voir.

L'air est donc un *aliment* véritable, le plus précieux et le moins cher de tous, et la libérale profusion avec laquelle il nous est offert réalise en permanence la tradition de la manne hébraïque. Et cela était nécessaire, puisque l'appétit de respirer ne chôme pas et ne se déclare jamais satisfait. La *digestion pulmonaire* est permanente. C'est dire combien les qualités de l'air sont une garantie précieuse ou une menace redoutable pour la santé. Par malheur, cet aliment aérien ne se voit pas, il ne se touche pas, il ne se sent pas (puisque l'odeur de ce mélange gazeux ne donne que des indices trompeurs sur ses qualités bonnes ou mauvaises), et il est autrement difficile de choisir son air que de choisir son pain. D'ailleurs, c'est une fonction cosmopolite, qui s'exerce quelquefois, en une seule journée et en dehors des conditions de voyage, sur un espace d'une ou deux lieues carrées, et l'homogénéité du fluide que les poumons attirent à eux dans nos pérégrinations est, dès lors, plus que problématique. On respire au hasard, comme on peut, et Dieu sait ce que, nous autres citadins, respirons dans nos villes. Si chaque élément étranger à la constitution d'un air pur — poussières minérales, débris organiques ou germes organisés — venait à prendre brusquement un aspect opaque ou une couleur propre, nous hésiterions à introduire dans notre poitrine un pareil salmigondis, auprès duquel les combinaisons de la cuisine paraîtraient d'une simplicité harmonieuse. Dînons avec confiance et respirons sans y songer, c'est doublement prudent.

Mais ici il ne s'agit pas de l'air que nous allons chercher au dehors : dans les rues, aux champs, sur les montagnes, au bord de la mer ; mais bien de celui qui vient nous trouver à domicile, entre les quatre murs de nos maisons, transformées ainsi en véritables réservoirs aériens, qui doivent se remplir continuellement, grâce à des apports extérieurs, au fur et à mesure que leur approvisionnement diminue ou s'altère.

La maison n'est donc que traversée par l'air du dehors, ou plutôt elle ne devrait, ce qui n'arrive malheureusement pas toujours, ne jouer par rapport à l'air que cet office de couloir de passage. Quand il stagne, il s'altère, et d'autant plus rapidement, qu'il trouve sur son passage des causes de viciation plus nombreuses. La maison fonctionne à ce point de vue comme une poitrine humaine ; elle aspire l'air du dehors, en utilise les éléments vivificateurs au profit de la collectivité domestique, et rejette, pour le remplacer, cet air devenu dès lors inutile, ou plutôt dangereux, par suite des causes diverses de viciation qu'il a subies, et que nous devons dès à présent étudier.

Nous examinerons successivement et à part : 1° les causes de l'humidité de la maison ; 2° les causes du méphitisme domestique.

I

L'humidité de la maison est une des conditions qui préjudicient le plus à sa salubrité. Comme elle dépend presque toujours de son mode de construction, elle est ordinairement irrémédiable.

L'humidité n'agit pas seulement en déterminant, chez les personnes qui en subissent l'influence, un état de lymphatisme et d'atonie générale ; son action s'élève, quand elle est continue, jusqu'à produire de toute pièce des maladies déterminées. Et, ici, il n'est que juste d'établir une distinction entre l'humidité chaude et l'humidité froide. C'est à cette dernière que s'appliquent presque exclusivement les objurgations de l'hygiène.

Les maladies de l'appareil respiratoire — les angines, les bronchites, les fluxions de poitrine, les pleurésies —

naissent très-habituellement sous cette influence; il en est de même de certaines maladies graves des reins avec disposition hydropique, que l'on voit succéder souvent à l'impression de l'air humide et froid sur la peau. Le scorbut et le groupe varié des affections catarrhales et rhumatismales trouvent aussi dans l'humidité une cause très-habituelle de production. Et je ne fais pas intervenir ici l'anémie, la scrofule, *maladies-légions* qui englobent sous une même étiquette tout un monde de misères et de souffrances.

C'est dire avec quel soin il faut chasser de nos maisons l'humidité, cette ennemie véritable, dont les méfaits, on le voit, ne le cèdent à aucune autre.

L'humidité d'une maison peut dépendre de deux sortes de causes : les unes lui viennent du dehors, les autres lui sont propres.

L'humidité du climat, de la localité ou de la rue où s'élève la maison, est une condition commune que l'on subit, mais en présence de laquelle on n'est cependant pas toujours désarmé. On peut, en effet, quelquefois choisir l'emplacement de sa maison ; l'orienter de telle sorte que ses ouvertures aératoires soient tournées de préférence vers les vents habituellement secs; la placer sur un point un peu culminant; l'éloigner des cours d'eau ou des étangs; ne pas trop la rapprocher des arbres, ou plutôt ne conserver dans son voisinage immédiat que ceux qui lui font un rideau protecteur contre des vents humides ou de larges surfaces d'évaporation.

Les conditions intrinsèques d'humidité sont constituées par une mauvaise assiette sur un sol marécageux ou humide, non drainé; par son encaissement; par le mauvais choix ou le mauvais emploi des matériaux de construction ; par l'habitation prématurée d'une maison récemment construite; enfin, par le défaut d'aération ou de soins.

Le drainage, dont l'agriculture a tiré déjà un merveilleux parti, promet à l'hygiène des ressources au moins. égales, quand elle en sentira convenablement le prix. On sait qu'il y a deux sortes de drainage : l'un dit *imperméable,* dans lequel les tuyaux servent uniquement de moyen de conduite aux eaux ménagères ou souterraines jusqu'à l'égout qui doit les emporter; l'autre dit *perméable* ou poreux, qui prend l'eau du sol par les porosités de sa surface et l'écoule par sa cavité intérieure. Dans quelques cas on combine ces deux systèmes : la voûte du conduit est poreuse pour assécher le sol avoisinant, et la base, ou radier, est imperméable.

Lorsque le sol sur lequel on doit asseoir une maison est bas et humide, il est d'absolue nécessité de le drainer; c'est une question de solidité, mais c'est aussi une condition de santé. Cet intérêt, intelligemment compris en Angleterre, l'est malheureusement beaucoup moins chez nous. Le rapport sur l'enquête de 1842, présenté au Parlement par ordre de la reine, a vivement insisté sur l'importance sanitaire du drainage et a prouvé que cette pratique a rendu parfaitement habitables des localités dans lesquelles végétait auparavant une population dévorée par la fièvre, et qu'en améliorant la terre elle avait du même coup apporté la santé et le bien-être. Des étables humides et visitées, par cela même, par des épizooties ruineuses, sont devenues salubres dès que, par un drainage bien entendu, on les a placées dans de meilleures conditions de sécheresse.

Du reste, ce n'est pas seulement *in animâ vili* que cette expérience a été instituée. On a constaté que, dans beaucoup de localités de l'Angleterre et de l'Ecosse. la mortalité avait singulièrement baissé depuis l'adoptiou de la pratique du drainage. A Glasgow, à Londres, à Edimbourg, on a pu apprécier l'influence heureuse du drainage sur la salubrité des maisons. Des villages entiers de la Sologne, presque inhabitables jusque-là, ont vu leur état sanitaire s'améliorer d'une façon remarquable par la seule précaution d'établir parallèlement aux maisons, et à une profondeur de 1^m80, des tuyaux de drain en poterie, qui, recueillant et écoulant les eaux infiltrées et les eaux souterraines, ont permis d'établir des caves et de les maintenir sèches. C'est à la fois une condition de salubrité et de solidité. Des fondations baignées d'eau sont, en effet, menacées d'une prompte dégradation et elles résistent moins efficacement au tassement vertical.

La pratique du drainage du sol sur lequel repose une maison est de rigueur quand le sous-sol est argileux et, par suite, imperméable aux eaux superficielles. Les villes marécageuses sont dans ce cas, et il faut expliquer par cette condition d'humidité permanente le rapport qui a été souvent établi entre la nature argileuse du sol d'un pays et la production des maladies paludéennes. Le drainage est simplement utile dans de meilleures conditions de nature du sol ; mais, même avec des sols graveleux ou sablonneux, cette pratique n'est pas à dédaigner. Elle seule, en effet, prévenant les infiltrations pluviales ou ménagères, donne aux caves cette garantie de siccité sans laquelle, il faut bien le dire, il n'y a pas de salubrité possible pour une maison.

La *cave* d'une maison est, de tous ses compartiments intérieurs, celui qui influe le plus sur sa siccité générale, c'est-à-dire sur son hygiène : je ne reviendrai pas sur ce que j'en ai dit plus haut. (Voyez p. 132.)

La qualité des matériaux de construction influe de trois manières sur l'humidité de la maison : 1° par leurs conditions physiques de dureté et de porosité : 2° par leur nature chimique ; 3° par le soin avec lequel ils ont été mis en œuvre.

Les pierres très-dures, d'un grain serré, c'est-à-dire celles qui se coupent à la scie non dentée, opposent, bien entendu, un obstacle infranchissable à l'humidité du sol et aux infiltrations. Tels sont les grès, les granits, les pierres meulières. A ce titre, elles offrent sur les autres un avantage réel, et il faut, quand on le peut, les choisir pour les assises d'une maison. Mais cet avantage est contrebalancé par la difficulté qu'elles présentent à se laisser travailler et par la dépense qu'elles entraînent. L'éloignement des carrières de pierres calcaires et le rapprochement, au contraire, des gisements de pierres dures, sont, pour des raisons faciles à concevoir (le transport compensant la taille), les circonstances qui font employer les pierres dures pour nos maisons. Les pays à terrains primitifs, la Bretagne par exemple, emploient à peu près exclusivement les granits ; pierre excellente, indestructible, d'un aspect architectural très-beau, mais qui ne saurait se prêter à l'érection rapide et à bon marché des édifices non plus qu'à une ornementation abondante. Les villes utilisent ce qu'elles ont sous la main, et il en est peu qui soient, à ce point de vue, aussi bien partagées que Paris. Son calcaire, son plâtre, ses grès, qui surabondent sous lui et autour de lui, ont rendu possible cette merveilleuse transformation à laquelle nous avons assisté depuis vingt ans.

Mais les calcaires sont d'espèce et de valeur bien différentes, depuis les marbres les plus précieux jusqu'à ces calcaires coquilliers, grossiers et poreux, que le moindre choc ou l'action atmosphérique désagrégent si facilement. La pesanteur spécifique des pierres calcaires est peu considérable ; elle peut, pour quelques-unes, descendre jusqu'à 1,40. C'est une condition de travail facile, de transport peu onéreux et de légèreté, c'est-à-dire de moindre poussée verticale ; mais ces pierres ont, en hygiène, le grave défaut d'une porosité considérable. Elle est telle quelquefois que l'humidité du sol peut, de proche en proche, et par capillarité, pénétrer à travers ces pierres jusqu'aux étages élevés et entretenir dans toute la maison une humidité fâcheuse.

Une assise de pierres dures, non hygrométriques, constitue, avec de bonnes fondations, un préservatif contre cette source d'humidité du sol.

La *gélivité* des pierres est cette défectuosité qui les rend altérables sous l'influence des agents atmosphériques et, en particulier, de la gelée ; elle tient à leur porosité et à leur hygrométrie ; l'eau interposée entre leurs molécules, venant à se congeler, augmente de volume et, par un effet mécanique, désagrége et délite la pierre. La gélivité est attribuée à l'*eau de carrière,* et elle se perd avec l'évaporation de celle-ci, c'est-à-dire très à la longue. Le procédé d'essai de Brart et Héricart de Thury, fondé sur l'imprégnation des pierres par du sulfate de soude, qui, en se cristallisant, les émiette si elles sont gélives, permet de reconnaître celles qui ont ce défaut. La gélivité, née de la porosité des pierres, en délitant la couche extérieure et en la rendant par conséquent plus accessible aux infiltrations d'eau, devient aussi une cause d'humidité.

La *porosité* est une force chimique considérable ; elle multiplie, en effet, les contacts et détermine des combinaisons qui ne se seraient pas faites sans elle. La mousse de platine et le charbon sont des exemples usuels de cette action des corps poreux. Elle se révèle aussi dans les pierres de nos maisons par leur salpêtrage, qu'elle contribue certainement à produire. On sait que les calcaires poreux, imprégnés des matières organiques que leur apportent l'humidité ambiante ou les infiltrations du sol, ainsi que cela se voit sur les murs des caves ou des cabinets d'aisance mal tenus, se recouvrent d'efflorescences cristallines de salpêtre, ou azotate de potasse. Que l'azote de ce sel lui vienne d'une décomposition de l'ammoniaque, ou lui soit fourni exclusivement par l'azote atmosphérique, ainsi que le veulent des théories qui ne se sont pas encore mises d'accord, il n'en est pas moins vrai que la porosité des murs faits avec de mauvais matériaux facilite leur nitrification. Le salpêtre formé attire l'humidité de l'air à la faveur de son extrême solubilité (à la température ordinaire des caves, il ne faut que vingt parties environ d'eau pour dissoudre une partie de salpêtre), et de là une cause de dégradation des murs et de permanente humidité de la maison.

Mais le *nitre* n'est pas le seul sel qui appelle et entretienne l'humidité. Le *sable* qui sert à la confection des mortiers est quelquefois dans le même cas. Le sable dit *fossile,* produit de dépôts sablonneux qui ont été dépouillés de leurs sels par d'immenses lavages naturels, n'a pas cet inconvénient. Le sable de mer doit, au contraire, être soigneusement évité, à moins que, exposé longtemps en tas, il n'ait été lavé par la pluie. Un essai très-facile permettrait d'ailleurs de déterminer le moment où il a perdu, en même temps que le sel marin qui l'imprègne, et auquel on attribue trop exclusivement l'humidité de pareils murs, le chlorure de magnésium, qui est encore plus déliquescent que celui-ci.

On voit souvent, dans les maisons du littoral, et sur celle de leurs faces qui est le plus exposée aux vents humides, de grandes taches d'humidité brunir les points correspondants des tapisseries et annoncer les changements de temps avec une rare précision. Mieux vaut remplacer ce baromètre désagréable par un autre. Pour le dire en passant, on a proposé (procédé trop dispendieux) de se servir d'eau alunée pour la confection des mortiers qui emploient le sable de mer, et de recourir à des lavages à la brosse avec la même substance, sur les parties de ces murs qui se montrent aussi hygrométriques. Le lavage du sable remplit plus économiquement le but ; mais l'usage domestique peut retenir le second de ces moyens, qui a été indiqué, il y a vingt-cinq ans environ, par M. Stanislas Martin.

Certaines pierres se recouvrent, par les temps pluvieux, d'une humidité grasse, qui suinte un peu partout, et qui constitue une cause de malpropreté fort désagréable. Des grès et des calcaires sont dans ce cas. Des pierres peu homogènes offrent souvent cette particularité, qu'une partie de leur surface accuse, par sa teinte, une imprégnation hygrométrique, tandis que le reste n'offre rien de semblable. On ne saurait, quand il s'agit de dalles de couloir ou de marches d'escalier, faire intervenir l'action déliquescente des chlorures. C'est un phénomène purement physique. Au moment où un vent tiède et saturé d'humidité arrive au contact de corps de nature diverse, ceux qui se mettent vite en équilibre de température avec lui ne lui prennent pas d'eau et restent secs. Ceux qui, au contraire, demeurent plus froids, suintent, comme on voit suinter une carafe froide par le dépôt de l'eau atmosphérique à sa surface extérieure. Or la nature différente, le grain plus ou moins serré de telle

ou telle partie d'une même pierre, peuvent expliquer
ces diversités d'aptitude à s'humecter.

On a longtemps contesté que l'air de la mer pût contenir autre chose que de l'eau douce, puisque sa vapeur
est le résultat d'une véritable distillation. On a nié, en
particulier, qu'il pût être salé. J'ai discuté tout au long
dans un autre livre cette question ; elle est du reste in-
vinciblement résolue par l'expérience usuelle, qui permet de constater, à la mer, la saveur salée que prennent les objets. Ce fait n'échappe pas à la théorisation.
Il se dégage de l'air et des gaz de l'eau de mer; or leurs
molécules, au lieu d'être sèches, doivent être imprégnées d'humidité saline. Il faut aussi faire intervenir un
phénomène purement mécanique ; l'eau de mer, sous
l'influence du vent qui la poudroie, pouvant être entraînée
en substance dans l'atmosphère. La salure de l'air, peu
sensible en l'absence du vent et quand la chaleur opère
une distillation lente et ménagée, l'est au contraire quand
l'eau de mer elle-même est ainsi déplacée violemment.

Et, à ce propos, il est bon de noter l'influence que les
dépôts de sel au rez-de-chaussée des maisons exercent
sur leur humidité ultérieure. En 1857, surgit en Italie une
discussion dans laquelle furent engagés les hygiénistes
les plus distingués de ce pays, au sujet de l'insalubrité des navires chargés de dépôts de sel. L'un d'eux,
l'éminent professeur Freschi, de Gênes, dont l'Italie médicale déplore encore la perte, voulut bien me proposer
et me faire accepter pour arbitre de ce débat scientifique, et je n'hésitai pas à conclure, m'appuyant sur des
observations d'hygrométrie nombreuses faites avec soin
dans les magasins de sel du port de Cherbourg, par
M. Besnou, pharmacien de la marine, qu'il y avait là
une cause d'humidité permanente qui devait faire interdire

l'habitation d'étages superposés à des dépôts de cette denrée. Cette circonstance est rare sans doute, mais je l'ai rencontrée, et il est bon que les gens en quête d'un appartement soient prévenus de cet inconvénient.

L'habitation prématurée d'une maison qui vient d'être construite a des inconvénients que l'expérience usuelle affirme, mais que l'on continue à braver avec cette étourderie légère que nous apportons dans toutes les choses de la santé. Nous y reviendrons bientôt.

II

L'air d'une maison peut être altéré sous l'influence de causes très-variées : 1° par l'encombrement ou l'accumulation d'un grand nombre de personnes dans un espace relativement exigu ; 2° par des émanations putrides végétales ou animales ; 3° par des gaz irrespirables ou toxiques ; 4° par des vapeurs ou des essences ayant une action nuisible ; 5° par des poussières inertes ou toxiques ; 7° par des germes contagieux. Nous allons examiner successivement, et dans cet ordre, toutes les conditions qui peuvent compromettre la salubrité de l'atmosphère domestique.

I. L'encombrement, aggravé encore des inconvénients d'une malpropreté trop habituelle, est, on peut l'affirmer, le danger le plus réel et le plus permanent qui menace la santé.

Il y a encombrement, quand l'espace dont dispose une famille est manifestement insuffisant pour la pleine satisfaction de ses besoins respiratoires, ou bien quand les moyens de renouvellement de l'air ont été trop parcimonieusement ménagés.

L'encombrement produit à la fois une asphyxie et un empoisonnement : une *asphyxie*, par suite de la pénurie de l'oxygène qui est attribué à chacun de ses habitants ; un *empoisonnement*, par la nécessité où est chacun d'eux de respirer un air qui a déjà *servi* et qui est imprégné de ce que l'on pourrait appeler le *miasme de l'encombrement*, c'est-à-dire des produits organiques, vaporeux ou volatils, dont l'air s'est chargé en traversant la poitrine, et qui s'ajoutent à ceux qui sont versés d'ailleurs dans l'atmosphère par les autres sécrétions dont la peau est le siége. Quand il y a encombrement, on ne respire pas assez et l'on respire mal ; on a un air insuffisant et, par surcroît, un air de mauvaise qualité. On pressent ce que peut devenir la santé dans un milieu semblable.

Il est un fait d'observation : c'est que la maison *populeuse*, quelque spacieuse qu'elle soit, est, les autres conditions demeurant les mêmes, moins salubre que la maison petite et ayant peu d'habitants. Celle-ci est donc plus particulièrement dans les vœux de l'hygiène, et l'étude de la *densité* de la population des maisons, dans un pays ou dans une ville, est un élément dont on devra à l'avenir tenir un compte attentif.

Malheureusement, tout, ou peu s'en faut, est encore à faire sur cette question intéressante. Je puis cependant indiquer, dès à présent, le chiffre moyen de la population par maison dans certaines grandes villes : il est de 8 habitants pour Londres, de 9 pour Bruxelles, de 10,3 pour Marseille, de 22 pour Berlin, de 35 pour Paris, de 45 pour Vienne, etc. On voit que, si Paris n'occupe pas le premier rang dans cette échelle d'encombrement domestique, il ne s'en éloigne pas beaucoup. Il faut que les villes dont la population est condensée redoublent de vigilance et se dotent d'institutions d'hygiène municipale propres à conjurer les inconvénients de cette condition.

Il y a, en effet, deux sortes d'asphyxie, comme il y a deux sortes d'inanition (et l'asphyxie n'est, par le fait, qu'une inanition respiratoire) : l'une, brusque, qui suspend d'une manière dramatique le jeu de la respiration ; l'autre lente, insidieuse, qui trompe la vigilance, accomplit sourdement, mais sans interruption, son office destructeur, et conduit la santé à des échecs dont on cherche invariablement la cause partout ailleurs que là où elle est. Ces demi-asphyxiés peuplent nos villes, et promènent dans nos rues leur démarche languissante et leur teint sans animation. En vain dans les classes aisées, et même dans celles à ressources médiocres, essaye-t-on de remplacer l'air par la succulence du régime ; mécompte véritable ! L'aliment *complet*, c'est-à-dire celui avec lequel nous nous faisons du sang, des muscles, de la vigueur, n'existe que par la rencontre, dans le système circulatoire, d'un suc alimentaire de bonne qualité et d'une proportion suffisante d'oxygène. Si l'un manque au rendez-vous, l'autre ne vaut ni ne peut grand'chose. On ne vit pas de l'air du temps (le proverbe l'affirme et il a malheureusement trop raison), mais *on ne vit pas sans lui*, et notre esprit, toujours attiré vers ce qui est grossièrement tangible et matériel, pense uniquement aux aliments et aux boissons, et pas du tout à l'air. Que de sacrifices d'argent restent infructueux, parce qu'on ne les partage pas équitablement entre ces deux intérêts, qui se valent cependant !

La chambre à coucher est, dans un appartement, le point de mire des usurpations déloyales du salon et de la cuisine. L'un et l'autre tirent les ressources à eux et ne laissent à leur sœur que ce qu'ils ne peuvent pas lui prendre. Un salon modeste, une cuisine sobre, une chambre à coucher spacieuse, quel programme d'hygiène !

J'ai dit quelque part : « Comme on fait son atmosphère, on respire, » et je maintiens qu'il n'est pas, à ce point de vue, de conditions défavorables dont on ne puisse éluder, en partie du moins, les inconvénients à force d'industrie et de prévoyance. C'est, en effet, par l'*habitation* que la respiration prospère ou pâtit, et l'on ne saurait accorder trop d'attention et d'argent à ce grave intérêt d'hygiène domestique.

La respiration humaine et celle des animaux, la combustion des substances qui servent au chauffage ou à l'éclairage, dépouillent l'air de son élément vivificateur, l'oxygène, et lui substituent de la vapeur d'eau et de l'acide carbonique, sans parler d'autres substances désagréables ou malsaines, dont nous nous occuperons successivement dans le cours de cette étude sur les diverses source de viciation de l'atmosphère domestique.

« Il faut, dit M. Boussingault, à l'homme confiné dans l'intérieur de sa demeure, 10 mètres cubes d'air par heure, ou 240 mètres cubes par vingt-quatre heures, pour éloigner toute chance fâcheuse de malaise ou de maladie (*). » M. Léonce Reynaud adopte également cette évaluation de 10 mètres cubes d'air neuf à introduire par heure, dans une chambre à coucher, pour que son atmosphère ne contracte pas d'odeur et reste salubre. On sait si cette partie du programme est souvent réalisée. Je ne connais pas de sens par lequel on souffre plus que par le *sens hygiénique,* et je n'entre pas le matin dans une de ces chambres étouffées et encombrées, sans re-

(*) Boussingault, *Phén phys. et chim. de la respirat.* Cours du Conservat. des Arts et Métiers, 1865-1866.

(**) *Op. cit* , p. 572.

gretter de m'être donné ce sens par l'étude et de l'avoir développé par l'exercice. Il n'est, en effet, nulle part plus contristé que dans ces chambres, ou plutôt ces dortoirs étroits, mal tenus, où l'on se calfeutre et où l'on emprisonne soigneusement, comme si l'on y tenait, un air devenu impropre à la respiration. Plaute a représenté l'*Aululaire*, son Harpagon, ramassant soigneusement les rognures de ses ongles et bouchant hermétiquement toutes les ouvertures de sa chambre, pour ne pas perdre l'air qui lui avait servi. Ainsi fait-on d'ordinaire ; on se défie de l'air, qui est salubre, et on recherche le confinement qui est meurtrier.

Si la respiration humaine altère l'air d'une chambre à coucher, l'éclairage constitue aussi une cause de viciation ou plutôt de dépense aérienne. C'est ainsi qu'une bougie, pesant 100 gr. et brûlant dans une chambre de 50 mètres cubes, y verse 150 litres d'acide carbonique ; qu'une lampe y brûle 1680 litres d'air par heure (Péclet). Ce sont donc des poitrines qui respirent sans façon auprès de la nôtre, et qui nous disputent notre oxygène, pour nous donner en place une humidité superflue et un acide carbonique suspect. Les cheminées, mais surtout les poêles et les braseros, sont aussi des causes de dépenses d'oxygène et de production de gaz toxiques et irrespirables. Ce n'est pas une raison pour nous priver de lumière et de feu, mais c'est une raison pour nous approvisionner d'air aussi largement que nous le pourrons.

Les diverses maisons ne sont pas dans les mêmes conditions d'aération. Les maisons simples sont les moins aérées, parce qu'elles sont privées du jeu antagoniste des ouvertures aératoires ; celles qui occupent un coin sont les plus favorisées. La largeur de la rue sur laquelle

elles s'ouvrent, l'absence ou la présence des réservoirs
d'air constitués par des dépendances spacieuses, cours
ou jardins, mettent les diverses maisons dans des conditions très-différentes d'aération. Le nombre, la largeur
et la hauteur des ouvertures aératoires les classent enfin,
à ce point de vue, dans des situations extrêmement variées.

L'encombrement dans une maison ou dans un appartement ne crée pas seulement cet état de demi-asphyxie
caractérisé par la pâleur du teint, la langueur de toutes
les fonctions; il vient de plus mettre son cachet sur
toutes les maladies, même accidentelles; il les complique,
les aggrave, et rend les convalescences laborieuses ou
impossibles. On peut aussi, en restant dans la mesure et
la réalité des choses, porter à la charge de cette circonstance une disposition particulière à ces maladies typhi-
ques, à ces érysipèles graves, à ces phlegmasies de
mauvaise nature et qui sont le lot habituel et permanent
des hôpitaux encombrés. J'ai déjà fait ressortir le danger
de cet aliment qu'offre la population condensée d'une
maison ou d'un appartement, aux maladies contagieuses
ou épidémiques.

Mais, quand on n'a pu s'isoler dans la famille et que
l'habitation d'une maison populeuse a été imposée par la
nécessité, c'est une raison au moins pour assurer, autant
qu'on le peut, une stricte propreté intérieure, et pour
veiller au renouvellement de l'air par un ensemble de
moyens que j'indiquerai bientôt.

II. On donne le nom d'*infection putride* de l'air à son
imprégnation par des molécules cadavériques, provenant
de la décomposition des substances organiques. Celles-ci
peuvent avoir une origine végétale ou animale.

L'atmosphère domestique peut certainement être imprégnées d'émanations provenant de la décomposition des substances végétales. Celles qui entrent dans la structure de la maison ou dans ses approvisionnements de nature diverse, trouvant des conditions favorables d'humidité et de température, peuvent subir la fermentation putride, et devenir pour la santé une cause très-réelle de déchet. Il n'est même pas douteux que des sortes de petits *marais domestiques* peuvent ainsi se produire de toute pièce et engendrer sur place des fièvres intermittentes, alors que la localité n'en produit pas. J'ai insisté jadis sur la possibilité de la création d'un *marais nautique* dans les flancs d'un navire ; j'admets aussi qu'il puisse se former, dans l'intérieur d'une maison, un foyer restreint d'émanations marécageuses, et je ne doute pas que, dans les saisons chaudes, la cave ne devienne, dans un certain nombre de cas, un laboratoire d'effluves de ce genre.

Il faut aussi faire intervenir la putrescibilité de certains approvisionnements végétaux qui servent d'objets d'alimentation ou de commerce, et qui s'ajoute à celle des matériaux ligneux qui entrent dans la construction des maisons.

D'ailleurs, et en supposant que la source de cette viciation aérienne ne soit pas dans la maison elle-même, elle peut se trouver dans ses alentours immédiats, et l'on sait que les environs des fermes de nos paysans sont singulièrement suspects sous ce rapport. Je rappellerai de plus que le chaume épais, à demi pourri, recouvert d'une végétation abondante, qui abrite certaines maisons rurales, basses et humides, a pu, et non sans vraisemblance, je l'ai déjà dit, être considéré comme une source possible d'infection végétale.

Ce qu'il y a de positif, c'est que des fièvres intermittentes peuvent naître, des exemples nombreux l'attestent, dans des localités sans marais, et que, après en avoir cherché vainement la cause au dehors, il faut voir si on ne la trouvera pas à la suite d'une perquisition intérieure.

Quant à l'infection putride de la maison par des matières animales, les sources en sont singulièrement abondantes. Sans parler des petites industries, telles que celles de chiffonnier, boyaudier, fabricant de chandelles, etc., qui imprègnent les maisons où elles s'exercent d'émanations insalubres, il y a, dans la maison ordinaire, des causes d'infection putride extrêmement nombreuses. Je ne prendrai, pour cette étude, que les deux plus saillantes d'entre elles, à savoir : 1° les cabinets ; 2° l'évier et son tuyau de décharge.

1° L'étude à laquelle nous allons nous livrer n'a précisément rien de très-poétique ; mais l'hygiène est comme le feu : elle purifie tout, et, convaincue qu'il n'y a, dans l'installation d'une maison, aucun intérêt de santé qui prime celui-là en importance, elle ne reculera devant aucun des détails qui s'y rapportent.

J'ai fait jadis des recherches d'érudition sur l'histoire de l'hygiène privée et publique chez les anciens (un des nombreux livres que j'ai rêvés et que je ne ferai sans doute pas, *vitâ deficiente*), et j'ai recueilli çà et là, dans les classiques, des renseignements qui ne sont peut-être pas dénués d'intérêt, sur la façon dont ils entendaient cette partie de l'hygiène de leurs habitations.

Les Egyptiens, si je m'en réfère à une naïve observation d'Hérodote (*), qui les considérait comme un peuple à part, parce qu'ils avaient « des latrines dans leurs mai-

(*) Hérodote, livre II, Euterpe.

sons », ont sans doute, les premiers, inauguré cette condition de propreté et de bien-être. L'étonnement de l'historien grec sur le caractère insolite de cette habitude
ne donne qu'une médiocre idée de la façon dont les Grecs
du Ve siècle avant J.-C. comprenaient le confort domestique et la propreté des rues. Au reste, un siècle plus
tard, cette question d'hygiène n'avait pas fait grand
progrès chez eux, comme l'atteste une plaidoirie de
Démosthène en faveur du bonhomme Ariston, que les
fils de Conon(*), assez médiocres sujets, paraît-il, avaient
injurié par un de ces sévices nocturnes contre lesquels
les passants ne sont pas encore complétement prému-
nis dans certaines rues de nos villes méridionales. Le génie de l'aigle des *Philippiques* et des *Olynthiennes,* aux
prises, comme pourrait l'être aujourd'hui la faconde d'un
stagiaire, avec la plus humble et la plus rebutante des
affaires de police correctionnelle ! Au reste, Eschyle, en
représentant les Grecs ivres, se cassant des *scaphium* sur
la tête, et Eupolis en discutant, dans Athénée, la question
de savoir à qui il fallait faire remonter la priorité de cette
invention, qu'il proclamait « belle sans doute et digne
de Palamède(**) », ne font que confirmer le caractère très-
primitif de cette installation domestique.

Elle se perfectionna chez les Romains, en prenant la
forme de la *sella familiarica,* ou *lasanum,* qui se trans-
portait au besoin d'un point à un autre de la maison.
Pétrone, dans son *Festin de Trimalcion,* donne à ce
sujet les renseignements les plus intrépides, et indique
que le *lasanum* qui servait aussi aux exonérations gas-
tronomiques, familières aux Romains de la décadence,

(*) Démosthène, trad. Stiévart.
(**) Athénée, *Deipnosoph.* liv. Ier.

pouvait, au besoin, être placé dans le voisinage du *tri-clinium* ou salle à manger (*).

Il y avait toutefois, dans les maisons romaines, une installation fixe, mais dont l'emplacement donne une idée médiocre de la propreté du peuple-roi. Le nom de *culina* désignait, chez les Romains, la cuisine et les lieux. L'épithète de *latrina* (**) consacrait quelquefois, et d'une manière opportune, la destination spéciale de chacune de ces dépendances. Au reste, les maisons de Pompeï montrent encore des traces de ce rapprochement d'une propreté équivoque. La maison du Questeur, à Pompéi, avait sa *culina latrina* dans la cuisine même, et cette disposition, dont les architectes parisiens ne s'éloignent pas assez, était, paraît-il, assez générale. Un ou plusieurs esclaves, désignés par le nom expressif de *scoparii* (de *scopa*, balai de jonc) étaient préposés à l'entretien de ce réduit, et leurs fonctions rebutantes les plaçaient sous la direction des *atrienses* ou domestiques, auxquels était confié le soin des pièces de réception.

Au reste, la multiplicité des *gastra*, des *amphoræ Vespasianæ* et des *forica* qu'on trouvait un peu partout, sur la voie publique, dans les rues et sur les places de Rome, rendait moins urgent le perfectionnement de ce détail de l'installation intérieure des maisons.

Ce n'est guère qu'à une époque très-rapprochée de nous qu'on a sérieusement et fructueusement étudié ce problème d'hygiène et de bien-être domestiques. Il est aujourd'hui complétement posé, et, si quelques uns de ses éléments attendent encore une solution pratique, on

---

(*) Pétrone, *Satyricon*, XLVII. « *Si quis plus velit, omnia foràs parata sunt : aqua, lasanum et cœtera minutalia.*

(**) Du latin, *latere* (être caché), d'où est venu le mot équivalent dans notre langue.

ne saurait croire qu'elle puisse tarder beaucoup. Le
contraste des latrines ouvertes des logements insalubres
avec la propreté exquise des water-closets bien tenus
exprime très-bien le progrès qui a été réalisé. Jadis les
habitations somptueuses en étaient, sous ce rapport, au
point où en sont aujourd'hui les maisons populeuses des
quartiers pauvres dans nos grandes villes. Le goût de la
propreté a pourtant besoin de se répandre encore pour
qu'on sente partout, et dans toutes les maisons, la nécessité de remplacer les installations anciennes par les mé-
canismes très-simples et très-ingénieux qu'on a imaginés
dans ces dernières années.

L'avenir verra, sans doute, se généraliser, dans cet ordre de faits hygiéniques, les améliorations suivantes :
1° abandon complet du système des fosses fixes ; 2° application générale du système de la *séparation* et de la désinfection préalable ; 3° ventilation des fosses fixes, qu'il
faudra bien, dans certaines localités, conserver provi-
soirement ; 4° interception par une valvule mobile de la
cuvette et du tuyau de chute ; 4° irrigation permanente
ou facultative.

Le système des *fosses fixes* est condamné en principe,
s'il persiste encore et s'il doit persister longtemps dans
la pratique. Emprisonner dans le sol même de l'habitation un dépôt de matières putrides ; exposer les murs et
les terrains avoisinants à des infiltrations presque inévitables, qui ont été même, souvent, jusqu'à altérer profondément des eaux de puits servant à des usages économiques (*); ouvrir au développement et au dégagement

_____

(*) On a cité, il y a quelques années, le fait d'un pensionnat anglais
dans lequel se déclara une épidémie de fièvres typhoïdes très meurtrières et très-tenaces. Elle ne cessa que quand on eut découvert

de gaz fétides et dangereux des occasions délétères ;
exposer les habitants de la maison à des émanations insalubres ; leur faire courir les risques d'explosions dangereuses ; obliger des ouvriers à des travaux de vidange
qui peuvent compromettre leur vie : tels sont les inconvénients accumulés qu'offrent les fosses fixes.

Aussi le système des fosses mobiles, ou *tinettes,* tend-il à
prévaloir, surtout depuis qu'on a adopté l'usage de tinettes à système *diviseur,* filtrant en quelque sorte leur contenu, en écoulant la partie liquide à l'égoût sur lequel
elles s'embranchent, et plaçant ainsi le reste dans des conditions de moindre putridité et d'inodoréité relative. L'uti-
lisation de l'engrais humain, comme matière fertilisante,
et l'emploi des eaux d'égout pour le même usage, ont
donné, dans ces derniers temps, à cette question d'hygiène
privée, une importance toute nouvelle. Le système sépa-
rateur de Huguin, exploité à Paris par la maison Richer,
et celui de Legué et Danguy, de Nantes, donnent à la
salubrité publique des garanties très-suffisantes.

Le rejet direct et intégral aux égouts n'a pas les mêmes
avantages. Les cabinets construits dans ces conditions sont
rarement inodores, et il suffit d'un vent fort, soufflant sur
la bouche du collecteur principal, pour que des odeurs
malsaines et désagréables se répandent dans toute la
maison. On a même vu (*horresco referens!*), dans quelques
circonstances heureusement rares, et par suite d'une
augmentation de la pression intérieure, des matières
liquides projetées jusque dans les maisons.

Le *tuyau éjecteur* qui conduit à l'égout, à la tinette ou

et aveuglé une fuite faisant pénétrer les infiltrations d'une fosse fixe
dans une citerne d'eau potable. Nous faisons trop souvent, en hygiène, comme l'Astrologue de la fable : nous cherchons la cause des
maladies le nez en l'air, et nous ne regardons pas assez à nos pieds.

à la fosse fixe, doit avoir une largeur de $0^m 10$ centimètres au moins pour éviter les obstructions ; il faut, autant que possible, supprimer les coudes et lui donner une direction qui se rapproche de la verticalité. Les tuyaux en poterie sont détestables à raison de leur porosité, de leur fragilité et de la prise qu'ils donnent aux dépôts ou incrustations, qui finissent par en amoindrir la lumière. La fonte émaillée à l'intérieur a de grands avantages, soit qu'on recouvre ce tuyau d'un enduit de plâtre à l'extérieur, ou bien qu'on le place dans un tuyau plus large lui servant de manchon ; cette dernière disposition donne les meilleures garanties contre les chances de fétidité et d'infiltration. Il importe que les tuyaux qui viennent s'embrancher sur d'autres, les rencontrent dans une direction aussi oblique que possible, et que le point d'abouchement offre un renflement de volume.

L'idée d'adapter une *valvule obturatrice* au point de jonction de la cuvette et du tuyau de chute est une de ces inventions modestes qui ne portent pas de nom ; et cependant il en est peu, de l'ordre purement matériel, qui aient eu autant d'importance que celle-là, pour la salubrité et le bien-être. Le nom d'*anglaise*, appliqué aux cabinets munis de ce système, indique qu'il a été, sinon imaginé par nos voisins, au moins inauguré chez eux.

Le jeu de cette valvule varie : il a pour mise en train, tantôt le poids du corps lui-même ; tantôt le poids de l'exonération accrue de la quantité d'eau de lavage qui l'entraîne ; tantôt, enfin, le mouvement volontaire d'un bras de levier. Le système automatique d'occlusion et d'ouverture de la soupape vaut mieux que l'autre, en ce sens qu'il affranchit le fonctionnement de ce mécanisme des traîtrises de l'incurie et de la négligence. De même aussi, l'irrigation de la cuvette peut être indépendante du jeu de la soupape, ou bien y être enchaînée. Cette dernière disposition donne encore de meilleures garanties de bonne tenue.

La disposition du *siége* des anglaises appelle aussi quelques considérations. Il doit toujours être construit en un bois dur, par suite peu poreux et peu putrescible. Il y aurait même lieu, peut-être d'employer à cet effet des bois imprégnés par le procédé Boucherie.

L'usage de *châssis mobiles,* maintenus dans un état de scrupuleux entretien, est une condition indispensable, non-seulement à la propreté, mais aussi à la sécurité. On ne se doute pas assez, en effet, des dangers extrêmement sérieux qui peuvent résulter d'une promiscuité pareille. J'en ai observé des exemples qui m'obligent à laisser entrevoir ce péril, s'il ne m'est pas permis ici d'y insister d'une façon plus explicite.

Les maisons avaient autrefois leurs cabinets au rez-de-chaussée, et le plus souvent dans un appentis ménagé dans la cour ou le jardin. L'habitude d'en munir chaque étage et chaque appartement a réalisé un avantage très-appréciable ; mais il se payerait cher si ces cabinets n'étaient tenus dans un état de scrupuleuse propreté. J'ai condamné plus haut l'habitude que l'on a de placer les water-closets *à la romaine,* c'est-à-dire dans le voisinage de la cuisine, et aussi celle de les rapprocher des chambres à coucher ; il faut les reléguer le plus loin possible des pièces habitées et des couloirs, des antichambres, ou des escaliers de passage, et cela pour ménager des répugnances que l'on conçoit.

Quand il s'agit d'une maison isolée, principalement d'une maison de campagne, il vaut mieux disposer les cabinets des différents étages en saillie dans des espèces de tourelles, auxquelles on accède par des escaliers de service (*). Grâce à cet artifice, on peut s'affranchir des inconvénients qui sont inhérents aux cabinets intérieurs, quelque bien tenus qu'ils soient du reste.

Il serait bon que ces water-closets fussent situés à l'est ou au nord. Cette exposition doit évidemment être recherchée de préférence.

Une condition qui aurait plus d'importance serait de leur donner des dimensions aussi larges que possible, au lieu de les reléguer dans des recoins étroits ou obscurs. Il est impossible, quelque soin qu'on y mette, que des cabinets ainsi disposés ne soient pas mal tenus. Il serait facile sans doute, dans le plan de construction, d'économiser quelques mètres sur les autres pièces et de donner au water-closet des dimensions qui le rendraient salubre ; on pourrait, d'ailleurs, l'utiliser comme lieu de dépôt ou de débarras pour certains objets. Les architectes, en demandant que les anglaises aient au moins 1 mètre de largeur et 1^m,60 de longueur, ne se montrent certainement pas aussi exigeants qu'il conviendrait de l'être (**). Les noms habituels que l'on donne aux anglaises ne sont en réalité que des antiphrases véritables.

Il faut, là encore plus qu'ailleurs, faire affluer le soleil, l'eau et l'air: le soleil, dont le rôle purificateur n'a nulle part à s'exercer d'une façon plus opportune ; l'eau, qui est la condition indispensable de la propreté, et l'air, qui assure l'inodoréité des cabinets. Un réservoir d'eau, placé à la partie supérieure de la maison, lance, au moment où la bascule fonctionne, un jet gyratoire qui assainit la cuvette et qui s'arrête de lui-même quand la valvule se relève. Le mécanisme doit permettre que le tuyau de

(*) Daniel Ramée, *op. cit.*, page 558.
(**) *Ibid.*, pag. 557.

communication de la cuvette avec le réservoir se vide complétement, pour qu'il n'y ait pas de rupture pendant les gelées.

La ventilation de la fosse fixe ou du tuyau de chute par un *tuyau d'évent,* qui va déverser au-dessus du faîte les gaz accumulés dans ces récipients, est une condition de salubrité absolument indispensable. La température intérieure, accrue par le travail de fermentation putride, suffit à l'ascension des gaz ; mais on peut accélérer encore leur évacuation, en faisant intervenir l'action de la chaleur sur un des points du tuyau d'évent. M. Hennezel a suggéré l'idée ingénieuse de se servir, pour arriver à ce résultat, de la chaleur du bec de gaz qui éclaire les cabinets obscurs, ou de la flamme d'une petite lampe à gaz Mille, quand les cabinets sont bien éclairés. On sait, en effet, qu'il suffit d'une très-faible élévation de température sur le parcours d'un tuyau, pour produire un courant aérien d'une vitesse assez grande (*).

La meilleure distribution, l'installation la mieux entendue, ne sauraient remplacer les soins d'une propreté minutieuse ; le blanchiment des murs avec de l'eau de chaux additionnée d'une certaine quantité de liqueur de Labarraque, ou leur lavage à l'éponge avec de l'eau légèrement chlorée, s'il s'agit de boiseries ou de briques vernissées (ce mode de revêtement est le meilleur pour les cabinets) ; l'arrosage quotidien de la cuvette et du tuyau de chute par une eau abondante, l'ouverture permanente des fenêtres, etc., sont des garanties absolument indispensables.

Sans doute, cette dépendance d'un appartement bien

(*) Hennezel, *Ventilation des fosses et assainissement des cabinets d'aisance,* in *Ann. d'hyg.*, t. XXX, p. 241.

construit, et habité par des gens à habitudes délicates, n'offre guère d'inconvénients; mais les maisons ouvrières sont, sous ce rapport, dans un état de sordidité effroyable. Des bassins béants et sans couvercles, des siéges constamment souillés, un sol qui porte les traces d'une incurie quasi-dégradante, des murs salpêtrés et recouverts d'un essaim hideux de mouches stercoraires, des exhalaisons ammoniacales qui irritent la gorge et les yeux, une obscurité à peu près complète, une humidité persistante, des odeurs fétides qui se répandent par les vents mous et pluvieux dans toutes les parties de la maison : tel est le tableau révoltant que constatent les membres des Commissions de logements insalubres, dans les enquêtes périodiques auxquelles ils se livrent.

Il y a à cet état de choses non-seulement un danger permanent, par suite du méphitisme qui en résulte, et de l'empoisonnement lent auquel sont en butte tous les habitants de la maison, mais aussi des dangers éventuels, quand il faut procéder à la vidange de latrines aussi mal tenues.

On doit enfin tenir compte des chances d'explosion qu'elles présentent.

M. Chevallier (*) avait déjà signalé ces accidents. M. Perrin, dans un travail plus récent (**), a réuni onze observations relatives à ces faits d'explosion par l'inflammation des gaz contenus dans les fosses d'aisances. Voici les conclusions auxquelles il a été conduit :

« 1° Ces explosions sont moins rares qu'on ne le croit généralement. 2° D'une violence parfois extrême, elles

(*) *Ann. d'hyg. publ.*, 2ᵉ série, 1861, t. XVI, p. 286.
(**) *Ibid*, 1867, t. XXVII, p. 5.

peuvent devenir, non-seulement une cause d'incendie dans les habitations, mais encore de brûlures plus ou moins graves et d'asphyxie pour les personnes. 3° Elles se produisent à peu près exclusivement dans les fosses non munies de tuyaux d'évent, conformément à l'ordonnance du 24 septembre 1819. 4° Les dangers sont notablement accrus par la présence des pierres d'extraction dans des espaces clos et fermés, et surtout dans des pièces habitées. 5° Tous ces graves inconvénients seraient évités par l'établissement, à l'intérieur des fosses, d'une ventilation, soit naturelle, soit artificielle, mieux assurée, et, en même temps, par l'exposition à l'air libre des ouvertures d'extraction. 6° Le fonctionnement des tuyaux d'évent est lui-même insuffisant; il y a lieu, pour la Commission des logements insalubres, de rechercher les moyens d'augmenter ce fonctionnement utile et indispensable (*). »

Je rappellerai que si, dans quelques cas, l'explosion a paru spontanée et due à l'augmentation brusque de la pression supportée par les parois de la fosse, le plus sou-souvent elle s'est produite à l'occasion du jet imprudent dans les latrines d'un morceau de papier allumé, ou du voisinage d'une lumière. C'est là une imprudence dont il était bon de signaler les dangers.

2° La bonne installation et l'entretien convenable d'un *évier* contribuent également à prémunir l'atmosphère de la maison contre les dangers d'une imprégnation putride.

Les doléances que je viens de faire entendre, à propos de l'état, si habituellement défectueux, des cabinets

_____

(*) L'idée de M. Hennezel répond à ce vœu.

d'aisance, sont en tout applicables à l'*évier* (*) de nos cuisines. Les Martines auxquelles le soin en est confié ne se doutent guère de la gravité de ce ministère hygiénique, et elles s'en acquittent fort mal. Il faut dire aussi que les conditions de construction des éviers laissent d'ordinaire beaucoup à désirer.

La pierre qui les constitue est poreuse et s'imprègne de liquides organiques qui ne tardent pas à se putréfier ; sa pente est souvent insuffisante pour un écoulement complet ; bien souvent aussi, usée partiellement par des frottements, elle offre, en certains points, des dépressions où les liquides, échappant à la déclivité, viennent former des flaques ; le tuyau de chute est trop étroit et sujet par suite à des engorgements, qui n'ont pas seulement pour effet de gêner le service de l'évier, mais qui produisent encore des émanations fétides dont l'action se fait quelquefois sentir dans l'appartement tout entier.

Il y aurait moyen d'obvier à ces inconvénients à l'aide de dispositions particulières et très-simples, telles que : le remplacement de la pierre calcaire par une pierre très-dure, ou l'emploi d'un revêtement métallique ; l'adoption d'un plus grand diamètre pour le tuyau de chute ; la précaution d'éviter, autant que possible, les coudes et de rapprocher sa direction de la verticalité ; enfin la substitution à la pomme d'arrosoir fixe, par laquelle le tuyau communique avec l'évier, d'un appareil filtrant, mais mobile, en forme de champignon, et permettant, au besoin, quand on le retirerait, l'introduction dans le tuyau d'un ringard destiné à le désobstruer au besoin. On rendrait ce mécanisme encore plus parfait, et on préviendrait cer-

---

(*) Dérivé de *eve*, forme archaïque de *eau* (Brachet, *Dict. élymolog.*, p. 224).

tainement l'introduction de débris solides dans le tuyau,
et la sortie des miasmes fétides, en plaçant dans le tuyau
de chute, et au-dessous de la pomme d'arrosoir, une valvule mobile, analogue à celle des cuvettes. Il n'y aurait
pas grands frais d'ingéniosité à dépenser pour trouver
un mécanisme qui rendît cette obturation aussi parfaite
que possible. En un mot, l'évier est resté primitif; il faut
qu'il participe aux améliorations que l'on a introduites
dans le fonctionnement des cuvettes de cabinet.

Ici encore, je dois dire que la meilleure installation
n'atteindrait pas un bon résultat, sans l'intervention de
soins minutieux de propreté et sans une surveillance
assidue de la part de la maîtresse de la maison, qui peut
et doit concilier ces soins très-vulgaires, mais très-utiles,
avec ceux plus distingués de la présidence d'un dîner, ou
des réceptions d'un jour d'apparat. Des lavages minutieux
à grande eau, en y ajoutant, dans les cas urgents, un liquide désinfectant, sont nécessaires, principalement l'été,
pour enlever toute odeur à l'évier. La propreté de la
cuisine est, du reste, comme celle des lieux, intimement
liée à l'abondance des eaux économiques, qui doivent
affluer à tous les étages d'une maison bien tenue.

Le méphitisme par les matières putrides se traduit
par des accidents graves dont quelques hygiénistes, Pa-
rent-Duchatelet entre autres (et c'est là une des erreurs
commises par cet esprit habituellement si judicieux), ont
un peu systématiquement nié l'existence. Beaucoup d'affections graves du ventre et des éruptions furonculeuses
opiniâtres accusent l'effort que tente la nature pour éli-
miner, par la peau et par l'intestin, les matières putrides
que l'air ou les aliments ont introduites dans la circulation. L'hydrogène sulfuré, si reconnaissable à son odeur

d'œufs pourris, est très-habituellement l'étiquette du méphitisme putride, mais celui-ci peut exister sans cette
condition ; l'hydrogène sulfuré indique, en effet, un terme
avancé de la décomposition putride, et les matières organiques n'ont pas besoin de l'avoir atteint pour manifester
leurs effets nuisibles. C'est à bord des navires que l'on
constate surtout l'infection sulfhydrique. Sur ceux qui
sont mal tenus, elle entretient des épidémies de furoncles
et des maladies du ventre.

III

L'air contient, en quantité plus ou moins considérable,
des corpuscules solides, de nature et de formes très-variées: ce sont les poussières. Tantôt elles sont constituées
de débris végétaux ou animaux : brins de laine ou de
coton, grains de fécule, cellules épidémiques, pollen, etc.;
tantôt ce sont des matières minérales, calcaires, sili-
ceuses, charbonneuses, métalliques.

Les accidents si graves qui surviennent chez les ouvriers
que leur profession fait vivre dans des atmosphères remplies de matières pulvérulentes donnent une mesure des
inconvénients de ces poussières, qui se logent dans les
anfractuosités des voies pulmonaires, s'y fixent et y provoquent souvent un travail d'irritation chronique qui peut
devenir le point de départ des lésions les plus graves. La
phthisie des aiguilleurs, des carriers, des charbonniers,
montre tout le prix qu'il convient d'attacher à l'absence
de poussières dans l'air.

C'est surtout dans nos villes une question de voirie. Les
localités à sol dur, résistant, à pluies fréquentes qui fixent
les poussières et balayent mécaniquement l'atmosphère,
celles à température peu élevée et peu variable, sont dans

de bonnes conditions pour que leur atmosphère ne soit pas poussiérée. Les villes qui ont un sol crayeux, dont les molécules sont disloquées par des variations brusques et fréquentes de température et d'hygrométrie, et qui, par surcroît, ont beaucoup de vent (toutes les localités de la zone du littoral méditerranéen sont dans ce cas), sont des villes à poussière. Cette incommodité y prend les proportions d'un fléau d'autant plus insupportable, que la voirie y est moins soignée, et qu'il y a une circulation plus active de piétons et de voitures. Il faut opposer à nos villes de Provence, dont l'atmosphère est poussiérée au suprême degré, Venise, qui doit à sa circulation par gondoles de ne pas avoir de poussière, et Pau, dont l'air, habituellement humide, est aussi exonéré de ce grave inconvénient.

Il est du reste beaucoup plus fort dans certaines rues que dans d'autres. Les rues étroites, dans les villes du Midi, souffrent moins de la poussière que les rues larges, surtout celles qui sont macadamisées.

L'absence de poussière dans l'atmosphère est une condition toujours favorable au bien-être, mais souvent aussi indispensable pour la santé. Les gens à poitrine délicate, ceux dont la voix se prend aisément, qui sont sujets à des irritations de la gorge ou à des ophthalmies, s'accommodent mal de respirer de la poussière.

Une ville bien tenue doit se débarrasser de la poussière; elle doit aussi se débarrasser de sa fumée. L'inconvénient de celle-ci, très-réel dans les villes manufacturières, qui vivent dans une atmosphère charbonneuse, l'est infiniment moins que celui de la poussière, mais il mérite cependant qu'on y songe. Les matières noires dont s'imprègnent les mucosités du nez et de la muqueuse aérienne, quand on séjourne dans un appartement qui fume ou dans lequel brûle une lampe qui fonctionne mal, donnent une idée de ce qu'on respire à Londres ou à Manchester. Par malheur, le problème de la fumivorité industrielle est loin d'être résolu d'une manière pratique.

Les inconvénients de ces poussières minérales ne sont sans doute rien auprès de ceux des germes animés qui existent dans l'atmosphère et s'introduisent à flots dans nos poumons, à chaque inspiration. Un physicien éminent, J. Tyndall, vient, dans une leçon des plus intéressantes, faite à l'Institution royale de la Grande-Bretagne, d'indiquer et les moyens de déceler l'existence de ces corps en suspension dans l'atmosphère, et le rôle probable qu'ils jouent dans la production et la propagation des maladies.

La lumière fournit ici un admirable instrument d'analyse. L'air que traverse un rayon solaire est-il libre de toute poussière organique, on constate la noirceur du vide *stellaire,* celui qui, au delà de notre atmosphère terrestre, sépare les corps célestes ; tandis que, s'il contient des corps organiques, ceux-ci réfléchissent la lumière. « L'air de nos appartements à Londres, dit cet ingénieux expérimentateur, est comme saturé de matières organiques, et l'air de la campagne n'en est pas non plus exempt. La lumière ordinaire du jour ne permet pas de les apercevoir ; mais un rayon lumineux, d'une intensité suffisante, donne à l'air dans lequel flottent ces poussières l'aspect d'un corps demi-solide, bien plutôt que d'un gaz. Nul ne pourrait, sans éprouver d'abord une vive répugnance, placer sa bouche au foyer illuminé du faisceau électrique et inhaler les *saletés* dont il révèle l'existence. Cette impression de dégoût ne diminue en aucune façon lorsqu'on songe que partout, à toute heure, à toute minute de notre vie, nous faisons sans cesse passer et

repasser dans nos poumons des impuretés semblables,
bien que nous ne puissions les voir. Il n'y a à ce contact
impur ni répit, ni trève...... »

Ces poussières organiques se détruisent difficilement
par la chaleur. Tyndall les a vues résister à la chaleur rayonnée par un miroir convergent d'une grande
puissance ; elles semblent *transparentes* pour la chaleur
rayonnante, mais elles sont arrêtées par des obstacles
mécaniques. Le même observateur a assimilé le poumon
à un de ces filtres; il a reconnu, en effet, que l'air qui
entre chargé de ces matières dans la poitrine les y
abandonne, et l'air inspiré est *optiquement* vide, c'est-à-
dire ne contient plus de matières en suspension. Le
coton exerce avec efficacité cette opération de filtrage,
comme l'ont démontré Pasteur et Tyndall; aussi ce dernier le considère-t-il comme le meilleur des *respirateurs*
quand on est dans une atmosphère suspecte.

Les recherches du Dr Angus Smith évaluent à environ
18,000 le nombre de spores et de sporidies contenues dans
un litre d'air pris à Manchester ; si l'on multiplie ce
chiffre par 6,000 litres, quantité qu'un adulte respire environ dans une journée, on arrive au chiffre fantastique
de 108,000,000 de ces germes qui peuvent, dans certaines villes, pénétrer ainsi un organisme humain, en se
servant de l'air respiratoire comme véhicule.

Ce n'est pas ici le lieu de rappeler les opinions médicales qui considèrent beaucoup de maladies contagieuses ou épidémiques comme dues au transport et à
la dissémination de germes vivants. Tout n'est certainement pas à accepter en cette matière, mais tout n'est
pas à rejeter non plus ; et, quelque part qu'on fasse à
l'imagination, ce qui reste de réel est bien de nature à
faire attacher du prix à la respiration d'un air pur, c'est-

à-dire non mélangé de toutes ces substances suspectes.

Les maisons ne reçoivent pas toutes leurs poussières du dehors ; elles en produisent elles-mêmes, et d'autant plus qu'elles sont sous un climat plus sec, et que leurs matériaux de construction ou leurs meubles sont plus vétustes. La façon plus ou moins intelligente et soigneuse dont s'exécutent les procédés de l'assainissement domestique : l'époussetage, le balayage, l'arrosage ; le bon ou mauvais fonctionnement des cheminées et des lampes, contribuent à produire cette incommodité ou à en affranchir nos maisons.

Mais, à côté de ces poussières ou molécules inertes, et dont l'action, analogue à celle des corps étrangers, est purement mécanique, il y en a d'autres qui sont douées d'une action véritablement vénéneuse et qui peuvent, quand elles imprègnent l'atmosphère, produire des accidents plus ou moins graves d'empoisonnement.

Ces accidents peuvent être plombiques, mercuriaux ou arsenicaux.

Le *plomb* est un poison dangereux et d'une subtilité singulière. Des papiers blancs glacés, ou des papiers diversement teintés de jaune ou de chamois, peuvent devenir l'une des causes de cet empoisonnement. La substitution du blanc de zinc à la céruse a fort heureusement tari l'une des sources les plus communes de ces accidents.

Quant au *mercure*, il faut aussi le redouter. La volatilité de ce métal lui permet de manifester son influence toxique sous de très-petites quantités ; aussi les récipients qui le contiennent doivent-ils être hermétiquement clos. Un bain mercuriel pour épreuves photographiques, un réservoir de baromètre ou de thermomètre qui a été brisé, peuvent imprégner l'air de vapeurs de mercure et compromettre la santé des personnes qui le respirent. Il est une liqueur qui se vend sous le nom d'*eau écarlate*, et qui sert à la destruction des punaises. On en imprègne toutes les fissures du lit. Elle est à base de sublimé. J'ai vu une chambre dans laquelle deux personnes ont été prises, l'une et l'autre, d'une salivation mercurielle que je pus rapporter à cette cause. Ici, heureusement, l'état de la bouche est significatif ; il permet de reconnaître de bonne heure l'imprégnation mercurielle et d'y porter remède. Il y aurait lieu, dans un cas de cette nature, de déposer, dans plusieurs endroits de la chambre, des feuilles d'or de relieur, fixées sur du papier; en blanchissant, elles deviendraient des réactifs de la présence des vapeurs de mercure dans l'air. Des glaces mal étamées, et fraîchement étamées, ne pourraient-elles pas produire des accidents analogues?

Ce sont les poussières *arsenicales*, assurément les plus pernicieuses de toutes, qui ont eu, dans ces derniers temps, le privilége d'émouvoir l'attention des hygiénistes et des intéressés.

Les fleurs artificielles peuvent, à raison des couleurs pulvérulentes, et à base d'arsenic, qui recouvrent leurs feuilles et que le moindre frottement détache, devenir la cause, très-exceptionnelle il est vrai, de quelques accidents. Il est bon, toutefois, qu'on les place hors de la portée des enfants.

Mais on a surtout incriminé les couleurs au vert d'arsenic, utilisées pour la préparation des peintures et des papiers de tapisserie. Un médecin de Coblentz, qui a porté spécialement son attention sur cette question d'hygiène domestique, M. Kirchgasser, a constaté, en quatre ans, vingt et un cas où le vert arsenical a déterminé des accidents : et M. Beaugrand a donné, dans les

Annales d'hygiène, une bonne analyse de ses recherches (*).

Le maniement de persiennes vertes, le frottement exercé sur des papiers arsenicaux laissant de la pulvérulence aux doigts, disséminent dans l'air des particules arsenicales dont la respiration s'empare. L'analyse de l'urine des personnes ayant présenté des accidents imputables à cette cause a révélé la présence de l'arsenic. Ce poison a pu être décelé dans des cas où la peinture arsenicale était recouverte d'un papier indifférent. Ici il faut bien admettre qu'il a dû se former un composé arsenical volatil, lequel a franchi cette barrière. Les symptômes les plus saillants de cet empoisonnement sont : la pâleur de la peau, qui se marbre de taches brunâtres ; l'alanguissement général ; le froid des extrémités ; de petits accès de fièvre irrégulière ; de l'amaigrissement. Les enfants semblent moins impressionnables que les adultes à l'action du vert arsenical. Les oiseaux, au contraire, en éprouvent très-activement l'influence. « Dans un de ces logements empoisonnés, l'action toxique s'est fait sentir sur des oiseaux. Dans l'un 12, et dans l'autre 14 oiseaux chanteurs sont tombés malades en un an, avec les mêmes symptômes, et sont morts. Ils perdaient l'appétit, chantaient moins, voltigeaient effarés dans leur cage, surtout la nuit, tombaient parfois de leur perchoir et restaient alors couchés sans mouvement. Après un certain nombre de répétitions de ces accidents, ils finissaient par y succomber (**). »

Il est certain, et alors même qu'on fait la part d'une certaine exagération de bonne foi, qu'il y a là un danger dont il faut tenir compte ; aussi est-il de prudence de bannir

(*) *Ann. d'hyg.* 2ᵉ série, t XXXI, 1869, p. 480.
(**) *Loc. cit.*, p. 482.

d'une chambre à coucher tous les papiers arsenicaux
et, en particulier, ceux qui, présentant des veloutés en
relief, peuvent abandonner plus facilement la matière
toxique qui les imprègne.

Les diverses essences, même celles dont l'arome est le
plus agréable, mêlées à l'air et respirées avec lui, vont
exercer sur le système nerveux une action nuisible,
dont l'échelle est mesurée par l'intervalle qui existe entre
les troubles légers que produit une odeur qui entête et
des empoisonnements mortels. Je n'en dirai rien ici ; j'y
reviendrai dans l'*Entretien* relatif aux IMPORTUNITÉS DO-
MESTIQUES.

Le méphitisme gazeux peut être produit par deux sortes de gaz : les uns sans action directe sur l'économie,
mais remplaçant l'air respirable et pouvant produire
l'asphyxie ; les autres ayant une action toxique et communiquant à l'air des propriétés délétères, alors même
qu'il contient encore des quantités d'oxygène qui sont
suffisantes pour l'entretien de la respiration.

Le méphitisme par privation d'oxygène se confond
avec celui de l'encombrement ; le méphitisme par les gaz
toxiques ne peut guère, dans nos maisons, se manifester
que par le gaz de l'éclairage, accidentellement mêlé à
l'air que nous respirons ; par l'acide sulfhydrique qui se
dégage de la décomposition des matières organiques ;
par l'ammoniaque, dont la source peut se trouver dans
des *lieux* mal tenus ; par l'acide carbonique ou l'oxyde
de carbone, qui se dégage des corps allumés pour les
besoins de l'éclairage et du chauffage, ou par le fait
de la combustion lente des matières organiques quand
elles brûlent sourdement. Il a été parlé de ces divers
accidents, ou il en sera parlé dans les *Entretiens* qui sui-
vront, et sous les chefs auxquels ils se rapportent naturel-

lement. Je ne saurais en parler ici sans m'exposer à des redites que je tiens à éviter.

Je signalerai enfin, en terminant, le méphitisme par contagion. L'air d'une chambre peut garder et recéler des germes morbides qui, transportés à un organisme sain et respirés par lui, l'exposeront à des maladies analogues à celles d'où ils procèdent. Les idées vulgaires sont très-favorables à l'idée de la contagion ; elles l'admettent souvent là où elle n'existe pas, et de là des frayeurs irréfléchies et un relâchement parfois douloureux dans les liens d'une assistance solidaire et mutuelle. Ce qui reste de vrai dans ces exagérations est suffisant pour justifier la nécessité d'un assainissement rigoureux de la chambre, mais il ne faudrait pas aller au delà. Il est bien probable que, dans une foule de cas, les myriades d'êtres, de germes, de corpuscules, qu'un rayon de soleil met en évidence, et qui s'y livrent à une valse microscopique, recèlent un certain nombre d'*œufs morbides,* qui n'attendent qu'une bonne occasion pour éclore. L'expérimentation a déjà constaté la réalité matérielle de quelques-uns de ces transports contagieux d'un individu à un autre dans les salles d'hôpitaux ; on peut les rencontrer ailleurs, et il est prudent de se prémunir, par une propreté minutieuse, contre une pareille éventualité. Si l'on y songeait trop, on ne voudrait plus respirer. Le mieux à faire est de ne se rappeler ces faits que pour assainir son habitation, et de les oublier pour tout le reste.

On le voit, les causes d'altération de l'air de nos maisons par humidité ou par méphitisme sont extrêmement nombreuses ; cette énumération est longue, je n'oserais affirmer qu'elle les embrasse toutes ; elle suffira au moins pour montrer avec quel soin il faut assainir sa maison et y entretenir une atmosphère salubre. On peut affirmer

que, sauf des conditions de logement décidément in-
grates, on peut y arriver quand on le veut bien. Il y a
un art de tirer parti d'une mansarde, c'est-à-dire de
suppléer à force de soins et de propreté aux conditions
regrettables de l'entassement de beaucoup de personnes
dans un espace relativement restreint, à l'insuffisance
des ouvertures aératoires, etc. Mais toutes les maisons,
tous les appartements, quels qu'ils soient, ont aussi à
conquérir leur salubrité. L'ensemble des pratiques qui
peuvent conduire à ce but si enviable fera le sujet de
l'*Entretien* suivant.

SIXIÈME ENTRETIEN

ASSAINISSEMENT DE LA MAISON

Aer pabulum vitæ.

Il faut trop d'eau pour qu'il y en ait assez.
(FOUCHER DE CAREIL.)

Nous avons actuellement à faire, au profit de l'air de nos maisons, de l'hygiène et de la médecine : de l'hygiène, en l'empêchant de s'altérer ; de la médecine, en en corrigeant l'impureté, une fois que, par la force des choses ou par notre négligence, il est devenu insalubre.

L'hygiène de l'atmosphère intérieure embrasse les besoins suivants : du soleil, de l'air, de la propreté. L'influence du soleil sera appréciée dans une autre partie de cette étude ; je ne m'occuperai ici que des moyens d'aération, de nettoyage, d'asséchement et de désinfection.

Il convient, comme de raison, de faire la plus large part à l'*hygiène de l'air*, d'autant plus que les *médicaments* susceptibles de guérir les vices de l'atmosphère de nos maisons sont rares, d'une efficacité douteuse, et se réduisent, en réalité, à un petit nombre de *désinfectants,* auxquels on accorde souvent plus de foi qu'ils n'en méritent. C'est une précaire ressource que celle-là, et bien malade est l'atmosphère qui a besoin de cette pharmacie équivoque.

I

Il faut d'abord bien faire respirer sa maison. Nul

besoin ne prime celui-ci. La respiration collective d'une maison est comme la respiration physiologique d'un individu ; elle exige qu'on lui fournisse de l'air pur en quantité suffisante et qu'on la débarrasse de l'air qu'elle a vicié en en faisant usage. Il faut aussi que l'air qui afflue dans une maison, pour en renouveler l'atmosphère, y entre avec une vitesse modérée, afin de ne pas créer autour de nous des *vents coulis,* véritables courants aériens qui nous refroidissent et dont l'action, s'exerçant localement sur des points isolés du corps, aboutit à créer ou à perpétuer des rhumatismes et des névralgies.

I. — J'appellerai *carré d'aération domestique* la surface géométrique qui représente l'ensemble des prises d'air extérieures. Si l'on réunit, par un calcul bien simple, toutes les ouvertures aératoires d'une maison et si on les représente par un carré, le côté de celui-ci donnera une idée de l'aération de cette maison (*). Si l'on fait la même opération sur les ouvertures d'une chambre, on aura son carré d'aération particulier.

L'aération de nos maisons est presque exclusivement latérale ; elle s'opère par les fenêtres ; mais les couloirs et les cheminées constituent aussi des tuyaux d'appel horizontaux et verticaux, dont le jeu assure le renouvellement de l'air. Ce sont des moyens, non pas d'*aération* (les fenêtres seules ont cet office, en quelque sorte passif), mais de *ventilation naturelle.*

(*) Je crois avoir le premier, et dans un livre qui remonte déjà à longtemps (*Traité d'hygiène navale ;* in-8, Paris, 1856), formulé ce moyen de juger de l'aération spécifique d'une habitation par le *carré d'aération,* c'est-à-dire par la part qui revient à chaque personne dans le carré représentant l'ensemble des ouvertures aératoires.

On sait les travaux considérables auxquels a donné lieu, dans ces dernières années, la question de la ventilation. On a déterminé le nombre de mètres cubes d'air, à une certaine température, qu'il fallait introduire dans des vaisseaux d'une capacité connue, pour fournir de bonnes conditions respiratoires aux gens qui les habitent d'une façon temporaire ou permanente ; on a comparé la valeur des divers systèmes de ventilation, et l'on a fait son choix entre eux. Mais ces recherches, qui n'ont pas réalisé tous les résultats pratiques que l'on en espérait, ont eu principalement en vue les établissements publics. Une exposition convenable dans un quartier bien dégagé, une bonne construction, des ouvertures aératoires nombreuses et convenablement disposées, remplacent, pour nos maisons, ces systèmes dispendieux et encombrants qui lient, du reste, la question de la ventilation à celle du chauffage.

L'aération de la maison, en général, s'opère par les jardins, les cours, les couloirs ou vestibules extérieurs, et enfin par l'escalier principal, dont la cage joue un peu, par rapport à l'ensemble de l'édifice, le rôle de drain vertical que joue la cheminée par rapport à chaque pièce en particulier.

M. Gallard a démontré, dans un mémoire très-bien fait, et sur lequel nous reviendrons (*), que l'air de l'escalier, élevé à une température convenable, devrait être chargé, pendant la saison froide, d'alimenter les différentes pièces, et les solutions pratiques qu'il propose me semblent dignes de l'attention la plus sérieuse.

L'aération de chaque pièce, considérée isolément, est un des objectifs que l'hygiène doit poursuivre sans re-

(*) *Ventilat. et chauffage, applicat. hyg. (Ann. d'hyg., t.* xxx, 74.)

lâche. Les conditions du problème sont : 1° de laisser entrer une quantité suffisante d'air, de façon à subvenir aux besoins respiratoires et à maintenir cependant une température convenable ; 2° d'empêcher cet air introduit de circuler avec trop de vitesse et sous forme de courants.

La simple ouverture des fenêtres établit déjà une circulation aérienne. Si l'air extérieur est plus chaud, l'air vicié se dirige vers la fenêtre ouverte, et une nouvelle quantité d'air s'introduit par la cheminée ; s'il est plus froid, ce qui arrive plus souvent, le courant est inverse, l'air vicié s'écoule par la cheminée et l'air neuf entre par la fenêtre. Il n'est pas de saison qui doive dispenser de l'ouverture quotidienne des fenêtres d'une chambre à coucher pendant une heure ou deux ; et il serait toujours bon, une fois le feu allumé, de se donner, pendant quelques minutes, les bénéfices de cette ventilation naturelle.

La cheminée, je l'ai déjà dit, est par excellence l'*organe respiratoire* d'une chambre à coucher ; il conviendrait donc que toute pièce destinée à être habitée la nuit en fût munie, alors même qu'elle ne devrait pas servir au chauffage. L'air intérieur s'échauffant devient spécifiquement plus léger, et monte par le tuyau de la cheminée pour aller se déverser dans l'atmosphère ; il se produit dans la chambre un vide relatif, que viennent remplir de nouvelles quantités d'air affluant par les ouvertures d'éclairage ou de communication, quand elles sont libres, ou par leurs fissures quand elles sont fermées.

La seule différence de température qui existe la nuit entre l'air d'une chambre à coucher et l'air extérieur suffit pour établir une ventilation suffisante, lorsque la pièce est, par ailleurs, dans de bonnes conditions de

capacité. Mais le chauffage des cheminées active singulièrement leur office purificateur, en accélérant le mouvement ascensionnel de la colonne d'air contenue dans
leur tuyau. Lorsque sa vitesse atteint 2^m par seconde
(condition d'un tirage suffisant), l'air intérieur d'une
chambre de dimensions moyennes se renouvelle environ
cinq fois par heure. C'est dire l'efficacité ventilatrice de
la cheminée pendant l'hiver.

On a proposé de disposer, l'été et hors de vue, un ou
deux becs de gaz qui, allumés dans la cheminée, joue-
raient le rôle que joue le feu pendant l'hiver et ne pro-
duiraient qu'une chaleur modérée.

Dans quelques maisons, on établit un tuyau d'appel
commun exerçant de lui-même, par sa hauteur, une aspiration sur l'air intérieur des pièces qu'on chauffe légèrement, afin de rendre l'extraction plus rapide. Mais,
d'ordinaire, la cheminée est chargée seule de cet office.
M. L. Reynaud fait, à ce sujet, la remarque pratique :
qu'il convient, dans les chambres à coucher où brûle
une veilleuse, de placer celle-ci dans la cheminée même,
dont elle active la force aspiratrice. Le même et savant
architecte propose aussi de ventiler certaines pièces, en
y pratiquant de petites ouvertures au niveau du sol du
côté du nord, et en ménageant du côté du sud, mais en
en haut, des ouvertures analogues par lesquelles s'écou-
lerait l'air chaud (*).

II. L'idéal serait certainement d'avoir dans nos chambres une circulation aérienne en nappe et d'une vitesse
uniforme; il n'en est malheureusement pas ainsi, et l'atmosphère domestique a, elle aussi, ses courants aériens,

(*) *Op. cit.*. 2ᵉ partie, p. 576.

ses vents, si ce n'est parfois ses tempêtes. L'incommodité de ces douches d'air n'a d'égale que leur insalubrité.

Si l'on pouvait donner à chaque vent coulis une couleur différente et qui permît d'en étudier la direction et le parcours, on constaterait dans une chambre à coucher des allées et venues de colonnes d'air, des chocs, des heurtements affairés, semblables à ceux d'une foule. Au repos, des couches horizontales sont superposées dans leur ordre inverse de densité et dans leur ordre direct de température ; les plus lourdes et les plus froides étant au contact du plancher, les plus légères et les plus chaudes étant au niveau du plafond. La cheminée écoulant une partie des couches qui sont à son niveau, il entre de l'air froid pour les remplacer, de sorte que ces couches sont dans un état de mobilité et de dislocation incessantes. Il en résulte donc un courant vertical ascendant et des courants horizontaux allant du dedans au dehors vers le plafond, et du dehors au dedans vers le plancher. L'expérience célèbre de Franklin démontre l'existence de ces deux courants : la flamme d'une bougie, placée à la partie supérieure de la porte de communication d'une chambre avec une autre plus fraîche, se dirige horizontalement de dedans en dehors, tandis que celle d'une autre bougie placée près du seuil prend une direction opposée. C'est ainsi que s'engendrent les *courants d'air* d'aspiration, dont le mobile est la différence de température des diverses couches de l'air intérieur entre elles, et de l'atmosphère intérieure dans son ensemble avec l'air extérieur.

Mais il y a aussi des courants d'air par pulsion ou refoulement. Tels sont ceux qu'engendre le vent extérieur, qu'il pénètre par une porte mal fermée ou par les fissures d'une fenêtre. Une brise faible, et qui tombe perpendiculairement sur une fenêtre, la heurte avec une vitesse de 2 mètres et une force de pulsion de 540 gram. par mètre carré. La vitesse d'un vent très-fort s'élevant à 15 mètres par seconde, sa pression est représentée par plus de 8 kilog. pour la même surface. C'est dire la rapidité avec laquelle l'air s'introduit par les fissures des fenêtres quand elles sont frappées par le vent.

Les fenêtres sont, sans doute, des moyens efficaces de renouvellement de l'air des maisons, et leur manœuvre intelligemment comprise est, on peut le dire, une des plus précieuses ressources de l'hygiène domestique. Mais ici il ne s'agit plus d'une aération régulière et utile, mais bien de cette ventilation capricieuse qui s'établit par les joints mal clos des fenêtres, de ces douches d'air froid qui apportent sur les endroits qu'elles touchent des rhumatismes et des névralgies. Celles-là sont mauvaises, et il faut les éviter avec soin. C'est l'office d'une menuiserie soignée, qui se sert habituellement de bois secs, ayant fait leur travail, et qui les réunit par des joints artistement disposés.

Deux théories se partagent, à ce propos, les avis dans le monde de l'hygiène instinctive. L'une se montre favorable à la clôture absolument hermétique des fenêtres ; l'autre voit dans les fissures dues à la maladresse des ouvriers, ou à l'imparfaite siccité des bois mis en œuvre, une sauvegarde contre les dangers du confinement volontaire. Je n'hésite pas à me ranger du côté des premiers dans ce débat, qui a plus d'importance que celui des gros et des petits *boutiens* de Bléfuscu et de Lilliput.

L'homme, dans la défense de sa santé et de son bien-être, ne doit laisser au fortuit et à l'imprévu que ce qu'il ne peut pas leur disputer. Il faut qu'une fenêtre, comme une porte, *soit ouverte ou fermée*, et elle n'est ni l'un ni l'autre quand elle donne passage à des courants d'air. Utiles et supportables par certaines conditions de temps et de saison, ils deviennent nuisibles et gênants dans des conditions opposées ; et l'hiver, nous ne mettons pas apparemment du bois dans nos cheminées pour chauffer l'air extérieur, lequel entre en parasite par les fissures des fenêtres et vient, sans façon, nous prendre la meilleure partie de la chaleur que nous nous procurons à si grands frais. L'air qui pénètre par les portes, et qui fait communiquer de proche en proche les atmosphères limitées des différentes pièces, suffit pleinement pour alimenter notre respiration et pour faire brûler les tisons de notre cheminée. Mieux vaudrait certainement avoir une clôture hermétique des fenêtres et y ménager, par une vitre mobile ou par une ou plusieurs ventouses à opercules ménagées dans le dormant de la fenêtre, des moyens d'aération éventuelle ; en d'autres termes, il faut traiter l'air comme un indifférent dont on accepte ou dont on élude à son gré la visite.

Une fenêtre bien faite est sans doute « une douce chose », comme l'est un ami véritable ; mais l'un et l'autre sont rares, et les menuisiers, en employant des bois séveux, très-hygroscopiques, se resserrant sous l'influence de la sécheresse et se gonflant par l'humidité, sont, au premier chef, des pourvoyeurs de rhumatismes. C'est surtout dans les pays dont le régime météorologique est violent et heurté, c'est-à-dire qui passent par des alternatives brusques de température et d'hygrométrie, que le choix d'un bois sec pour la confection des fenêtres est indispensable. Le chêne coupé depuis deux ou trois ans devrait être employé pour les fenêtres, à l'exclusion du sapin qui travaille davantage. Le prix plus élevé de ces fenêtres serait compensé par une conservation plus longue. Mais ce qui importe autant que la nature du bois, c'est son intelligente mise en œuvre. La disposition *en noix* pour les montants intérieurs des châssis vitrés, au lieu de leur juxtaposition par rainures plates, est une condition de fermeture exacte ; elle n'est, du reste, que la reproduction de la façon dont le châssis joue sur le dormant de la fenêtre, quand on ouvre ou qu'on ferme celle-ci (*).

La bonne exécution et le bon fonctionnement de l'espagnolette n'importent pas moins à ce résultat. A l'espagnolette classique, qui se compose d'une tige cylindrique en fer, munie à ses deux extrémités de crochets destinés à entrer, par le mouvement de rotation horizontale que lui communique la poignée, dans des ouvertures ou gâches ménagées en haut et en bas dans les traverses des dormants, on substitue, pour les maisons soignées, une espagnolette à mouvement vertical et à poignée en levier se rabattant sur la tige, et l'on obtient ainsi une fermeture beaucoup plus parfaite. Les gens soucieux de ne pas geler l'hiver, et qui se font construire eux-mêmes leur nid, feront bien de préférer ce système à l'autre.

Il en est d'une maison comme d'un organisme humain : l'important est que la construction en soit bonne ; mais, cette condition n'existant pas, on peut au moins en pallier les défectuosités originelles. C'est ce qu'on s'est efforcé de faire pour les fenêtres. Les bourrelets ordinaires appliqués à l'intérieur sur les fentes remplissent incomplétement leur office ; il en est de même de ces bandes tricotées que, sous le nom peu euphonique de *brise-bise*, les femmes appliquent l'hiver, à l'aide de clous, sur les joints les plus ouverts des fenêtres. Leur

(1) Voyez, pour plus de détails techniques, l'ouvrage de D. Ramée : *l'Architect. et la Constr. pratiques.* Paris, 1868, p. 388 et 389.

utilité fort restreinte se borne à dévier la douche aérienne et à la réfléchir de haut en bas. Les petits bourrelets cylindriques de ouate de coton, préparés à cet
effet et fixés à l'aide de colle s'appliquant à froid, non
plus à l'intérieur mais à l'extérieur des fenêtres, non plus
sur leur partie mobile mais sur leur partie fixe, remplissent, au contraire, très-bien cet office ; grâce à l'élasticité de cette substance, les joints sont hermétiquement
clos et le jeu des fenêtres reste libre. Je ne saurais trop
recommander l'usage de ce moyen si simple et si efficace.

Dans les maisons mal construites, et *lorsqu'il existe plusieurs fenêtres dans une chambre*, je ne vois aucun inconvénient, si l'on ne peut faire la très-légère dépense de ces
bourrelets, à condamner une des fenêtres pour toute la
saison d'hiver, en en bourrant les joints béants à l'aide
d'un remplissage de coton ou d'étoupe. L'autre fenêtre
suffit pleinement aux besoins de l'aération et au tirage
convenable de la cheminée.

Le caractère parfaitement étanche des fenêtres est
une condition de propreté et de sécheresse. Des demi-
cylindres de bois, disposés sur la traverse inférieure du
châssis mobile, recueillent l'eau de pluie qui ruisselle sur
celui-ci et la conduisent par la pente de l'appui, ou par
des trous et rigoles ménagés à cet effet, jusqu'à la façade, sur laquelle elle se répand d'une manière diffuse.
Il est inutile d'insister sur ce détail, qui importe plus au
bien-être qu'à la santé ; d'ailleurs, les précautions prises
contre l'entrée de l'air s'opposent, à plus forte raison, à
l'entrée de la pluie.

J'ai dit plus haut, en m'occupant des communications
des pièces les unes avec les autres, les services que rendent les doubles portes, pour prévenir pendant l'hiver la
déperdition du calorique intérieur.

M. Gallard a beaucoup insisté, lui aussi, sur la nécessité d'avoir des fenêtres étanches, ne remplissant que
quand on le juge nécessaire leurs fonctions de pourvoyeuses d'air. Celui qui afflue par les portes de communication, et qui vient en définitive de la cage de l'escalier,
suffit dans tous les cas, à moins que la construction de la
cheminée ne soit radicalement défectueuse, pour l'alimenter d'air et l'empêcher de fumer. J'y reviendrai bientôt.

Dans ce que je viens de dire de l'étanchéité des fenêtres, j'ai eu, bien entendu, en vue un appartement spacieux, dans lequel les chambres à coucher communiquent
avec d'autres pièces leur servant en quelque sorte de
magasins d'air. Dans les mansardes, où une famille tout
entière vit, dort et se nourrit dans une seule pièce, les
choses changent de face et les défectuosités des boiseries
de la fenêtre deviennent des qualités.

De même que toutes les fenêtres n'ont pas la même
utilité pour l'éclairage, de même aussi toutes ne peuvent pas servir également à l'aération. Les rues, ou l'aire
de vent sur laquelle elles s'ouvrent, introduisent ici des
différences que l'expérience apprend à connaître et que
la pratique utilise.

On pourrait comparer les fenêtres à ces *stigmates,*
ou bouches respiratoires, qui bordent le corps des insectes et qui, par un mouvement de valvule, introduisent l'air qui doit servir à leur respiration. Il serait
donc d'une bonne hygiène que les fenêtres fussent aussi
multipliées que possible. Par malheur, leur encadrement de pierre et leur menuiserie sont dispendieux et
on les économise ; et puis, aussi, on a intérêt à éluder
l'impôt des portes et fenêtres. L'hygiène voit d'un œil
irrité cet impôt, qui rapporte, bon an mal an, une qua-
rantaine de millions au Trésor, et qui a créé plus de

phthisiques et de scrofuleux qu'il n'y a de fenêtres im-
posées. Elle voudrait qu'il disparût, et il ne lui serait
pas difficile de trouver des succédanés qui combleraient
cette lacune dans le budget, et qui seraient complètement dans les intérêts de la santé publique.

II

Il faut de l'air pour assainir nos maisons, mais il faut
aussi de l'eau, et, malheureusement, la plupart en ont
encore peu ou point. Les habitations confortables d'un
certain nombre de grandes villes ont de l'eau à tous
leurs étages ; il faudrait que ce qui est l'exception devînt
la règle générale. Sans eau pas de propreté, et sans propreté pas de santé. Les quelques litres qu'on monte à
bras, au prix d'une fatigue sans dédommagement, et qui
doivent subvenir aux besoins de l'alimentation, des ablutions corporelles et de la propreté intérieure, ne sont
qu'une satisfaction dérisoire donnée à ce besoin de premier ordre. Il faut, au plus vite, remplacer le porteur
d'eau par le robinet. Pourquoi le besoin de se laver n'est-
il pas aussi impérieux que celui de respirer ? Comme
l'hygiène y trouverait son profit !

Il faut de l'eau dans nos maisons pour y entretenir
une propreté convenable ; il en faudrait aussi pour qu'on
pût y prendre des bains, sinon quotidiens, au moins très-
rapprochés. Quel chemin en arrière n'avons-nous pas
fait depuis les Romains, à l'endroit des bains ! Nos habitudes devraient bien, à ce point de vue, s'inspirer un peu
des leurs. Indépendamment des bains ou thermes publics, qui s'étaient multipliés au point que, dans la seule
ville de Rome, on comptait jusqu'à 800 de ces établissements (Agrippa, voulant capter la faveur publique, en

18

ouvrit à lui seul 170), il n'était guère de maison un peu riche qui n'eût son *balneum*. Les ruines imposantes de ces thermes, disséminées aujourd'hui partout où s'étendit la domination romaine, attestent combien ce besoin des bains était entré impérieusement dans les habitudes. Le bain était le premier acte de l'hospitalité antique ; il constituait à la fois le passe-temps de l'oisif et le délassement du travailleur : l'érudit y lisait, le poëte y cherchait des inspirations, et le courtisan déshérité de la faveur impériale s'y ouvrait les veines ; les gourmands y retournaient quelquefois après leurs repas : « *Hinc subitæ mortes atque intestata senectus* », fait remarquer Juvénal en signalant cette pratique dangereuse (*). L'empereur Commode se baignait sept fois le jour et mangeait dans son bain. L'empereur Gallien avait la même habitude. L'interdiction de l'usage des bains était un châtiment. Tatius, chef de la cavalerie, fut condamné par Calpurnius Piso, pour s'être laissé désarmer, à n'avoir pas de commerce avec ses compagnons d'armes et *à ne pas user de bains*. Que de gens s'imposent aujourd'hui le châtiment de Tatius, et sans l'avoir mérité ! L'enquête instituée en 1852, comme préparation au projet de fondation de bains publics, révéla ce fait affligeant qu'à Paris il se donnait environ un bain par habitant et par année. C'est dire combien de gens ne participent pas à cette moyenne lamentable.

Sans doute, et dans les conditions d'exiguité de la plupart de nos logements, on ne saurait exiger qu'ils continssent tous un cabinet de bains ; mais là où le cabinet, avec toutes ses aises, n'existe pas, il y a encore place pour une baignoire, susceptible de rendre à la santé de

---

(*) Juvénal, liv. I, sect. I.

la famille des services signalés. Nous devrions au moins tâcher de ne pas rester, sous ce rapport, en arrière des Japonais, qui ont fait entrer le bain dans leurs habitudes quotidiennes, comme jadis les Romains. Il n'est pas de petite maison bourgeoise de Yédo qui n'ait son cabinet de bains dans le jardin, ou tout au moins une baignoire munie de son appareil de chauffage (*). La pénurie d'eau est la pierre d'achoppement la plus réelle de cet intérêt d'hygiène privée, qui est lié étroitement à la solution pratique du problème des eaux publiques dans les villes.

On sait, par les ruines splendides qu'il nous ont laissées, combien les anciens attachaient de prix à munir leurs villes d'eaux salubres et abondantes. Leurs aqueducs, en partie détruits cependant, alimentent encore la Rome moderne et en font la ville d'Europe qui fournit à chacun de ses habitants la plus grande quantité d'eau pour les usages économiques.

On connaît la misère dans laquelle sont, sous ce rapport, beaucoup de nos villes, et surtout de nos villes méridionales, celles cependant qui, à raison des conditions de leur climat, doivent être, et sont effectivement, les plus *altérées*. Nous sommes loin, en général, sauf quelques villes, Dijon par exemple, que des conditions locales, utilisées par des travaux bien faits, ont munies d'eaux copieuses, de la situation où se trouvent les villes d'Angleterre. On a admis le chiffre de 80 litres comme représentant la quantité quotidienne d'eau à allouer à chaque habitant d'une ville. On peut l'accepter comme un minimum. Celui de 150 litres est un idéal que Londres aura bientôt atteint. « Plus on a d'eau, dit à ce propos M. Gri

---

(*) Aimé Humbert, *Voyage au Japon*, in *Tour du Monde*, 1868.

maud de Caux, qui s'est occupé avec tant de persévérance de la question des eaux publiques (*), plus on en consomme. La possession fait naître des besoins nouveaux. Quand on a satisfait aux nécessités physiques, viennent les jouissances de la propreté, qui est l'élément le plus solide du bien-être, de la santé, même de l'élégance de la vie ; de la propreté bien comprise, qui ne s'applique pas seulement à l'individu, mais encore à tout ce qui l'entoure, qui le sert et qui lui sert. La propreté ainsi entendue constitue, en effet, la base essentielle de la salubrité générale. » (*)

Les maisons peuvent, dans beaucoup de villes, et grâce à l'élévation des réservoirs qui les alimentent, avoir de l'eau à tous leurs étages ; mais, dans les quartiers où cet avantage est interdit, ce serait déjà énorme que les cours, jardins et rez-de-chaussée, fussent munis de robinets donnant, pour un prix minime (il est, à Paris, de 75 fr. par an environ pour une maison ordinaire), de l'eau à discrétion pour les usages économiques.

Glascow, cité à ce propos par MM. Mille et Grimaud de Caux, est un modèle sous ce rapport. « Chaque habitant y dispose de 150 litres par jour. L'usage de l'eau y est singulièrement répandu. Dans les maisons aisées, on trouve à chaque étage un water-closet, un bain chaud et un *shower-bath* (**), espèce de pluie froide qui produit une réaction salutaire à raison de l'humidité du climat. Des logements d'ouvriers, valant de 125 à 150 fr.

(*) *Des Eaux publiques et de leur application aux besoins des grandes villes*, etc. Paris, 1863.

(**) Le *shower-bath*, ou bain en pluie, est une des pratiques les plus utiles de l'hydrothérapie domestique. Il est très en usage en Angleterre et dans le nord de l'Europe. On a imaginé, pour ce but, des appareils divers. Le plus commode est une sorte d'armoire

de loyer, ont un robinet de cuisine, un water-closet et un
shower-bath ; le tout pour 7 à 8 fr. de dépense annuelle,
5 °/₀ de la valeur locative (*). »

Que nous sommes loin, hélas ! de ces habitudes de propreté salubre et de bien-être ! Je reviendrai sur cette
question capitale d'hygiène publique et privée, dans le
livre que je consacrerai prochainement à l'étude des conditions de salubrité des *Villes*.

Sans eaux domestiques abondantes et coulant à tous
les étages, pas de propreté corporelle, pas de nettoyage
efficace, pas de fonctionnement salubre des cabinets ; en
un mot, pas de santé. « Il faut trop d'eau pour qu'il y
en ait assez », a dit ingénieusement M. Foucher de
Careil (**). Or il n'y en a assez nulle part.

III

L'eau d'ablution et de nettoyage est excellente, l'eau
d'humidité est détestable ; autant il faut rechercher l'une,
autant il faut chasser l'autre. J'ai indiqué plus haut les
sources nombreuses de l'humidité domestique et l'influence qu'elle exerce sur la santé ; j'ai à signaler
maintenant, pour compléter cette étude, les procédés
variés de l'assèchement.

On s'est mis, par une bonne construction avec d'excel-

---

munie de tuyaux à jets de directions diverses, venant frapper tous
les points du corps quand on ouvre une soupape, en pesant sur un
levier. Les pieds reposent sur une plaque métallique percée de trous,
et un tuyau évacue l'eau dépensée. On ferait peut-être le tour de
la France sans y trouver une armoire à shower-bath. Le prix de
ce meuble, sous sa forme la plus élégante, ne dépasse guère 300 fr.

(*) *Loc. cit.*, p. 249.
(**) *Études sur l'Exposit. de* 1867, p. 273.

lents matériaux, dans les meilleures conditions pour ne pas avoir d'humidité ; mais l'exposition n'est pas bonne, il y a tendance à une humidité permanente : il faut tâcher de corriger cette disposition si menaçante pour la santé.

On doit d'abord ne laisser aucune imperfection dans les joints de la toiture et dans le fonctionnement du tuyautage des dalles et des gouttières. L'humidité, en effet, pénètre dans tous les sens, aussi bien de haut en bas que de bas en haut ; la porosité la conduit partout, et le premier étage d'une maison peut être rendu humide par une imbibition qui lui vient de la toiture. Tous les joints doivent donc être parfaitement étanches. Mais cela ne suffit pas : il convient d'observer des précautions minutieuses pour éviter l'humidité d'origine intérieure, c'est-à-dire celle qui vient des approvisionnements d'eau, de l'asséchage des objets humides, ou des procédés de nettoiement des parquets ou des lambris.

Quand un appartement est humide, on ne songe qu'aux murs ; on ne pense pas assez aux foyers d'humidité que crée l'incurie. Si, par un reste de sauvagerie qui constitue malheureusement encore la condition la plus générale, on n'a pas d'eau à tous les étages, on emmagasine la maigre provision destinée à la toilette ou aux usages alimentaires dans des vases ouverts, dans lesquels l'évaporation puise librement. Tout vase contenant de l'eau doit, dans une maison bien tenue, être fermé hermétiquement par un bouchon ou un opercule. Il faut aussi renfermer soigneusement (en le gardant le moins possible) le linge de toilette, qui, indépendamment de l'humidité, cède à l'air des matières organiques qui préjudicient à sa pureté. C'est là une précaution qui est rarement prise dans les logements exigus. On en complique ainsi les inconvénients en pratiquant des lessivages ou savonnages intérieurs, et en exposant à un séchage aussi lent que malsain les objets qui ont subi ce mode de nettoyage. Combien de fois le médecin, entrant dans une mansarde, a-t-il eu à se baisser pour éviter ces étandages malsains! Le procédé de la *flèche*, qui éloigne d'une fenêtre donnant sur les toits une corde destinée à recevoir le linge à sécher, est une ressource précaire, quoique utile. Quand donc les familles pauvres comprendront-elles les avantages des lavoirs publics? L'hygiène intérieure de la mansarde, échappant à cette cause d'insalubrité, aura alors réalisé un bénéfice très-réel.

Mais une source d'humidité des plus habituelles réside dans le mode de nettoyage qui a été adopté. Personne n'est plus que moi partisan de cette propreté exquise qui fait la gloire des ménagères hollandaises, et je voudrais aussi que chacune de nos maisons, même les plus humbles, eût son *beau jour* comme à Rotterdam ou à la Haye; mais encore ne puis-je être très-favorable au système du lavage des planchers et des lambris. Tout au plus peut-on considérer ce procédé comme inoffensif, s'il est appliqué à de rares intervalles, par un temps choisi, de très-bonne heure, afin que la dessiccation soit facile, et en dehors des chambres à coucher, qui ne sauraient jamais s'en accommoder. Cette interdiction tombe, bien entendu, devant la possibilité d'une évacuation temporaire de la maison. Un lavage exact à l'eau simple ou légèrement chlorurée a, au contraire, dans ce cas, des avantages que ne neutralise aucun inconvénient, si les fenêtres restent ensuite ouvertes plusieurs heures.

Les moyens *hydrofuges* (mot hybride et barbare, que j'emploie parce qu'il a cours) ont été multipliés de façon à donner une haute idée de l'importance qu'on attache à avoir une maison sèche, et à donner une maigre idée de la valeur de chacun d'eux.

La silicatisation des pierres calcaires consiste dans l'application réitérée, à leur surface, d'une solution au sixième de silicate de potasse. Cette sorte de verre liquide pénètre dans la pierre à une profondeur d'autant plus considérable que la pierre est plus poreuse, et il se forme un silico-carbonate de chaux dur et imperméable (*). On trouve dans le commerce une dissolution de silicate à 35° que l'on étend d'eau pour l'usage. La silicatisation des murs peut s'opérer au moment où ils sont construits ou à une époque quelconque ; mais, dans ce dernier cas, il faut faire précéder l'application du silicate d'un lessivage à la brosse. On fait trois applications successives, une par jour. Il faut avoir soin de garantir les vitres, qui seraient tachées par la solution. Kuhlmann, qui a décrit pratiquement les détails de la silicatisation des pierres poreuses, recommande de faire cette opération plutôt par un jour sombre que par un beau jour, et de préserver ce badigeonnage par des toiles, pour qu'il ne sèche pas trop rapidement (**).

La peinture appliquée à l'extérieur, sur les murs exposés à l'action des vents pluvieux, constitue un moyen hydrofuge très-utile. Pénétrant dans les porosités de la pierre sous l'action du pinceau, elle les obture et s'oppose à l'introduction ultérieure de l'humidité et de la pluie qui glissent à sa surface. Mais il importe, et cette remarque s'applique à tous les enduits extérieurs, de

(*) Léonce Reynaud, op. cit. Paris, 1867, 3e édition.
(**) Daniel Ramée, l'Architect. et la Construct. pratiques. Paris 1868. p. 590. — Kuhlmann, Instruction pratique sur l'applicat. des silicates alcalins solubles au durcissement des pierres, à la peinture. Lille, 1864.

choisir, pour les employer, le moment de l'année qui
offre les meilleures garanties de sécheresse durable. Il
faut, après une longue période de beau temps, aérer les
pièces par l'ouverture des fenêtres, le chauffage des cheminées ou l'emploi de brasières portatives, et, cela fait,
appliquer l'enduit imperméable. Si on procède autrement,
on renferme l'*humidité* dans la bergerie.

Un badigeonnage au silicate, par-dessus une peinture
à l'huile mise à l'extérieur d'un mur, augmente son imperméabilité, et l'inconvénient d'altérer un peu la couleur n'a d'importance que pour les peintures de façade.

Le problème d'une *peinture hydrofuge* a laborieusement occupé les industriels et les hygiénistes. Il a été
moins souvent résolu que ne l'affirment les inventeurs ;
toutefois un rapport de M. Dubois au Conseil d'hygiène
publique et de salubrité, en 1858, a accordé des éloges,
qui paraissent mérités, à une peinture constituée par un
mélange d'oxyde de zinc, de peroxyde de fer et de manganèse, mêlés à l'acide silicique. Ces substances forment
un enduit coloré vitrifiable et d'un bon usage. Le Conseil
émettait l'avis que l'emploi de cet hydrofuge se générai-
lisât. Je ne sache pas qu'il ait eu, dans la pratique, un
meilleur sort que ceux qui l'ont précédé, tels que la glu
marine, le bitume de Judée, le mastic de Macchabée, etc.

Un enduit hydrofuge extérieur éloigne, sans doute,
une des causes les plus puissantes de l'humidité des
maisons, c'est-à-dire l'action de la pluie et des vents
pluvieux sur les murs exposés aux intempéries ; mais,
le supposât-on aussi efficace que possible, il laisse pénétrer de bas en haut, et par capillarité, l'humidité des
fondations, et de haut en bas, certaines infiltrations pluviales ; toutefois cette pénétration, se faisant par les surfaces
étroites qui mesurent l'épaisseur des murs, n'a pas une

grande importance. De bonnes fondations bien étanches, entourées de pentes convenables; des toitures bien faites et des gouttières convenablement disposées, y pourvoient.

Toutefois il est plus prudent encore, dans l'intérêt des tapisseries, de chercher à préserver l'intérieur. Le vernissage extérieur du papier atteindrait en partie le but, mais l'adhérence de la tapisserie serait compromise. On a donc imaginé des revêtements métalliques interposés entre la tapisserie et le mur. Cette idée, du reste, ne date pas d'hier. Dans la maison dite du Faune, à Pompéi, on a trouvé, sous le stuc des murs intérieurs, des lames de plomb fixées par une grande quantité de clous de fer.

Le papier d'étain, collé directement ou doublant la tapisserie elle-même, a été employé; mais ce moyen n'a pas pris racine dans la pratique. Le papier Tybur, dit à drainage, est aujourd'hui en faveur. C'est un papier fort, recouvert d'une peinture couleur brique, imperméable, sillonné par des bandes longitudinales d'un centimètre environ de largeur, faisant saillie et constituées par du sable fixé au moyen de colle. Lorsque ce papier est appliqué sur le mur, les deux bandes sablées constituent, avec la bande intermédiaire moins épaisse qu'elles, une sorte de drain vertical qui peut donner issue, de haut en bas, à l'eau condensée. Ce papier a l'inconvénient de coûter cher, quoiqu'il semble qu'on puisse le fabriquer à bon marché; et je me demande, d'ailleurs, si ces drains, qui sont interrompus nécessairement par les plafonds intermédiaires aux différents étages, ne doivent pas les imprégner d'humidité. La théorie permet de le croire, et, si je suis bien informé, la pratique a démontré que cette crainte n'est pas vaine. Il y a donc encore à chercher quelque chose de réellement utile dans cette voie.

L'existence d'une circulation aérienne établie au moyen d'un revêtement de dalles minces, séparé de la face intérieure du mur par un intervalle d'un centimètre au moins, donne toute garantie contre l'humidité des appartements. Un lambris établi dans les mêmes conditions n'atteindrait pas aussi complétement le but, à cause de la putrescibilité du bois et de ses propriétés hygrométriques. L'établissement d'une tapisserie sur châssis a l'inconvénient d'offrir un asile aux rats et aux souris, et, d'ailleurs, l'humidité arrive jusqu'au papier et le détériore (*).

Le seul revêtement intérieur qui convienne parfaitement, mais qui a l'inconvénient de diminuer la capacité des pièces et de coûter cher, serait constitué par des dalles minces ou par des briques. M. Vaudoyer, dont le mémoire sur les moyens de prévenir et de combattre l'humidité des constructions fut couronné, en 1845, par la Société d'encouragement pour l'industrie nationale, a surtout insisté sur l'avantage de cette pratique.

L'emploi des briques creuses pour la confection des murs a permis de réaliser pratiquement et à bon marché cet avantage. Ces briques, dites *tubulaires,* qui ont sur les autres la supériorité d'une plus grande légèreté, d'une cuisson plus homogène, d'un transport moins dispendieux, et dont la résistance à la pression est à peu près égale à celle des briques pleines, ont l'avantage, par la couche d'air qu'emprisonnent leurs cavités, de mieux conserver la chaleur intérieure l'hiver et de se

(*) J'ai vu très-souvent des cas où les rats, se putréfiant derrière des tapisseries à châssis, ont répandu dans les appartements des odeurs méphitiques, qu'on n'arrivait parfois à détruire qu'après des travaux de recherche fort incommodes et fort dispendieux.

laisser moins pénétrer par la chaleur extérieure l'été. Elles réalisent, à proprement parler, pour un mur de façade, les effets des fenêtres à doubles châssis. Nous en reparlerons à propos des moyens de maintenir économiquement à l'intérieur des appartements une température convenable. Ces murs en briques creuses deviennent aussi, si on les constitue par deux cloisons isolées l'une de l'autre, un excellent moyen d'asséchement.

Cette disposition ingénieuse a été réalisée pour la maison exposée à Paris en 1867, par la Société coopérative immobilière, et construite par les soins de M. Stanislas Ferrand. Les murs (en brique) du rez-de-chaussée étaient pleins ; à partir de là, ils étaient constitués par deux cloisons de briques creuses, ayant ensemble $0^m,08$ centimètres d'épaisseur et isolées l'une de l'autre par un intervalle de $0^m,10$, ce qui constituait, pour l'ensemble du mur, une épaisseur de $0^m,18$. Entre les deux plans de briques passaient des tuyaux d'aération qui ventilaient cet intervalle de bas en haut, de façon à empêcher la stagnation de l'air et le séjour de l'humidité (*).

Les peintures murales à l'huile sont employées avec avantage dans certaines dépendances des maisons. Cette pratique était en usage à Pompéi. On a découvert dans cette ville la boutique d'un badigeonneur renfermant encore des couleurs bleues et roses destinées à cet usage ; l'analyse chimique en a déterminé la composition (**).

Le stuc est un médiocre préservatif contre l'humidité des murs. Celui qui contient de l'alun vaut mieux que le stuc ordinaire, mais il ne résiste guère à l'humidité.

(*) *Études sur l'Exposition de* 1867: *Constructions civiles.* — Lucien Puteaux. — Foucher de Careil. *ibid.*

(**) Breton, *Pompeia*, p. 205.

Le revêtement des murs avec des briques vernissées vaut mieux pour les dépendances où l'humidité est abondante. Les Romains recouvraient souvent leur stuc de plaques de marbre naturel (*abacus*) ou de plaques de terre cuite.

Les moyens d'asséchage d'un appartement humide sont nombreux. Les substances déliquescentes (chaux vive, chlorure de calcium) n'ont qu'une utilité restreinte. Une aération convenablement dirigée est le seul moyen de corriger ce défaut, et il ne suffit pas ici d'établir des courants d'air par des ouvertures antagonistes ; il faut surtout faire intervenir l'action des brasières ou des cheminées, qui, raréfiant l'air humide intérieur, l'évacuent par leur tuyau et le remplacent par un air relativement plus sec.

Il faut aussi, et sous peine de n'arriver qu'à un résultat incomplet, ouvrir largement les armoires et les tiroirs, afin que l'humidité des objets qui y sont contenus puisse se dissiper à la faveur de cet asséchement général.

Les maisons à terrasses offrent, dans ce sens, des ressources très-utiles ; elles permettent, en effet, à intervalles très-rapprochés, d'exposer à l'action asséchante et purificatrice du soleil les objets de vêtements et surtout de literie, qui, sans cela, deviennent des réceptacles d'humidité et de méphitisme. L'homme et le champignon ne vont guère ensemble ; celui-là dépérit là où celui-ci prospère ; et l'inimitié qui a été portée, dès l'origine, entre l'un et l'autre au point de vue alimentaire, est encore plus réelle au point de vue respiratoire. Pas de champignons sur nos tables ; le meilleur ne vaut pas grand'chose. Pas de champignons ni de moisissure dans les recoins de nos maisons ; et, pour qu'il n'y en ait pas, de l'air sec et du soleil en abondance et partout.

Je ne saurais, en terminant, passer sous silence les in-

convénients de l'habitation d'une maison fraîchement construite. Les spéculateurs de Berlin les connaissent bien,
eux qui ne craignent pas de faire habiter des maisons
somptueuses par des familles misérables auxquelles on
donne ces logements à prix réduits, et qui ont mission
d'*en essuyer les plâtres,* pour me servir d'une locution
consacrée. Cette opération inhumaine accomplie, on
peint les bois, on tapisse les murs, et les familles pauvres
vont continuer ailleurs, et jusqu'à ce que mort s'ensuive,
ce service insalubre. En France, les choses n'en sont
pas poussées ordinairement jusque-là ; mais il arrive souvent que, par précipitation ou par incurie, on se presse
trop d'habiter des maisons fraîchement construites.
Des rhumatismes, avec leur menace habituelle de maladies du cœur ; des ophthalmies ; des bronchites plus
ou moins tenaces, sont les effets les plus habituels de
cette imprudence.

Mais comment déterminer le moment où une maison
neuve peut être habitée sans inconvénient ? On peut bien,
et sans risquer d'être contredit, établir qu'une maison
construite dans une saison humide, et avec de médiocres
matériaux, doit chômer plus longtemps qu'une autre
placée dans des conditions opposées ; mais il n'y a, dans
ces banalités, rien qui puisse guider sûrement.

On a imaginé des procédés ingénieux pour déterminer
le moment où l'on peut entrer sans danger dans une
habitation neuve. Celui de M. Marc d'Espine (*) consiste
à exposer, dans des vases plats, de la chaux vive soigneusement pesée. Quand elle arrive à ne plus absorber que

(*) Marc d'Espine, *Moyen de juger jusqu'à quel point une
maison récemment bâte est assez sèche pour être habitée impu-
nément,* in *Ann d'hygiène,* t. III, pag. 291.

3 à 4 grammes de vapeur d'eau par 500 grammes, on en conclut que les murs en sont suffisamment secs. Le procédé de M. Batillat (*) consiste à prendre, avec un vilebrequin, 10 grammes de plâtre dans les murs et à les calciner ; si la perte n'est que de 15 %, la maison est habitable.

Je noterai, en terminant, des moyens d'essai moins scientifiques sans doute, mais qui ont aussi leur valeur : du sel gris fondra dans une maison humide ; un papier d'essai s'y recouvrira de taches ; des chaussures placées dans un endroit sombre seront envahies par les moisissures, etc.

Disons enfin que, si les conditions de l'aération intérieure, variables d'une maison à l'autre, ne permettent pas d'établir quelque chose d'absolu, il y a toutefois, en les réunissant, assez d'éléments pour la solution de ce problème d'hygiène domestique.

IV

Quand l'air est vicié, quand son renouvellement n'est pas assez abondant pour en corriger les défauts, ou bien encore quand la cause qui le vicie agit en permanence, on peut employer des substances diverses dites *désinfectantes*.

Et je dois tout d'abord établir une distinction nécessaire entre l'*infection* et l'*odeur*. La première suppose toujours une action nuisible sur l'économie, la seconde n'est qu'une importunité. Telles émanations inoffensives exercent sur l'odorat une impression désagréable, tels

(*) *Journal de chimie médicale*, t. IX, pag. 198.

miasmes dangereux se cachent sous les apparences
d'une odeur suave. En d'autres termes, tout ce qui sent
mauvais n'empoisonne pas, tout ce qui empoisonne ne
sent pas mauvais. Le nez n'est donc pas bon juge des
qualités de l'air que nous respirons, et il ne faut pas
croire qu'on a purifié celui-ci quand on l'a *désodoré*.

Or c'est là une des erreurs les plus répandues. Il est
des désinfectants fort en honneur dans la pratique vulgaire et qui ne fournissent en réalité que des garanties
équivoques. L'eau de Cologne, les essences diverses, le
caramel, le benjoin, empêchent de voir l'ennemi, mais ne
le désarment pas.

Les vapeurs *vinaigrées* peuvent détruire dans l'air des
émanations ammoniacales avec lesquelles elles forment
un sel peu odorant, mais elles n'ont pas de prise sur les
matières animales qu'il renferme.

Le *chlore*, au contraire, les décompose en s'emparant
de leur hydrogène, soit qu'on l'emploie en dissolution
dans l'eau sous forme d'eau chlorée, soit, ce qui est plus
habituel, qu'on se serve de chlorures ou plutôt d'hypochlorites alcalins, lesquels ne sont, à proprement parler,
que des réservoirs de chlore, d'où ce gaz se dégage len-
tement.

L'*eau de Javel*, dont il est fait un usage si habituel, est
une solution d'hypochlorite de potasse. Ajoutée à l'eau
dans les proportions d'un centième, elle sert à laver
des objets imprégnés de matières putrides, des tuyaux
d'évier par exemple, des boiseries d'appartements mal
tenus et longtemps occupés.

La *liqueur de Labarraque*, ou hypochlorite de soude, est
devenue, depuis quarante ans, d'un usage très-général.
Ce liquide jouit de propriétés désinfectantes très-énergiques ; on en arrose les boiseries et les planchers des

chambres où se manifeste une odeur putride, le siége des anglaises mal tenues, etc. Son absence de couleur rend encore son emploi plus facile.

Le *chlorure de chaux*, qui n'est que de l'hypochlorite de chaux, est surtout en faveur; on en met sur des vases plats dans les lieux infectés, et avec addition d'un peu d'eau. Quand il est sec, la simple humidité de l'air, et peut-être aussi l'action de l'acide carbonique de l'atmosphère, mettent en liberté du chlore qui se trahit par son odeur caractéristique. Si l'on veut un dégagement plus fort, on arrose le chlorure de chaux avec du vinaigre de table ordinaire; il se produit un bouillonnement gazeux, et le chlorure de chaux prend une teinte légèrement verdâtre.

Le chlore décompose les substances organiques en leur soustrayant leur hydrogène, pour former avec lui de l'acide chlorhydrique; les fumigations oxygénées ont le même effet; elles oxydent et brûlent ces mêmes matières en formant de l'eau avec leur hydrogène. Les fumigations nitrées, qui ne sont autre chose que des vapeurs d'acide hypoazotique, exercent sur ces substances une action désoxygénante. Le soufre, qui donne en brûlant de l'acide sulfureux, est dans le même cas. Mais le chlore et les hypochlorites alcalins sont d'un usage plus ordinaire.

Les germes organisés qui flottent dans l'atmosphère sont plus particulièrement justiciables des huiles essentielles et des produits pyrogénés volatils, lesquels exercent sur les organismes inférieurs une action très-délétère. Le goudron de bois, l'acide pyroligneux impur, le coaltar, l'acide phénique et les phénates, la créosote, le camphre, toutes les essences, rentrent dans ce groupe de désinfectants, ou, pour parler plus correctement, de *parasiticides*. Leur odeur fragrante limite malheureuse-

ment leur application. Il y a là néamoins des voies ouvertes pour l'avenir de l'hygiène.

L'acide *phénique* a pris, comme désinfectant, une importance considérable dans ces dernières années, et il
remplace le chlorure de chaux dans beaucoup de ses
applications. On se sert avec avantage du phénate de
chaux mélangé au plàtre, pour assainir les étables et les
écuries.

Le *permanganate de soude,* recommandé en Angleterre
par Condy et Hoffman, est aussi, dans des cas détermi-
nés, un désinfectant d'une valeur réelle.

Mais, on ne saurait trop le dire, les désinfectants sont
une ressource ultime et précaire, et c'est pitié que de
voir l'abus qu'on en fait en temps d'épidémie. Si l'on se
soumettait en même temps aux pratiques d'une hygiène
attentive et au renouvellement de l'air par une aération
méthodique, il n'y aurait véritablement rien à dire ; mais
on n'en fait rien, et cependant la propreté scrupuleuse
de l'habitation, des vêtements, de l'enveloppe cutanée,
sont les seuls *désinfectants* véritablement efficaces ; si ces
précautions manquent, le reste n'est qu'un replâtrage
stérile, si ce n'est dangereux, puisqu'il inspire une fausse
sécurité.

Je suis arrivé au terme de cette étude, bien élémentaire sans doute, sur les conditions qui vicient l'atmosphère domestique et sur les moyens qui sont propres
à en neutraliser les effets. Je devrais m'arrêter là ; mais
voilà que, par un singulier et irrésistible entraînement
d'idées, des analogies s'imposent à ma pensée et évo-
quent cet autre méphitisme qui souille l'atmosphère morale du foyer, la rend irrespirable ou toxique, énerve
l'esprit de famille et place l'éducation dans un milieu où
elle languit. Là aussi le soleil de la vie morale n'entre

pas assez librement ou ne laisse pénétrer que des rayons ternes et froids ; là aussi flottent des germes mauvais, des exemples délétères, et l'âme, au lieu d'effluves salubres et vivifiants, respire trop souvent un air rare et vicié et y contracte les principes d'une débilité maladive ou d'une irremédiable langueur. Voilà, et sans oublier l'autre, une atmosphère qui a, elle aussi, besoin d'être purifiée. Il n'est que temps de refaire la famille, que minent (il faut avoir le courage de se l'avouer) des germes sourds de dissolution. Il faut en réchauffer l'esprit, en resserrer les liens, et ramener au foyer, trop déserté aujourd'hui, avec l'intimité qui en fait le charme, le sentiment du devoir et du sacrifice qui en fait la force. Le salut de notre pays est à ce prix.

Tout le monde (ou peu s'en faut) est d'accord sur ce point ; mais s'agit-il de choisir le moyen purificateur ou désinfectant, on hésite et on se divise. Que ne ne m'est-il permis ici de signaler les *équivalents moraux* de l'air, du soleil, de l'eau, du chlore, de l'acide phénique, pour cette œuvre d'assainissement autrement nécessaire que l'autre ? Mais la critique fronce le sourcil, déclare que je me fourvoie et m'ordonne de me renfermer dans mon rôle d'hygiéniste. *Lecteur bénévole*, j'obéis ; à toi de compléter ce thème.

SEPTIÈME ENTRETIEN

LE SOLEIL ET LA LAMPE

> Là où la lumière n'entre pas le médecin
> entre.
> (Prov. italien.)
>
> *Das mehr licht hereinkomme.*
> (Gœthe)

L'éclairage de nos habitations utilise, d'une manière favorable à la santé générale et à la vue, la lumière solaire, que des ouvertures, convenablement disposées, introduisent dans leur intérieur, ou il y supplée par des moyens divers que l'industrie humaine a créés et perfectionnés. D'où la distinction classique, en hygiène, de l'éclairage des maisons, en : 1° naturel ; 2° artificiel.

C'est là une question d'une importance réelle, puisqu'elle intéresse à la fois, comme nous venons de le dire, et la santé et la conservation des yeux. Nous nous croyons justifié par avance, et par cette seule considération, des développements étendus que nous allons consacrer à son étude.

I

A maison obscure, habitants chétifs. C'est là une loi que l'expérience ne trouve presque jamais en défaut. Le troglodytisme de la misère, qui confine encore trop souvent des créatures humaines dans des logements sombres et étroits, que ne visite jamais un rayon de soleil, en donne tous les jours la démonstration. Et il y a à cela trois causes : d'abord, la pénurie de l'excitant lumineux, sans lequel il n'est pas de nutrition normale et qui produit, chez l'homme comme chez les plantes, de l'étiolement et de l'atonie ; en second lieu, la privation de cette purification aérienne, dont les rayons chimiques de la lumière solaire sont des agents si utiles et si puissants; enfin, la langueur morale, la mélancolie habituelle qui s'emparent de l'âme lorsque l'œil ne réfléchit sur elle qu'une lumière rare et indécise. Elle a, en effet, besoin de soleil, comme le corps, pour se sentir allègre et bien disposée.

Et il ne s'agit pas seulement de la lumière diffuse, c'est-à-dire de ce qu'on appelle le *jour*. Celui-ci peut être suffisant pour un bon usage de l'activité domestique, sans que l'intérêt de la santé soit complétement sauf. Il faut aussi, et surtout, de la lumière *rayonnante,* c'est-à-dire du vrai soleil, qui vienne faire sa visite quotidienne dans chacune des chambres à coucher, en fouille tous les recoins, y oxyde, y brûle tous les miasmes, en chasse l'humidité et y révèle utilement sa présence par ses trois attributs : de chaleur, de luminosité et de source d'action chimique.

Des états constitutionnels graves, et qui ouvrent la porte à mille maux : le lymphatisme, la scrofule, l'anémie et le rachitisme, s'établissent en permanence dans les maisons sans soleil. Le proverbe napolitain, « *Où le soleil n'entre pas, le médecin entre* », est d'une énergique vérité. Mieux vaut ouvrir au soleil.

Or, si l'on n'a pourvu à cet intérêt dès le début, si l'on ne s'est pas préparé aux visites quotidiennes de cet ami, en songeant à lui dans le choix de l'emplacement de sa maison, dans son orientation, dans la disposition, le

nombre et les dimensions des ouvertures éclairantes, on
a passé un bail avec un irremédiable étiolement. Je sais
bien que le plus habituellement on subit ces conditions;
mais il n'en est pas toujours ainsi, et il est une foule de
circonstances plus favorisées, où l'on pourrait sacrifier le
luxe à la salubrité et où l'on n'y pense même pas. Mais
tout cela semble subtil et superflu, et qui y songe?

J'appellerai *carré d'éclairage* la surface formée par
l'ensemble des ouvertures qui, dans une maison ou dans
un appartement, donnent un passage direct à la lumière.
Une très-simple opération permet de ramener à un carré
unique ces ouvertures, qui ont d'ailleurs des formes géo-
métriques régulières, et de constater si ses dimensions
sont suffisantes. Les ciels-ouverts, cages vitrées d'escalier, ne comptent, bien entendu, dans cette évaluation,
que pour les surfaces de vitrage qui reçoivent directement l'action des rayons lumineux, les fenêtres qui s'ouvrent sur eux se partageant strictement la quantité de
lumière à laquelle ces ouvertures supplémentaires donnent passage. Quant aux cours, si elles sont spacieuses,
les fenêtres qui ont sur elles leur prise de lumière peuvent, au point de vue de l'éclairage, être assimilées aux
fenêtres de façade, bien que, rigoureusement, ce ne soit
pas tout à fait exact.

Il est à peine besoin de faire remarquer que la largeur
de la rue, la hauteur de l'étage, influent singulièrement
sur la quantité de lumière qui pénètre par des ouvertures égales. L'isolement des maisons de campagne, la
liberté que l'on a d'en choisir l'emplacement et l'orientation, donnent toute satisfaction à cet intérêt d'hygiène;
il n'en est malheureusement pas ainsi dans nos villes, où
l'on subit les conséquences fortuites de l'étroitesse des
rues et les rigueurs administratives de l'alignement.

C'est pour cela qu'il serait bien utile d'instituer des moyens usuels de *photométrie,* c'est-à-dire des procédés pratiques, permettant de constater le degré d'intensité de l'éclairage naturel de chaque pièce d'un appartement, dans les diverses conditions de temps nuageux ou de ciel clair, et aux différentes périodes de la journée. Les *photomètres* qui ont été imaginés jusqu'ici ne peuvent servir qu'à mesurer l'intensité des moyens d'éclairage artificiel. L'*actinomètre,* de son côté, fournit seulement la mesure de l'intensité de la lumière rayonnante. Peutêtre le temps que mettrait à se former une image daguerrienne dans une chambre donnerait-elle une mesure facile et sensible, en même temps, de la quantité de lumière naturelle qu'elle reçoit. L'appareil affecté à cet usage pourrait être réduit à sa plus grande simplicité, et les jeux de photographie destinés aux enfants suffiraient pour le résultat à atteindre (*).

Je proposerai enfin, comme moyen plus simple, un petit photomètre composé simplement d'une bande de papier imprégnée de chlorure d'argent. Ce sel prend, sous l'influence de la lumière, une teinte qui varie du violet très-clair au noir. En en plaçant plusieurs morceaux dans différents endroits d'une même pièce pendant une journée, on aurait une idée de l'éclairage solaire de ses divers points ; et une comparaison de même nature, établie entre les étages d'une maison ou les diverses pièces d'un même étage, fournirait des renseignements pratiques très-utiles sur leur agrément, leur salubrité et

(1) Depuis que ces lignes sont écrites, j'ai appris qu'un physicien anglais. le docteur Godard, de Wilton, a imaginé un petit photomètre usuel, de cette nature. La lumière pénètre dans un tuyau contenant une lentille et va impressionner un papier photographique.

leur adaptation aux différents usages de la vie. Le temps est venu de sortir, pour les choses qui intéressent la santé, des *à peu près* insignifiants et des appréciations vagues et sans précision.

Les fenêtres sont, cela se conçoit, le seul mode d'éclairage naturel qui soit véritablement efficace, et il l'est d'autant plus que la façade s'ouvre sur une rue plus large et plus dégagée. L'idéal, je l'ai déjà dit, est une maison placée à un coin, entre cour et jardin, et pouvant, par suite, être ensoleillée successivement par ses trois faces qui demeurent libres.

L'étude de ces ouvertures éclairantes offre un intérêt des plus réels en hygiène.

Le nombre n'en saurait être trop multiplié, en tenant compte, bien entendu, des exigences de l'aménagement intérieur ; et cette nécessité est encore bien plus réelle dans les pays à ciel terne et brumeux et dans les rues de nos grandes villes, qui représentent, à raison de l'élévation des maisons qui les bordent, de véritables vallées profondes, dans lesquelles, de même que dans les vallées naturelles, ne pénètre qu'une quantité minime de lumière.

Il est certain que Londres et Marseille n'ont pas, sous ce rapport, les mêmes exigences. L'hygiène a souffert, pour sa bonne part, de l'uniformité peu intelligente qu'ont prise toutes choses en France, sous l'influence d'une abusive centralisation, et qui n'a tenu compte, ni de la diversité des besoins, ni de la diversité des habitudes. Le jour où l'architecture domestique se sera émancipée de cette choquante monotonie marquera un vrai progrès pour le bien-être et la santé. Autre chose est une maison de Bretagne ou une maison de Provence ; et, de même que leur style doit varier pour s'harmoniser avec le mi-

lieu dans lequel elles s'élèvent, de même aussi il doit y
avoir, dans les détails de leur construction et de leurs
aménagements, des différences en rapport avec les conditions de ces climats opposés. Cette donnée élémentaire
semble un peu oubliée aujourd'hui, et Paris envoie aux
quatre coins de la France ses plans d'habitations modèles,
quand il ne leur envoie pas les habitations elles-mêmes.

Cette uniformité n'est ni dans la logique des choses, ni
dans la réalité des besoins. Là où le progrès, qui se fourvoie par instants, ne l'a pas imposée, l'hygiène instinctive
des peuples fournit des enseignements qui ont leur valeur. On n'a qu'à parcourir les rues étroites et les maisons
aveugles des villes de l'Orient et des pays chauds, pour
comprendre que, malgré l'exagération routinière dans
certains détails de construction, notamment l'insuffisance
des fenêtres extérieures, ces peuples savent se servir de
leur climat. La zone méridionale de la France, placée
géographiquement à moitié chemin de ces conditions
extrêmes de climat, doit chercher, dans la construction
de ses habitations particulières, un compromis raisonnable
entre les habitudes architecturales du Nord et celles des
colonies.

Les fenêtres étaient petites et extrêmement peu nombreuses chez les Romains. J'ai déjà plus haut, et incidemment, parlé de l'éclairage fort imparfait de leurs chambres à coucher (Voy. p. 103). On trouve dans la maison
du poëte tragique, à Pompéi, deux petites fenêtres de
0^m,91 de hauteur sur 0^m,60 de largeur et qui sont élevées
de 1^m,95 au-dessus du sol. Mais cette disposition était
assez rare. Les inconvénients de l'absence de fenêtres
étaient compensés, du reste, pour les habitations riches,
par les dimensions considérables du péristyle ou de
l'atrium, et puis aussi par les habitudes des Romains, que

la beauté de leur climat sollicitait à vivre en plein air.

Les maisons du moyen âge présentaient, elles aussi, une regrettable pénurie dans la dispensation de la lumière, et nous avons vu que l'hygiéniste n'y trouve pas les mêmes motifs d'admiration que l'archéologue. Des fenêtres peu nombreuses, enchâssées au fond d'ouvertures murales profondes, singulièrement étroites ; des vitres très-petites et très-multipliées, encadrées de fer, de plomb ou de pierre, constituaient un mode insuffisant d'éclairage, sans parler des couloirs étroits et sombres, des escaliers obscurs, etc « Notre époque, dit à ce propos M. L. Raynaud, s'est tellement donné la tâche de réhabiliter toutes les choses du passé, si peu recommandables qu'elles soient, que les habitations du moyen âge ont trouvé, dans ces dernières années, de fervents admirateurs et des architectes disposés à les prendre pour modèles. C'étaient pourtant de tristes demeures, grossièrement distribuées, sans souci de ce qui importe aux agréments ou à la dignité de l'existence. Des entrées étroites ou obscures, des cours humides, des escaliers d'un parcours difficile, des grandes pièces mal éclairées ou mal chauffées, dont chacune avait à remplir plusieurs offices : voilà ce qu'on trouvait à peu près dans toutes, quelle que fût leur importance... Quelques-unes de ces maisons étaient bâties en pierres ou en briques ; beaucoup en pans de bois. Les étages de ces dernières s'avançaient souvent en encorbellement sur le rez-de-chaussée, et les uns sur les autres. Cette forme était pittoresque, sans doute, mais elle avait le grave inconvénient d'enlever de l'air et de la lumière aux rues et aux étages inférieurs, déjà peu favorisés sous ce rapport (*). »

(*) Léonce Reynaud, *Traité d'archit.*, 2e partie, in-4°; Paris, page 460.

M. de Caumont a représenté une maison du VII⁵ siècle
à Chartres ; elle appartient, par son style, à l'ère romane
secondaire et semble mieux partagée, pour l'éclairage,
que les maisons de l'époque ogivale et même celles de la
Renaissance. Ces fenêtres, dont l'encadrement était diversement orné, étaient tantôt de simples ouvertures
aératoires allongées en forme de fentes, tantôt des orifices
presque carrés, coupés en quatre parties enchâssées de
vitres fixes. Les maisons en bois de la Normandie et de
la Bretagne étaient, pour des raisons faciles à concevoir,
mieux partagées quant au nombre et aux dimensions des
ouvertures aératoires.

Les proportions des fenêtres varient avec l'étage, et,
pour le même étage, avec le caractère plus ou moins
accusé de somptuosité et d'élégance que l'architecture
veut donner à une maison par la hauteur des pièces.
Généralement, dans les maisons particulières, elles af-
fectent la forme d'un rectangle dont la base est de 1^m,20
à 1^m,30, et la hauteur de 3^m,25 à 4^m,90. Au-dessus de
3^m,25 on rend fixe la vitre supérieure qui sert d'imposte.
Il serait difficile, en effet, que les deux parties d'un châssis
mobile, si elles avaient plus de hauteur, pussent se ma-
nœuvrer facilement pour l'ouverture ou la fermeture de
la fenêtre. Ce châssis vitré est divisé en trois ou quatre
carrés superposés, qu'obturent autant de verres.

On a longuement discuté, et à grands frais d'érudition, la question de savoir dans quelle mesure les anciens
utilisaient le verre pour la confection de leurs fenêtres.

Rien ne prouve que les Hébreux en aient fait usage.
Les *clathri,* ou treillis en bois, paraissent avoir été le seul
mode de fermeture de leurs fenêtres, comme on peut le
penser d'après ce passage des *Proverbes* de Salomon :
« car, étant à la fenêtre de ma maison, et regardant à

travers les barreaux... (*)». Le mot de l'Epouse, dans le *Cantique des cantiques* (**), et un verset des *Rois* conduisent à la même conclusion (***).

Les Phéniciens eux-mêmes, auxquels la tradition rapporte la découverte du verre, ne semblent pas l'avoir employé pour leurs fenêtres ; ils le réservaient comme ornement de leurs maisons ou comme objet de toilette.

L'Hébreu Philon, qui vint à Rome en ambassade l'an 40 après J.-C., sous le règne de Caligula, semble avoir indiqué que le verre à vitres était usité à Rome dès cette époque, puisqu'il compare la pierre spéculaire, en usage à Alexandrie, avec le verre blanc transparent qu'il voyait aux fenêtres. Toutefois, c'était encore à Rome un objet de luxe, que remplaçait d'ordinaire la phengite ou pierre spéculaire (*lapis specularis*), qui n'était qu'un sulfate de chaux transparent.

Les fouilles d'Herculanum et de Pompéi n'ont d'ailleurs laissé aucun doute sur l'usage des vitres dans ces deux villes au 1er siècle de l'ère chrétienne. On trouve dans la maison du Faune, à Pompéi, et dans l'une des pièces qui communiquent avec l'atrium, une meurtrière fermée par un verre très-épais, qui simule les verres lenticulaires des *hublots* de nos navires (†). Mongez rapporte qu'en 1772 on découvrit, à Herculanum, une fenêtre de trois palmes carrés (22 cm 17). Chaque carreau avait environ une palme carré (0 m.73). « Ce verre était épais, blanc, aussi transparent que du cristal ; deux carreaux seulement étaient cassés. » On a trouvé à Colchester, l'ancienne

(*) *Proverbes,* chap. vii, 6
(**) *Cantique des cantiques,* chap. ii. v. 9
(***) *Rois,* liv. iv, 1, 2.
(†) Breton, *Pompéi,* p. 296.

Camoladunum, les restes d'une villa romaine présentant des débris de vitraux (*).

Les anciens connaissaient donc l'usage des vitres ; mais, comme le fait remarquer M. Viollet-Leduc, ils les considéraient comme objets de luxe (**). La pierre spéculaire et le mica étaient plus ordinairement employés chez eux ; mais ce qu'il y avait de plus ordinaire encore, c'était de voir les fenêtres simplement fermées par des volets (*luminaria*), ou des grillages (*clathri*), ou même non obturées. On trouve, à Pompéi, des lucarnes closes par des plaques de terre cuite. Le *tablinum*, ou salle des archives de la maison du Labyrinthe, offre cette disposition curieuse, que réalise plus élégamment aujourd'hui l'usage de briques minces et courbées en demi-cercle.

Pendant bien des siècles, l'usage des vitres fut le privilége d'un petit nombre. Le Ménagier de Paris, qui vivait à la fin du xive siècle et qui avait un assez grand train de maison, ne paraît pas avoir eu de vitres à ses fenêtres. Il indique en effet, comme moyen de se préserver des mouches, « d'avoir fenêtres closes bien justement de toile cirée ou autre, ou de parchemin ou autre chose, si justement que nulle mouche y puisse entrer. » M. Jérôme Pichon, dans les notes dont il a enrichi ce curieux ouvrage, relate un compte de 1454 de la reine Marie d'Anjou, mentionnant « deux mains de papier *et l'huille à l'oindre pour estre plus cler*, achetés pour garnir six châssis de bois que la reine avait fait placer dans la chambre où logea le roi de Sicile à Chinon (***). » Cette cherté persista sans doute, puisqu'au xvie siècle, sous le

(*) Mongez, *Encyclop. méthod.*, art. FENESTRA.
(**) Viollet-Leduc, *Dict. d'architect.*, t. v, p. 365.
(***) *Ménagier de Paris*, t. i, p. 173.

règne d'Elisabeth, quand les comtes de Northumberland laissaient leurs châteaux, ils faisaient enlever et serrer leurs fenêtres vitrées (*.

Les progrès qui se sont accomplis, depuis cette époque, dans l'art de fabriquer le verre, ont mis à la disposition de tous cette substance précieuse, sans laquelle des sciences comme la physique et la chimie fussent restées dans l'enfance, et qui, suivant l'expression d'un grand historien, « aida à connaître l'immensité de la création, depuis la marche des corps célestes jusqu'à la structure de l'insecte imperceptible à l'œil (**). »

Mais il ne s'agit pas ici du verre modifiant la lumière, mais de celui dont le rôle salutaire, s'il est humble, se borne à la laisser simplement pénétrer dans nos habitations. Tout verre est bon pour cet office, s'il est blanc, sans taches, et les carreaux de la mansarde doivent maintenant satisfaire aux conditions de ce programme, comme ces glaces somptueuses qui occupent toute la hauteur des fenêtres des hôtels et affranchissent de l'obligation disgracieuse des *petits bois* ou supports transversaux. Il est à peine utile de faire ressortir la nécessité de laisser de côté, pour cet usage, le verre qui n'offre pas une transparence parfaite, c'est-à-dire celui qui a subi cette modification moléculaire que l'on connaît en verrerie sous le nom de dévitrification (***). Une

---

(*) *Mag. pitt.*, t. xxviii, 1860, p. 399.

(**) César Cantù, *Hist. univ*, trad. Eug. Aroux et Piersylvestro Leopardi, t. i, p. 495.

(***) Une température très-élevée et prolongée la produit; mais elle se manifeste parfois dans d'autres conditions mal appréciées. La température de l'ébullition. j'en ai vu des exemples à la suite de l'immersion de verres à boire ordinaires dans l'eau très-chaude, peut amener cet arrangement cristallin particulier.

autre condition, et qui n'est pas toujours réalisée dans les logements pauvres, c'est que la vitre ne contienne pas de rognons épais, qui peuvent iriser la lumière et qui peuvent même, dans certaines circonstances, ainsi qu'on en a cité des exemples, concentrer les rayons solaires comme une véritable lentille et devenir la cause d'incendies.

Le verre à vitre de qualité inférieure a un œil verdâtre très-accusé, qui change notablement la couleur de la lumière. Cette teinte tient à la présence d'un silicate de protoxyde de fer. On l'évite, dans les verres moins imparfaits, en ajoutant à la pâte du bioxyde de manganèse, qui fait passer le sel de fer à l'état de peroxyde, et neutralise d'ailleurs, par sa couleur rosée, la teinte verdâtre du verre.

Les verres colorés n'interviennent guère que dans les fenêtres d'édifices publics ou de maisons de campagne, et à titre d'agrément. Les encadrements de vitres blanches, par des bandes de verre de différentes couleurs, donnent au jour une teinte fausse qui fatigue l'œil et qu'il convient d'éviter.

Il n'en est pas de même des vitres légèrement et uniformément teintées à l'aide de divers oxydes métalliques. Les personnes dont l'œil surexcité supporte difficilement la lumière blanche pourraient en tirer profit. Les teintes variées des verres de conserves trouvent ici leur application. On sait que la couleur verte et la couleur bleue, qui reposent la vue, ont l'inconvénient d'altérer la teinte naturelle des objets ; les verres ombrés ou légèrement fumés valent mieux, et il est étonnant qu'au lieu d'emprisonner les malades atteints d'ophthalmie en tirant leurs volets ou en abaissant d'épais rideaux sur les vitres blanches, on n'ait pas songé à remplacer celles-ci par des verres légèrement teintés (*). La chose en vaudrait certainement la peine, quand il s'agit d'affections des yeux qui se prolongent quelquefois pendant des mois entiers. Les conserves sont loin d'avoir la même efficacité; on sait, en effet, qu'elles laissent passer des rayons latéraux qui prennent la couleur complémentaire de la teinte des conserves. Il y a là un entre-croisement de rayons colorés qui ne peut que fatiguer la vue. Les malades (**), condamnés au supplice du confinement entre des rideaux de lit, trouveraient dans ces vitres-conserves un allégement considérable, et chaque hôpital devrait disposer de cette façon une petite salle consacrée aux ophthalmies.

Le verre, comme d'ailleurs beaucoup d'autres substances, jouit de la propriété remarquable de se laisser traverser par les rayons de chaleur qui émanent d'une source de lumière; il est *diathermane,* ainsi qu'on le dit dans la langue de la physique, c'est-à-dire *transparent pour la chaleur.* La diathermanéité du verre varie avec sa *nature,* son *épaisseur,* son *poli,* mais surtout avec sa *couleur.*

Le verre de glace se laisse traverser par 65 à 69 sur 100 de la chaleur rayonnante qui rencontre sa surface; le verre à vitres (verre à base de soude et de chaux) n'en laisse passer que 54 à 50. D'un autre côté, la diathermanéité du violet foncé étant de 53, celle du bleu foncé est de 33, celle du vert est de 23, etc. C'est dire que la nature et la couleur des vitres que frappe le soleil augmentent ou diminuent, dans des proportions énormes,

(*) La couleur enfumée (*teinte fumée de Londres, teinte neutre*) vaut mieux que les autres. Voyez A. Chevalier : *l'Art de conserver la vue,* p. 133.

(**) Voyez Duval, *Traité des mal. des yeux,* 1862, p. 203.

la quantité de chaleur qui pénètre dans l'intérieur d'un appartement.

Cette propriété, qui laisse déjà présager la communauté de nature de la lumière et de la chaleur, se constate empiriquement en touchant une vitre fortement éclairée ; elle donne à la main une sensation de froid, tandis qu'à quelques centimètres de distance on perçoit une chaleur appréciable. L'utilité des serres est fondée sur ce fait, et les cages vitrées qui surmontent les escaliers mal construits nous en donnent, tous les étés, la démonstration pénible. Ils ont, du reste, percé tous les secrets de la diathermansie, ces chats que l'on voit étendus voluptueusement derrière les glaces des boutiques, et savourant, en vrais sybarites, la chaleur agréable qu'elles lui apportent. L'angora du physicien Melloni avait sans nul doute devancé la découverte de son maître. Nous dirons plus loin que les petites serres, qui entrent de plus en plus dans les habitudes des constructions somptueuses, offrent des avantages réels de santé et de bien-être aux valétudinaires qui sont obligés de passer l'hiver dans les régions humides et brumeuses du nord et de l'ouest de la France.

L'office des fenêtres est d'éclairer les appartements, de renouveler l'air au besoin et de s'opposer aux irruptions de la pluie.

Le bon éclairage d'une pièce dépend d'abord d'un rapport convenable ménagé entre les dimensions de cette pièce et celles de la surface éclairante (en supposant, bien entendu, de bonnes conditions de luminosité extérieure) ; en second lieu, de la forme de la chambre, de ses aménagements intérieurs et du revêtement de ses parois.

On peut établir, en principe, que le côté du carré de

vitrage doit être au côté du cube de la pièce comme
1 : 2. En d'autres termes, et pour mieux fixer les idées,
une pièce de 4 mètres sur ses trois dimensions a besoin
d'une surface de vitres représentant un carré de 2 mètres, c'est-à-dire d'une fenêtre à deux volants, ayant dix
carreaux de 50 cent. carrés. Il coule de source que, dans
les climats brumeux, et lorsque les fenêtres s'ouvrent
sur des rues étroites et sombres ou sur des cours, cet
éclairage devient insuffisant. J'ai établi ce rapport pour
les pièces d'un premier étage. Les fenêtres vont en di-
minuant de hauteur avec l'étage, mais la lumière leur
arrive plus librement, et il s'établit, à leur profit, une
large compensation. Les pièces allongées et celles qui
offrent par la disposition de leurs murs, aussi bien que
par la mauvaise entente de leur ameublement, des suc-
cessions de saillies et de coins, s'éclairent mal et d'une
manière peu uniforme, et l'œil trouve dans leurs diverses
parties des contrastes, peu sensibles certainement, mais
dont la répétition incessante doit exercer, à la longue,
une influence très-réelle. Il faut ouvrir à la lumière, et
partout, le même accès libre qu'à l'air. C'est affaire de
santé dans les deux cas.

On a fait ressortir avec raison, dans ces derniers
temps, l'influence des chambres mal éclairées sur la production de la myopie. La myopie naturelle est relativement rare ; la myopie artificielle, c'est-à-dire celle que
nous nous donnons par le mauvais gouvernement de
notre vue, est au contraire excessivement commune. Un
des savants les plus autorisés de la Prusse, Virchow,
établissait récemment, dans un excellent travail, l'extrême fréquence de la myopie scolaire et ses rapports avec
un éclairage insuffisant des maisons d'école (*).

(*) Virchow, *Hyg. des Écoles*, trad. Decaisne.

On prend, quand on travaille dans une pièce qui n'a pas assez de jour, l'habitude de se rapprocher de son livre ou de son ouvrage ; la faculté d'adaptation normale se perdant peu à peu, on devient myope, et cela sans préjudice de la fatigue oculaire qu'amène invariablement un pareil état de choses.

Il faut aussi invoquer l'exiguité actuelle de nos chambres, qui, arrêtant nos yeux sur des objets très-rapprochés, nous pousse vers la myopie. Hufeland attachait à cette cause une importance qui ne me paraît pas exagérée, et il recommandait, comme moyen préservatif de la myopie chez les enfants, de les promener le plus possible à la campagne (*), afin que leurs yeux pussent s'arrêter habituellement sur des objets et des horizons éloignés.

Mais il y a quelque chose d'aussi offensif pour la vue qu'un jour insuffisant, c'est ce qu'on appelle un *faux jour*. Il provient d'une réflexion de la lumière sur une surface blanche rapprochée, comme l'est, par exemple, le mur d'une maison, ou de l'entre-croisement des rayons lumineux provenant d'ouvertures différentes ou de diverses parties d'une même fenêtre. Celles qui sont à fleur de mur ont, sous ce rapport, un avantage réel sur les fenêtres à fleur d'appartement ; ces dernières ne reçoivent, en effet, la lumière qu'au fond d'un trapèze dont les côtés divergents sont représentés par l'épaisseur du mur, et la lumière qui leur arrive directement s'entre-croise avec celle que ces côtés réfléchissent vers elle. Les fenêtres-portes, qui s'ouvrent sur des balcons ou des terrasses, n'éclairent pas non plus aussi régulièrement que les fenêtres ordinaires, à raison de l'arrivée

---

(*) Hufeland, *Macrobiotique*, trad. Jourdan.

d'une partie de la lumière de bas en haut. J'appelle l'attention des Pénélopes vigilantes de nos maisons sur ces particularités, qui ont leur valeur dans la vie uniforme du gynécée, et qu'elles ne considéreront certainement pas comme de vaines subtilités d'hygiène.

Mais il est des conditions où la lumière surabonde ; le soleil devient alors un ennemi momentané, contre lequel il faut se défendre : d'abord parce que l'œil est fatigué par une lumière trop vive ; puis aussi parce que le système nerveux des gens impressionnables en reçoit une excitation inopportune ; et enfin, et surtout, parce que la lumière vive apporte avec elle une chaleur contre laquelle on a besoin de se prémunir. Ici les moyens modérateurs de la lumière se pressent en foule, depuis les volets, qu'ils soient pleins ou à jour, jusqu'aux jalousies, stores ou rideaux.

Les anciens connaissaient les volets ou *luminaria,* bien qu'ils fussent plus habituellement remplacés, surtout chez les Hébreux, je l'ai dit, par des grillages de bois ou de métal *(clathri).* Les deux fenêtres de la maison de Pompéi dont je parlais tout à l'heure, sont entourées d'un cadre en bois muni d'une rainure dans laquelle glissait le volet. Dans nos maisons actuelles, les volets sont intérieurs ou extérieurs, suivant que la fenêtre est au niveau de l'appartement ou de la rue. La première disposition est, à tous les titres, la plus commode.

Les volets jouent dans la vie estivale du midi de la France un rôle considérable ; on les tient hermétiquement clos, si ce n'est le soir, et ils protègent contre l'invasion de la chaleur et de la poussière, ces deux fléaux de l'existence méridionale. Cette habitude, très-justifiable certainement, y prend les proportions d'une exagération réelle. Et il y a à cela un triple inconvénient : d'abord,

on devient étiolé dans ces *chambres noires*, alors qu'une
lumière éblouissante imprègne l'atmosphère extérieure
(le teint mat des femmes du Midi tient en partie à cette
cause); en second lieu, on y contracte un degré plus ou
moins marqué de myopie; enfin le passage brusque et
réitéré d'une lumière étincelante à l'obscurité et réci-
proquement, est une cause de singulière fatigue pour la
vue. J'ai été frappé, dès mon arrivée dans le Midi, des
inconvénients de cette habitude, qui y est très-générale.

Les *jalousies* sont nées dans la patrie de Bartholo; mais
elles ont eu leurs précurseurs dans les *cancelli* des Romains. Les jalousies modernes, grâce à la mobilité de
leurs lames, qu'un mécanisme ingénieux incline ou re-
dresse, constituent, qu'elles tombent d'aplomb ou qu'elles
soient rejetées, à l'espagnole, sur la balustrade d'un
balcon de fenêtre, un moyen très-agréable d'aération
pendant l'été. Leur usage est général dans le Midi, et
il correspond à un besoin réel de ce climat. Il faut en
dire autant des stores intérieurs, qui devraient être l'indispensable accompagnement des fenêtres dans tous les
climats, ceux à lumière habituellement vive comme ceux
à contrastes incessants de lumière.

Les stores en joncs étroits et imbriqués, ou ceux, plus
simples, en une étoffe de coton s'enroulant sur un cylindre de bois, constituent le véritable *registre* de la lumière extérieure, ou plutôt ce sont les pupilles des fenêtres, comme les volets en sont les paupières. Bien
maniés, ils n'en laissent entrer que ce qui convient au
bien-être et à la vie. Ils devraient dispenser des rideaux,
qui ne sont protégés que par la tradition et le goût décoratif. En effet, fixés à leurs patères, ils restreignent
la surface d'éclairage et projettent sur le mur et les objets voisins une ombre gênante; tombant librement au-

devant de la fenêtre, ils interceptent trop complétement
le jour. Du reste, stores et rideaux doivent, pour une
raison qui se conçoit, éviter ce papillotage de couleurs
criardes et de dessins heurtés, que la mode impose trop
habituellement à la rétine. Les stores chinois sont particulièrement incriminables sous ce rapport, mais ils sont
malheureusement défendus pour longtemps par leur origine exotique et leur étrangeté.

Et à ce propos, je dirai, d'une manière incidente, que
les tapisseries d'une chambre doivent être dans un rapport étroit de nuances avec l'éclairage naturel. Celui-ci
surabonde-t-il, il convient de l'émousser par des papiers
qui éteignent la lumière : est-il au contraire insuffisant,
il faut rechercher de préférence des papiers blancs ou
très-clairs. On ne saurait croire, quand on n'a pas fait
soi-même l'expérience de cette substitution d'un papier à
un autre, la différence qu'elle introduit dans la clarté
d'une chambre.

II

L'homme n'arrête pas le soleil comme Josué, mais il
le supplée par son industrie. Elle lui a mis entre les
mains, pour cet objet, un outillage infiniment varié, dont
la lampe de pierre à mèche de mousse et à huile de baleine, en usage chez l'Esquimau, et l'éclairage électrique
constituent les deux termes extrêmes. Il se fait ainsi
une foule de petits soleils portatifs, dociles à s'allumer
et à s'éteindre, et qui émiettent et individualisent la
lumière quand le Père de la clarté universelle et commune cesse de la faire luire pour tous en même temps.
Une société sans moyens d'éclairage artificiel serait, au
point de vue moral et intellectuel, ce qu'au point de vue

matériel serait une société sans feu. Les heureux habitants de la Bétique n'allumaient pas de bougies et laissaient au soleil le soin de scander en deux parties iné-
gales leur douce et simple existence ; mais les *temps sont
changés :* le soleil ne fournit plus à l'activité humaine,
devenue affairée et complexe, une période suffisante de
lumière ; il faut l'allonger artificiellement.

Il y a deux moyens d'arriver à ce but : l'un très-pra-
tiqué, se coucher tard ; l'autre fort peu en honneur dans
nos mœurs actuelles, se lever tôt. Les moralistes et les
hygiénistes ont, à l'envi, remué cette question ; mais
leurs avertissements n'ont pas chance de prévaloir contre l'irrésistible entraînement de l'habitude et des goûts.
On continue et on continuera, dans certaines classes, à
faire de la nuit le jour et à perdre, au profit d'un sommeil tardif et peu réparateur, ces belles heures de la
matinée, jeunesse de chaque jour, et qui ont la grâce,
la fraîcheur et l'enjouement de la jeunesse humaine.

Franklin a écrit sur l'habitude de se lever tôt une
page pleine de verve et de bon sens qui trouve sa place
ici, puisqu'elle traite de la part équitable à faire entre
l'activité à la lumière solaire et l'activité à la lumière des
bougies et des lampes. Économe et ordonné par-dessus
tout, le philosophe américain ne pouvait tolérer ce gaspillage inutile d'activité et de suif. Un soir qu'on avait
essayé devant lui (1780) la « *nouvelle lampe de MM. Quinquet et Lange* », il rentra fort tard, se coucha vers trois
ou quatre heures après minuit et fut conduit, par ces
deux circonstances, à une *découverte* économique qu'il
s'empressa de communiquer au *Journal de Paris* et dans
les termes suivants : « Un bruit accidentel et soudain
m'éveilla vers six heures du matin : je fus surpris de
trouver ma chambre pleine de lumière ; je m'imaginai

d'abord qu'on y avait apporté un nombre considérable de ces lampes dites de Quinquet ; mais, frottant mes yeux, je m'aperçus que la lumière venait par les fenêtres. Je me levai et je regardai au dehors pour voir ce qui pouvait causer cette lumière, quand je vis que le soleil se levait juste sur l'horizon, d'où il versait largement ses rayons dans ma chambre, une domestique ayant eu la négligence, le soir précédent, de ne pas fermer les volets.

» Je regardai à ma montre, qui va très-bien, et je vis qu'il n'était que six heures. Pensant encore qu'il y avait quelque chose d'extraordinaire à ce que le soleil se levât d'aussi bonne heure, je consultai l'almanach et je trouvai que c'était bien l'heure marquée pour le lever du soleil ce jour-là ; je regardai quelques pages plus loin, je trouvai qu'il se lèverait encore plus tôt chaque jour jusque vers la fin de juin, et je vis qu'à aucune époque de l'année il ne se levait plus tard qu'à huit heures. Nos lecteurs qui, comme moi, n'ont jamais aperçu un signe de lever du soleil avant midi et qui regardent rarement la partie astronomique de l'almanach, seront aussi étonnés que je l'ai été moi-même quand ils apprendront que le soleil se lève de si bonne heure, et surtout quand je les assurerai *qu'il donne de la lumière aussitôt qu'il se lève*. J'en suis convaincu ; je suis certain de mon fait. On ne peut pas être plus assuré d'un fait ; je l'ai vu de mes propres yeux. Et, ayant répété ces observations trois jours de suite, j'ai toujours trouvé précisément le même résultat.

» Cet événement m'a fait faire plusieurs sérieuses et importantes réflexions. Je considérai que, si je n'avais pas été éveillé de si bonne heure le matin, j'aurais dormi six heures de plus à la lumière du soleil, et par conséquent j'aurais vécu six heures de plus, la nuit suivante, à la lumière des chandelles ; et, comme cette dernière lumière est beaucoup plus chère que la première, mon amour de l'économie me conduisit à faire appel au peu d'arithmétique que je possède et à faire quelques calculs que je vous livre, en vous faisant observer que, suivant moi, c'est l'utilité qui fait la valeur des inventions (*). »

Ce calcul, basé sur la supposition de cent mille familles à Paris, avait conduit le malin philosophe à cette conclusion : que la ville de Paris pourrait, si elle se couchait moins tard, économiser, bon an mal an, 96,075,000 livres tournois, « en se servant de la lumière du soleil au lieu de chandelles. »

Il espérait que cette *découverte,* une fois divulguée, se rallierait tous les esprits raisonnables ; et, pour réformer les incorrigibles, il proposait: une taxe d'un louis par fenêtre ayant des volets ; une loi interdisant à chaque famille de consommer plus d'une livre de chandelles par semaine ; l'interdiction de la circulation des voitures dans les rues après le coucher du soleil, excepté celles des médecins, chirurgiens et sages-femmes. Il voulait, enfin, qu'au lever du soleil, on réveillât tous les paresseux en sonnant les cloches des églises et en tirant le canon dans les rues.

« Toute la difficulté, disait-il en concluant, sera dans les deux ou trois premiers jours ; après quoi la réforme sera aussi naturelle, aussi facile, que l'irrégularité actuelle, car ce n'est que le premier pas qui coûte (**). »

Ne demandons pas tant, mais faisons ressortir, comme

(*) B. Franklin, *Essais de morale et d'économie politique. — Un projet économique,* p. 188.

(**) *Ibid.,* p. 193.

contraste, les inconvénients, hygides autant qu'économiques, des veilles abusives, et les avantages de toutes
sortes des habitudes matinales. La sagesse des nations a
consacré ce fait par une foule de proverbes qui se pressent à l'envi sous ma plume : « Se lever tard, se coucher
tôt, avancent l'heure du tombeau. — Une heure de sommeil avant minuit vaut deux heures de sommeil après. —
Le lever tôt conserve la santé et la sainteté. — Lever
à six, coucher à neuf, font vivre d'ans nonante et neuf,
etc., etc. »

La recette n'est pas infaillible ; mais il est certain que,
dans les grandes villes en particulier, on prolonge la
soirée au delà de ce qu'il faudrait, et on n'évite pas assez
ce reproche du *bonhomme Richard :* « Que le soleil, en
regardant vos fenêtres, ne dise pas : Voilà un paresseux
qui sommeille. » Le bon et honnête couvre-feu, qui était
un avertissement d'hygiène en même temps que de régularité, faisait une part équitable entre l'activité inoffensive du jour et le repos utile de la nuit. Mais il ne re-
viendra plus, et il vaut mieux, après avoir fait un appel
à la modération dans l'usage des veillées, indiquer les
conditions dans lesquelles l'éclairage artificiel est le plus
utile et le plus inoffensif pour la santé aussi bien que
pour la vue.

Tous les corps combustibles, c'est-à-dire tous ceux
qui sont riches en carbone et en hydrogène, sont susceptibles de fournir des matières d'éclairage. C'est dire
combien est varié le nombre de celles-ci. Mais, quelles
qu'elles soient, c'est toujours, en définitive, un carbure
d'hydrogène fourni par l'action de la chaleur, ou simplement volatisé par elle, qui brûle dans nos appareils et
nous fournit sa lumière. C'est lui qui coule du gazomètre

par les artères souterraines qui lui ont été ménagées pour venir éclairer un candélabre ; c'est lui qui se dégage de la mèche d'une chandelle ou d'une bougie imprégnée de matières grasses liquéfiées, et qui forme l'enveloppe lumineuse qui l'entoure ; c'est lui qui est distillé des huiles grasses végétales ou animales, des huiles de houille, comme des essences de naphte et de pétrole, etc. Le phénomène du dégagement d'un gaz comburant et éclairant, qui s'opère en grand dans les usines à gaz par l'action du feu sur les cornues de houille, se reproduit dans le moindre de nos appareils d'éclairage par le contact d'une allumette enflammée avec une matière grasse ou une essence qui dégagent un gaz inflammable. Seul, l'éclairage électrique a un mode de génération différent ; immatériel en quelque sorte, il emprunte à son origine et à sa clarté spéciale une ressemblance singulière avec la lumière sidérale. Quand il sera devenu pratique, maniable, domestique (cela peut tarder un peu), l'esprit de l'homme pourra mesurer avec une certaine complaisance le chemin qu'il a fait, depuis l'humble chandelle de résine qui éclaire encore les veillées de nos fermes bretonnes, jusqu'à la lampe électrique que tout homme de progrès aura peut-être dans son cabinet avant dix ans et qui lui donnera de la lumière sans lui consommer son oxygène, avantage qu'il ne manquera pas d'apprécier s'il est quelque peu hygiéniste.

L'éclairage par des matières solides a vécu, du moins en ce qu'il avait de primitif et de grossier, et la chandelle de suif elle-même, étape intermédiaire entre la résine et la bougie, n'apparaît plus que comme une épave du passé. Avant de disparaître, elle aura inspiré un des plus intéressants petits livres de vulgarisation qui aient jamais été écrits, l'*Histoire d'une chandelle,* signé, par une particularité piquante, du nom de Michel Faraday, ce savant illustre, dont les grands travaux sur l'électricité d'induction ont préparé l'avénement de l'éclairage électrique.

La chimie, en apprenant à dédoubler le suif et à isoler l'acide gras solide qu'il renferme, l'acide stéarique, de la glycérine avec laquelle il est combiné, nous a affranchis, et pour toujours, de la chandelle classique, fusible, diffluente, à grosse mèche, à flamme fumeuse et rouge, et qu'accompagnaient les mouchettes classiques.

Les anciens, qui se servaient des *candelæ,* faites avec de la moelle de jonc recouverte d'un mélange combustible de poix et de suif, en avaient vite senti les inconvénients et les avaient, de bonne heure, remplacées par des lampes à huile, éclairage moins dispendieux et infiniment plus parfait. Chez eux, les chandelles de cire (*cereus*) ne servaient guère, comme nos cierges, que dans les cérémonies religieuses, les noces, les enterrements. Les fibres du papyrus, tortillées ensemble et enduites d'une matière combustible, leur servaient aussi quelquefois pour la confection de cierges volumineux ou de torches (*).

Aujourd'hui la cire n'est employée que comme éclairage de luxe, et l'on ne se sert que de la cire blanche, qui est moins carbonée et plus oxygénée que la cire jaune, c'est-à-dire celle qui n'a pas subi l'opération du blanchiment.

Le mot de *bougie,* dont tout le monde connaît l'étymologie géographique, ne s'appliquait jadis qu'aux seules chandelles de cire ou de blanc de baleine. Le mélange de ces deux substances donne ces belles bougies, dites diaphanes, que leur transparence et le point relativement élevé de leur fusion recommandent particulièrement au

---

( ) A. Rich., p. 101. —*Encyclop. méth.*, Archéologie, *passim.*

bien-être et à l'élégance. Il convient de citer aussi, à ce propos, les bougies de *paraffine,* substance découverte en 1829 par Reichenbach, et que l'on retire des produits de la distillation du bois, de la cire, de la houille, de la tourbe, de l'huile de pétrole naturelle ; éclairage excellent, mais qui n'a pu prendre encore racine dans nos habitudes, à raison de son prix élevé.

La bougie stéarique est, en somme, le seul procédé d'éclairage par des matières solides qui fasse concurrence aux lampes à huiles ou à essences, et le perfectionnement des procédés de fabrication, en abaissant les prix de ce produit et en améliorant sa qualité, tend à rendre son usage de plus en plus général. On peut dire que c'est là un des progrès les plus réels qu'aient réalisés le bien-être et l'hygiène. Lumière égale, fumée médiocre, usure spontanée de la mèche, sont les trois qualités sous le patronage desquelles se place la bougie stéarique, et qu'elle présente réellement, quoique à des degrés différents, sous la diversité des étiquettes et des enveloppes qui en annoncent les innombrables variétés.

La chimie, avec cette familiarité de bon goût qui est dans ses allures et qui lui a assuré une partie de sa considération dans le monde, n'a pas dédaigné de théoriser les phénomènes de la combustion d'une bougie et a donné, de chacun d'eux, une démonstration aussi lucide qu'élégante. Les ouvrages de vulgarisation chimique ne manquent pas d'exposer ce sujet, auprès duquel je ne puis, bien entendu, que passer. Mon objectif est, en effet, la santé, et je dois écarter tout ce qui ne s'y rapporte pas directement ou indirectement.

Les liquides propres à l'éclairage sont extrêmement variés : les huiles fixes, d'origine végétale ou animale; les essences, les carbures d'hydrogène liquides (huile de schiste, pétrole, kerosène), l'alcool, isolés ou mélangés, doivent à leur inflammabilité de pouvoir remplir cet usage économique.

Les anciens se servaient, dans le principe, de matières grasses solides, remplissant des récipients ou lampes de terre ou de métal, et dans lesquelles plongeaient une ou plusieurs mèches de moelle de jonc, de papyrus, de lin, d'amiante. Les huiles ne furent usitées que plus tard. C'était de l'huile d'olive ou de l'huile de noix, quelquefois de l'huile de ricin, habitude que Diodore de Sicile indique comme propre aux Égyptiens (*).

Leurs lampes en terre cuite, destinées aux pauvres, étaient d'ordinaire à un seul bec ; les lampes à plusieurs mèches (*dimyxes, trimyxes, polymyxes*) se trouvaient dans les maisons riches, et notamment dans les pièces de réception. Elles étaient alors en métal, d'ordinaire en bronze, et affectaient ces formes artistiques, d'un goût si exquis et si varié, que les exhumations de Pompéi et d'Herculanum ont proposées, comme d'inépuisables modèles, à l'imitation des artistes modernes. On aura une idée de la profusion inouïe des formes des lampes antiques, si l'on songe que leur description a inspiré des ouvrages étendus, auxquels se rattachent les noms de Liceto, Bartoli, Passeri, etc. La forme la plus générale de ces lampes était celle d'une petite nacelle, fermée par un couvercle muni d'une ouverture servant à l'introduction de l'huile, terminée à une de ses extrémités par un bec pour la mèche et à l'autre par une anse recourbée. Quand la lampe était suspendue au plafond, au lieu d'être portée sur un support ou *lampadophore*, elle était *dimyxe*, ou à deux mèches placées à chaque extrémité de son grand

---

(*) Diod. de Sicile. livre I., xxxiv.

axe. Le marbre, l'argent, l'or, étaient quelquefois substitués au bronze pour la confection des lampes. On en faisait aussi, mais rarement, en verre. Au dire de Millin, le cabinet de Portici en contient une ; mais on suppose, à ses dimensions, que c'était un jouet d'enfant (*).

Ce que devait être un pareil éclairage pour les yeux et la respiration, on le pressent. Ces lampes fournissaient, comme les phares, une lumière à éclats, suivant que leur mèche était longue ou fraîchement coupée, et la fumée âcre et nauséabonde qu'elles répandaient dans l'air n'était pas le moindre de leurs inconvénients. Il fallait, sous peine de n'y pas voir, les moucher à chaque instant. L'usage de l'éteignoir était inconnu des anciens, qui laissaient leurs lampes s'éteindre d'elles-mêmes (**); mais ils étaient assujettis à cette servitude des *mouchettes*, que nos pères ont connue. « Pour moucher la mèche, dit à ce sujet Millin, on employait de petites pinces qui servaient en même temps à écarter les fils, afin qu'elle prît plus d'huile et donnât plus de clarté. Selon l'Écriture, Salomon consacra, avec la table d'or pour les pains de proposition, des candélabres d'or avec des lampes et leurs *pinces* également d'or. On voit beaucoup de ces pinces en bronze dans les cabinets. On en a trouvé dans presque toutes les chambres d'Herculanum et de Pompéi, et les Académiciens d'Herculanum en ont fait graver trois dans leur ouvrage sur les lampes. Le quatrième livre de Moïse, en traitant du service des lévites, fait mention d'un autre instrument qui, dans la Vulgate, est nommé *emunctorium*. Cette expression équivaut au mot français *mouchettes*. Les académiciens pensent que ce mot désigne peut-être un

---

(*) Millin, *Dict. des Beaux-Arts.* Paris, 1838, t. II, p. 260.
(**) Ils attachaient à cette pratique une idée religieuse.

instrument à la fois en pointe et en crochet, qui a été trouvé dans une des chambres et qui est assez semblable à la *harpa* de Persée, qu'on trouve sur quelques médailles, et à l'épée taurobolique. Ils en donnent la figure. Cela peut être ; mais je croirais plutôt que cet instrument, qui est ordinairement attaché aux lampes avec une chaînette, avait un double usage : celui de les suspendre à une tige par le crochet et d'attirer la mèche par la pointe (*). » Le rapprochement malséant que les anciens établissaient entre la *myxa*, ou mèche, et l'état des nez incultes, complète encore l'analogie, qui était dans les mots comme elle était dans les choses.

Certaines lampes étaient suspendues par des chaînes de bronze ; quelquefois même le volume de ces lampes à plusieurs mèches et la nature de leur suspension, donnent à ces appareils d'éclairage quelque ressemblance avec nos lustres de salon. C'est ainsi qu'on a trouvé, à Pompéi, une suspension en fils de bronze enfilés de grains de cristal de roche, et au milieu de laquelle se plaçait la lampe (*). Mais le plus ordinairement la lampe était posée sur un support ou pied de lampe portatif (*lychnychos*) diversement orné, ou sur des lampadaires ou candélabres, meubles à formes élégantes, et que l'art décoratif n'a cessé d'imiter depuis.

L'éclairage par ces lampes, très-primitives quant à leur fonctionnement si elles étaient riches d'ornement et élégantes de forme, était si défectueux que, sauf chez les gens pauvres et de goûts peu délicats, on renonça plus tard à s'en servir pour employer la chandelle. La cire, permise seulement au XIVᵉ siècle aux gens de haute condition, était encore sous Louis XIV un objet de luxe, et la chandelle régnait sans rivale.

(*) Millin *loc. cit.*, p. 264. — Breton, *Pompéia*, p. 300.

L'invention d'Argand (*), qui eut, en 1784, l'idée ingé_
nieuse de transformer la flamme pleine en un cylindre
lumineux que l'air baigne en dedans et en dehors, créa
la lampisterie moderne, que des améliorations successives ont fait arriver à ce degré de perfection que nous
présentent aujourd'hui les lampes Carcel, et surtout les
lampes du système modérateur. Il arriva à Argand ce qui
arrive à beaucoup d'inventeurs : il eut son Améric Ves-
puce dans le pharmacien Quinquet, qui conçut, il est vrai,
l'heureuse idée d'envelopper la flamme d'une cheminée
de verre ; cet artifice, augmentant le tirage, rendait plus
active et plus régulière la combustion de l'huile. L'histoire, en conservant à l'art de la lampisterie le seul nom
de Quinquet, n'a pas été équitable envers Aimé Argand,
dont l'idée du *double courant d'air* fut un véritable trait
de génie.

Aux perfectionnements de cet art modeste, mais qui
importe tant au bien-être, se rattache aussi le nom de
Carcel, qui, en 1800, remplaça le réservoir latéral d'huile,
lequel projetait une ombre gênante, par un réservoir vertical caché dans le pied de lampe, et confia à des pompes
mues par un ressort d'horlogerie le soin d'apporter
l'huile jusqu'au bec.

La lampe Carcel était relativement très-parfaite ; mais
elle coûtait cher, et sa complexité la rendait facile à se
déranger. Le système *modérateur* paraît avoir réalisé,
aussi complétement que possible, le problème pratique
d'un bon fonctionnement, d'un nettoyage et d'une répa-

(*) On rapporte généralement à 1785 la date de la découverte
d'Argand. La lettre de Franklin insérée dans le *Journal de Paris*,
et que j'ai citée plus haut, est de 1780. Elle parle de l'*invention* de
MM. Quinquet et Lange. Celle-ci aurait donc été antérieure de
cinq ans.

ration faciles, et d'un bon marché qui lui permet de pénétrer dans tous les ménages. Ces lampes, auxquelles il n'eût été que juste de donner le nom de leur inventeur, Franchot, sont d'un mécanisme très-ingénieux et très-simple. Nous en empruntons la description au livre intéressant de M. Henry Villain (*) : « Dans cette lampe, l'huile est pressée par une plaque formant piston, sur laquelle agit un ressort en spirale, que l'on remonte au moyen d'un bouton à pignon engrené sur une crémaillère. On comprend qu'au fur et à mesure que le ressort se détend, la pression devient plus faible et rend irrégulière l'arrivée de l'huile dans la mèche. C'est ici qu'intervient le *modérateur*, organe des plus ingénieux et d'une merveilleuse simplicité : c'est une tige fixe, placée dans l'intérieur du tube d'ascension de l'huile; entre cette tige et les parois du tube, peut se glisser une sorte de gaîne cylindrique qui est fixée au piston et se meut avec lui ; l'huile monte dans l'espace d'abord très-étroit, resserré entre le modérateur et la gaîne mobile ; à mesure que celle-ci descend, cet espace augmente de plus en plus, de sorte que l'huile monte d'autant plus aisément que le ressort est plus près de la fin de sa course.»

S'il n'est pas nécessaire que les femmes soient chimistes ou physiciennes, il faut qu'elles aient de ces deux sciences les notions pratiques et directement applicables aux choses usuelles de la vie domestique. Un de leurs enfants, entendant prononcer le mot de *modérateur,* peut d'ailleurs leur demander une explication, et il ne serait pas digne qu'elles fussent prises au dépourvu.

Comprendre le mécanisme d'une lampe modérateur, c'est faire quelque peu de science ; la bien diriger, c'est

(*) Henry Villain, *Hist. d'une bougie;* Paris, 1870, p. 150.

faire de l'art, et de l'art pratique au premier chef. Je ne
sais qui a dit qu'un enfant dont le visage est bien nettoyé est la gloire de sa mère. Une lampe qui fonctionne
bien, et pour le temps qui lui est assigné, est aussi l'un
des éléments de cette gloire domestique, si radieuse et si
humble en même temps. Ici, pas de délégation ; la lampe
est un instrument délicat, qui demande à être manié par
des mains délicates. Si l'on veut que ce soleil de l'intimité domestique éclaire d'une lumière douce et uniforme
le petit peuple enfantin qui gravite *in circuitu mensœ*,
pendant les bonnes lectures des soirées d'hiver, il faut
qu'on le prépare et qu'on l'allume soi-même. Les Martines qui mettent la main à cette besogne intime s'en tirent d'ordinaire assez mal. Lampe fumeuse, femme né-
gligente. Je reviendrai sur ce point à propos des IMPOR-
TUNITÉS DOMESTIQUES.

L'éclairage domestique a fait, depuis dix ans, une ac-
quisition nouvelle et qui doit appeler l'attention de l'hygiène : je veux parler de l'emploi des huiles de pétrole,
substances précieuses par l'économie qu'elles réalisent,
mais substances dangereuses pour la vue comme pour la
santé, comme pour la vie, quand on emploie de mauvais
appareils ou quand elles sont maniées sans prudence.
Nous y reviendrons tout à l'heure. Signalons encore les
essences, notamment l'essence de térébenthine, l'esprit de
bois, les huiles de schiste, etc., qui, sous des noms industriels différents, ont pris rang, dans ces dernières années,
parmi les substances propres à l'éclairage.

La mémorable invention de Lebon a plus profité à
l'éclairage public qu'à l'éclairage privé ; cependant il
est certains pays où le gaz est utilisé dans les appartements, et d'ailleurs les magasins des rez-de-chaussée lui
empruntent partout un éclat qui est susceptible, et pour

des prix relativement minimes, de faire valoir leurs de-
vantures.

L'application du gaz à l'éclairage date du commencement de ce siècle, et il a déjà, après soixante dix ans,
un faux air de sénilité qu'il partage du reste avec la vapeur. Une puissance s'élève qui les détrônera peut-être
tous deux ; mais cette révolution qui leur substituera
l'électricité marche à pas assez lents pour qu'on ne
puisse encore considérer comme rapproché le moment
où elle sera accomplie pour toujours. Les lampes électriques ont pour principe la recomposition des deux fluides à travers les pointes de deux petits cônes de charbon
calciné, séparés l'un de l'autre par un très-petit intervalle (*). Rien ne se fait de rien ; et, si cette lampe ne
vit pas de l'air du temps, et cela pris rigoureusement,
puisqu'elle ne consomme pas d'oxygène, elle vit aux dépens des matériaux de la pile voltaïque, qui en est l'accompagnement obligé. Un avenir prochain trouvera sans
doute la solution de certaines difficultés pratiques relatives à ce mode d'éclairage. « Pour pouvoir, dit M. Figuier, appliquer la lumière électrique à l'éclairage privé,
il faudrait parvenir à diminuer son intensité excessive
et la réduire à ne fournir que le volume de lumière que
donnent les appareils dont nous faisons habituellement
usage ; il faudrait pouvoir diviser en portions plus pe-

(*) Les cônes de charbon calciné entre lesquels s'opèrent les
échanges de fluide dans les appareils d'éclairage électrique, subissent une véritable usure mécanique sous l'influence de l'écoulement
électrique qui en dissémine les molécules, et ils s'écartent incessamment l'un de l'autre ; il y a là une cause de moindre intensité lumineuse. Les procédés de régulation de Way, de Serrin, de Gaiffe, ont
cherché, avec plus ou moins de succès, à résoudre cette difficulté
pratique.

tites, pouvoir partager en mille petits flambeaux, l'ardent
foyer lumineux que produit la lampe électrique. Or, dans
l'état actuel de nos connaissances, ce résultat est impossible à réaliser. Pour donner naissance, avec la pile
électrique, à un arc lumineux d'un effet convenable, il
faut employer une pile formée au moins de 50 éléments
de la pile de Bunsen. Avec 40 éléments, la lumière est
beaucoup moindre; à 30, elle est plus faible encore; à
20, aucun effet lumineux n'apparaît plus.

» Le problème de la division de la lumière électrique
en un certain nombre de petits flambeaux est donc resté
insoluble jusqu'au moment actuel, la lumière électrique
ne pouvant prendre naissance et se manifester qu'à la
condition de mettre en jeu une masse énorme d'électricité, et disparaissant en entier si l'on essaye de réduire
le courant électrique (*).»

Il est donc prudent, on le voit, de chercher à perfec-
tionner les autres modes d'éclairage.

L'examen des procédés ou moyens d'éclairage embrasse, à ce point de vue, les questions suivantes : 1° nature de la lumière; 2° intensité d'éclairage et économie
de prix de revient; 3° produits fixes ou volatils qu'il
répand dans l'atmosphère; 4° dangers d'asphyxie ou
d'explosion.

1° La couleur de la lumière artificielle varie suivant sa
source, et aussi suivant que la combustion qui la produit se fait d'une manière plus ou moins complète. C'est
ainsi que la lumière électrique est blanche comme la
lumière solaire; les carbures d'hydrogène liquide sont,
au degré près, dans le même cas; la lumière des huiles

(*) Figuier, *les Merveilles de la science*, p. 228. — *L'Art de*
l'éclairage.

grasses a une teinte plus douce à l'œil et qui vient de ce
qu'elle abonde en rayons jaunes, lesquels manquent aux
autres lumières. Est-ce à dire qu'il faille, dans l'intérêt de
la vision, renoncer aux lampes à pétrole? Pas le moins
du monde; mais il faut proscrire soigneusement, pour les
lampes alimentées par cette substance, les cheminées en
verre blanc, et les remplacer par des verres légèrement
teintés de jaune. J'ai vu des personnes dont la vue, hor-
riblement fatiguée par la lumière blanche et ardente de
lampes à pétrole, baissait avec une rapidité qui ne pouvait être imputée à une autre cause. Je considère donc
l'usage de ces cheminées comme absolument indispensable pour que la lumière au pétrole devienne relativement inoffensive.

Du reste, les appareils dits réflecteurs, en concentrant
la lumière des lampes sur les points qu'elles doivent surtout éclairer, ont en même temps pour office d'en modifier
la couleur.

Ces réflecteurs, dont il est fait un usage si général et
si peu judicieux, sont : 1º en opale ou en porcelaine ;
ces substances, tamisant la lumière, la transforment en
lumière diffuse, facile à supporter; 2º ou bien métalliques et couverts à l'intérieur d'un revêtement de peinture; 3º ou enfin en papier. Ceux de couleur verte, et
sans bariolures ni ornements, sont certainement les meilleurs ; mais on leur préfère des réflecteurs diversement
historiés et présentant une bigarrure de couleurs qu'on
ne saurait considérer comme inoffensive. Ce reproche
peut, à plus forte raison, être adressé aux réflecteurs de
fantaisie présentant des alternatives de reliefs et de clairs,
c'est-à-dire de points obscurs et de points vivement
éclairés et dont l'œil ne saurait s'accommoder. En matière
de réflecteurs comme de tant d'autres choses, le simple

est le meilleur; mais il paraît de plus en plus difficile à rencontrer.

2° L'intensité d'une lumière est affaire d'hygiène autant que d'économie domestique. S'il y a inconvénient, comme nous l'avons vu plus haut, à travailler habituellement dans un local insuffisamment éclairé, ce qui entraîne de la myopie et de la fatigue oculaire, il n'y en a pas moins à recevoir l'impression d'une lumière trop vive. Il en est de la rétine comme des papilles nerveuses de la langue; que celles-ci soient habituellement excitées par des aliments de haut goût, elles trouveront fades les saveurs ordinaires; de même aussi trop de lumière affadit la rétine et l'incite à exiger une clarté de plus en plus vive. Il y a là, comme dans le jeu de tous nos organes, une modération qui est l'indispensable condition de leur fonctionnement régulier.

3° Mais c'est aussi une question d'économie, et il a fallu comparer, à ce point de vue, les divers éclairages suivant la lumière qu'ils fournissent sous l'unité de dépense.

« Un bec de gaz, a dit à ce propos M. P. Bérard(*), brûle 100 litres de gaz par heure, et au prix de ce combustible, à Paris, cela veut dire qu'en dix heures de temps, il dépense 30 c. Il donne la même lumière qu'une lampe Carcel, ou modérateur, qui dans le même temps dépense pour 60 centimes d'huile, c'est-à-dire le double. Le même éclairage serait donné par huit chandelles coûtant un franc par heure et par sept bougies dont la dépense serait cinq fois plus grande, soit 1 fr. 60 cent. La lumière du pétrole peut seule rivaliser avec le gaz;

(*) *Économie domestique de l'éclairage. Conf. popul. faite à l'Asile imp. de Vincennes.* 1870, p. 45.

elle coûterait dans le même temps 40 centimes. » On peut donc représenter, pour une heure, le prix de ces modes divers d'éclairage par les chiffres suivants, à égalité de la lumière fournie par 100 litres de gaz par heure : gaz, 3 centimes; — pétrole, 4 ; — carcel, 6 ; — chandelle, 20 ; — bougies de cire, 1 fr. 60 centimes (*).

L'économie et le bien-être s'accordent donc pour réclamer la substitution de l'éclairage à l'huile à l'éclairage à la chandelle, bien autrement dispendieux et incommode.

Les lampes fournissent, d'ailleurs, par les degrés divers d'émersion de la mèche, un moyen de graduer la lumière que n'a pas l'éclairage par les chandelles ou les bougies, sans parler de l'inconvénient de la fusion inégale de celles-ci, des taches dont elles recouvrent les objets, et de la vaccillation de la flamme par les courants d'air des fissures, ou par ceux que produisent le mouvement des personnes ; les incendies, enfin, et surtout les incendies de vêtements deviennent très-rares par l'usage des lampes. C'est trop d'avantages à la fois pour qu'il soit utile d'insister.

Les appareils de concentration qui augmentent l'intensité de la lumière, tels que miroirs réflecteurs étamés ou argentés, boules d'eaux, etc., sont des expédients de nécessité qui peuvent convenir pour l'éclairage de cou-

---

(*) Les évaluations de Frankland sont un peu différentes. A éclairage égal, et le prix du gaz, de l'éclairage étant pris pour l'unité, celui du pétrole est de 1,8; celui de l'huile de paraffine est de 14 ; celui de l'huile de blanc de baleine est de 5; celui de la chandelle de suif est de 8; celui de la paraffine est de 11; celui du blanc de baleine est de 19; celui de la cire est de 21. . . . La cire, mode d'éclairage le plus luxueux, coûte donc, pour avoir la même lumière, 21 fois plus que le gaz de houille.

couloirs de passage ou pour certains travaux industriels, mais dont il serait inutile de signaler, par ailleurs, les inconvénients. C'est sans doute une économie d'éclairage, mais une économie dangereuse.

4° Les subtances que les appareils d'éclairage versent dans l'atmosphère sont de deux sortes : de la fumée ou du charbon divisé ; des produits odorants constitués par des acides gras, volatils, qu'engendre la combustion des huiles, ou par ceux qui se dégagent des liquides éclairants volatils (essences, pétrole, kérosène) ; enfin des matières gazeuses, en rapport avec la nature de l'éclairage. Les unes sont inoffensives, mais incommodes ; les autres ont sur la santé une influence dont il faut tenir compte. J'y reviendrai bientôt.

5° Le gaz de l'éclairage a déterminé assez souvent des accidents mortels d'asphyxie, par son mélange avec l'air dans une chambre à coucher. On peut en conclure que, sans que les choses soient poussées à cette tragique extrémité, la respiration de ce mélange gazeux, composé de carbures d'hydrogène, d'oxyde de carbone et d'azote, ne saurait être considérée comme indifférente. Ce n'est certes pas un motif pour renoncer à ce mode d'éclairage, mais c'est une raison pour surveiller la fermeture exacte des becs et prévenir les fuites des tuyaux.

Les accidents que peuvent produire les substances, gazeuses ou liquides, propres à l'éclairage, sont de deux sortes : les incendies, les explosions.

Les incendies peuvent être prévenus par des précautions que la prudence indique ; il en est de même des explosions. Les mesures à prendre pour conjurer ce double danger ont, du reste, été énumérées avec soin dans des instructions pratiques qu'il importe de connaître. L'une est relative aux moyens à employer pour prévenir les accidents que peut produire le gaz de l'éclairage dans l'intérieur des habitations, l'autre concerne l'emploi du pétrole.

L'instruction du Préfet de police, en date du 31 mai 1842, indique ainsi les précautions qui suivent pour prévenir les accidents du gaz :

« Pour que l'emploi du gaz, dans l'éclairage, n'offre aucun inconvénient, il importe que les becs n'en laissent échapper aucune partie sans être brûlée. On obtiendra ce résultat en maintenant la flamme à une hauteur modérée (8 centimètres au plus) et en la contenant dans une cheminée en verre de 16 à 20 centimètres de hauteur.

» Les lieux éclairés doivent être ventilés avec soin, même pendant l'interruption de l'éclairage, c'est-à-dire qu'il doit être pratiqué, dans la partie supérieure, quelques ouvertures par lesquelles le gaz puisse s'échapper au dehors, en cas de fuite ou de non-combustion. Sans cette précaution, le gaz non brûlé s'accumule dans la pièce et peut occasionner des asphyxies, des explosions, des incendies. Les robinets doivent être graissés de temps à autre intérieurement, afin d'en faciliter le service et d'en éviter l'oxydation.

» Pour l'allumage, il est essentiel d'ouvrir d'abord le robinet principal et de présenter successivement la lumière à l'origine de chaque bec, au moment même de l'ouverture de son robinet, afin d'éviter tout écoulement de gaz non brûlé.

» Pour l'extinction, il convient de fermer d'abord le robinet principal intérieur, et ensuite chacun des becs d'éclairage. Dans tous les lieux où les robinets extérieurs et intérieurs ne seraient pas encore liés entre eux, le robinet intérieur doit être fermé au moment de l'extinction, même après la fermeture du robinet extérieur, pour que le lendemain, au moment de l'ouverture du robinet extérieur, le gaz ne s'échappe pas dans la pièce.

» Dès qu'une odeur de gaz donne lieu de penser qu'il existe une fuite, il convient d'ouvrir les portes ou les croisées pour établir un courant d'air, et de fermer le robinet intérieur.

» Le consommateur doit s'abstenir de rechercher lui-même la fuite avec du feu ou de la lumière.

» Dans le cas où, soit par imprudence, soit accidentellement, une fuite de gaz aurait été enflammée, il conviendra, pour l'éteindre, de poser dessus un linge imbibé d'eau.

» Le consommateur doit toujours s'abstenir de toucher à un robinet extérieur ou à la porte qui le ferme, ce robinet devant être manœuvré exclusivement par les agents de la compagnie qui fournit le gaz. »

Les accidents dus au pétrole s'étant singulièrement multipliés dans ces derniers temps et ayant discrédité injustement ce procédé d'éclairage, que son bas prix rend si précieux pour les classes pauvres, il ne paraîtra pas superflu de rappeler les conditions à observer pour rendre inoffensif le maniement de cette substance. Elles sont énumérées, avec beaucoup de clarté, dans un travail de M. Stas, et dont voici les conclusions :

« Ces indications doivent porter : 1° sur l'huile ; 2° sur la lampe ; 3° sur l'emploi de l'huile et de la lampe.

» 1° L'huile doit être à peu près incolore (*), soigneu-

(*) L'huile brute de pétrole contient des hydrogènes proto et bicarburés, de l'huile de naphte, de la benzine, de l'huile de pétrole proprement dite, des huiles dites lourdes. Tous ces produits divers passent à la distillation dans un ordre inverse de densité. Il reste

sement débarrassée des hydrocarbures bouillant à une basse température et connus sous le nom de naphte. On constate la présence du naphte, dans les huiles minérales, par une odeur plus forte, plus pénétrante, que celle qu'offrent les huiles minérales proprement dites, telles que l'huile de schiste, de pétrole, etc., lorsqu'elles en sont bien dépouillées. Les huiles renfermant une quantité un peu notable de naphte prennent feu du moment qu'on présente un corps en combustion à la vapeur qu'elles émettent à la température ordinaire, tandis que la vapeur qui émane d'une huile propre à l'éclairage ne doit pas prendre feu par l'approche d'un corps en combustion. En effet, la quantité de vapeur émise à la température ordinaire est trop petite pour que ce résultat puisse se produire. Pour faire l'essai d'une huile, sous ce rapport, il convient de verser dans un vase peu profond et plat, une soucoupe, par exemple, une quantité d'huile qui occupe une hauteur d'au moins un centimètre ; de tenir près de la surface de l'huile une allumette et de la laisser tomber allumée dans l'huile. Bien dépouillée de naphte, l'huile minérale ne doit pas prendre feu en cette circonstance. L'allumette en y tombant, après avoir nagé un instant en brûlant à sa surface, doit s'y éteindre comme elle le ferait dans une huile fixe. Toute huile minérale destinée à l'éclairage, prenant feu dans un essai de ce genre, doit être rejetée comme exposant à des dangers sérieux.

2° La lampe, quelle que soit sa construction, doit tou-

---

pour résidu de cette opération de la naphtaline et de la paraffine, puis du goudron et du charbon. La quantité d'huile éclairante renfermée dans les diverses huiles brutes de pétrole varie de 50 à 90 %. (Voy. Figuier, *les Merveilles de la Science*, 31ᵉ série ; — *l'Art de l'Eclairage*.)

jours être intacte. Si, par suite de l'usage, il venait à s'y produire une ouverture quelconque, capable de mettre le réservoir à l'huile en communication directe avec la capacité où se fait la combustion autour de la mèche, elle devrait être rejetée. Le réservoir à l'huile doit pouvoir renfermer plus d'huile qu'on n'en peut brûler en une seule fois. Autant que possible, les réservoirs doivent être construits en matières transparentes, afin de pouvoir toujours apprécier le volume d'huile qui y est contenu. Les parois des réservoirs doivent être aussi épaisses que possible (*).

Les ajustages qui surmontent les lampes doivent être fixés non pas à simple frottement, mais à l'aide de mastics minéraux inattaquables par les huiles de pétrole. Le pied doit être solide, lourd et assez large pour éviter le facile renversement de la lampe.

3° Avant d'allumer la lampe, on doit la remplir complètement d'huile et la fermer ensuite soigneusement. Lorsque, par hasard, l'huile est épuisée pendant que la lampe brûle encore, on doit, avant de l'ouvrir pour y verser de l'huile, l'éteindre et la laisser refroidir quelque temps. Quand on est obligé de remplir immédiatement le réservoir, après l'extinction de la lampe, pour s'en servir de nouveau, il est absolument indispensable de tenir éloignée la lumière à l'aide de laquelle on s'éclaire pour procéder à cette opération.

Enfin, lorsque le verre qui surmonte la lampe vient à se casser, on doit éteindre celle-ci immédiatement, afin de prévenir l'échauffement des garnitures métalliques.

(*) On a créé, dans ces dernières années, un grand nombre de lampes à pétrole, et quelques-unes offrent des avantages réels de sécurité ou d'éclairage ; telles sont, par exemple, la lampe Marmet, la lampe Boital à mèche d'Argant, etc.

Cet échauffement, lorsqu'il devient trop fort, peut produire une vaporisation de l'huile contenue dans le réservoir ; la vapeur qui a pris naissance peut s'enflammer, entraîner la destruction de la lampe, et par suite l'écoulement d'un liquide très-inflammable et parfois même enflammé (*).

Les lampes à gaz Mille, *sans liquide*, fonctionnent à l'aide d'essences très-légères (celles qui passent les premières à la distillation de l'huile brute de pétrole). On en imbibe une éponge placée au fond de la lampe, et les vapeurs imprègnent une mèche ronde. Ces lampes, très-économiques et qu'on trouve maintenant dans toutes nos maisons, ont l'inconvénient de fumer aisément et à l'occasion d'un courant d'air ; mais, malgré tout, elles constituent un progrès dans les procédés de l'éclairage domestique. La nécessité de se servir, pour les alimenter, d'huiles très-légères et, par suite, très-explosibles, est une raison pour redoubler de surveillance quand on les garnit. *Cette opération doit toujours se faire de jour.* Ces huiles ont, en effet, une atmosphère gazeuse qui s'étend au loin et qui peut s'enflammer quand une lumière est à une certaine distance.

Ajoutons que, si le liquide du récipient s'enflammait, il n'y aurait d'autre moyen de l'éteindre que de projeter sur la flamme un corps pulvérulent : sable, terre, cendres, sciure de bois, etc.

III

Les procédés primitifs ou perfectionnés que l'homme a imaginés pour se procurer du feu se rapportent sans

(*) *Ann. d'hyg. pub.*, 1864. tom. XXI, p. 333.

doute au chauffage comme à l'éclairage ; mais l'étude de leurs rapports avec la santé et avec la sécurité humaines trouve plus naturellement sa place ici.

Il n'est pas de société humaine, quelque dégradée qu'elle soit, qui ne connaisse l'industrie du feu et de la lumière ; si bien, que l'art de se procurer de la chaleur à volonté est devenu en quelque sorte la caractéristique matérielle de l'humanité, comme la compréhension des idées abstraites est le glorieux et exclusif privilége qui met un abîme entre l'intelligence du Papou et celle de l'éléphant. Le singe, qu'on nous donne si libéralement pour grand-père, ne saurait même pas alimenter avec du bois, qu'il a à sa portée, les restes d'un feu auprès duquel il se chauffe. Instinct, si l'on veut, l'instinct du feu est, et a toujours été, exclusivement humain. C'est le premier et le plus universel des besoins matériels de l'homme ; et les fictions ingénieuses des mythologies diverses, les cultes primitifs et les spéculations transcendantales des philosophes anciens, en vénérant les origines du feu et en y cherchant une religion ou un symbole, ont reflété ce sentiment naïf d'admiration pour le feu, base et condition de toute civilisation matérielle.

Les Prométhées *ravisseurs de feu*, comme disait Eschyle, ont employé, depuis le fils de Japet et de Climène, des procédés extrêmement variés pour en arriver à leurs fins ; depuis le fidèle Achate,

> Qui des flancs du silex faisait jaillir la flamme,

jusqu'aux fumeurs élégants de notre époque qui allument un cigare de luxe avec une allumette-bougie au chlorate de potasse ; en passant par les intermédiaires du briquet à air, du briquet rotatif et du briquet phosphorique, dont les hommes d'âge mûr ont connu l'attirail compliqué et ont respiré l'odeur nauséeuse.

Le progrès est réalisé ; jouissons-en, mais n'en abusons pas, et il est incontestable que nous faisons des allumettes à frottement un usage des plus indiscrets. L'abus en est arrivé à un point véritablement affligeant, qui éveille au même degré la sollicitude de l'hygiène et de l'administra-tion. Il n'est que temps d'y porter remède.

Les allumettes chimiques au phosphore blanc, que signalent leur odeur alliacée et leur phosphorescence quand elles sont placées dans un lieu obscur, offrent des dangers d'incendie et d'empoisonnement qui se sont affirmés par des faits innombrables. Cette fabrication expose, de plus, les ouvriers qui y sont employés à des accidents très-graves et souvent mortels. Du malaise, un état d'alanguissement général, des coliques, des vomissements, etc., sont l'expression la plus adoucie de cette influence. Sous sa forme la plus accentuée, elle se traduit par une nécrose des os de la mâchoire inférieure, nécrose qui tue quelquefois et qui produit toujours de sérieuses mutilations. Signalé pour la première fois il y a vingt-cinq ans, par Lorinser (de Vienne), cet accident redoutable a été bien étudié depuis par un grand nombre d'hygiénistes français, anglais et allemands, et l'on ne saurait conserver aucun doute sur son origine. L'odeur de ces allumettes est, d'ailleurs, malsaine et désagréable, et je connais des personnes (je suis dans ce cas) qui ne peuvent sentir les émanations d'une boîte d'allumettes phosphorées, laissée sur leur table de nuit, sans éprouver un malaise considérable, avec crampes d'estomac et sensation de défaillance.

Le phosphore rouge, identique comme composition au phosphore blanc, est infiniment moins vénéneux que lui, et, de plus, l'action des rayons solaires, qui opère cette transformation en rougissant le phosphore, a modifié profondément ses propriétés. Il ne fond plus qu'à 250°, au lieu de fondre à 44°; il n'a pas d'odeur sensible et demande une température de + 200 degrés pour devenir lumineux.

La substitution du phosphore rouge, ou amorphe, au phosphore blanc, a donc réalisé, sous le rapport de l'hygiène privée et publique, un immense progrès ; et l'on comprend que certains Conseils généraux, mûs par une impulsion purement philanthropique, aient demandé que des mesures législatives interdissent la fabrication des allumettes au phosphore blanc. Des pétitions nombreuses, adressées à diverses époques au Sénat, ont eu un but analogue. Mais la crainte d'imposer des entraves à la liberté du commerce et, il faut le dire aussi, l'empressement avec lequel des témoignages intéressés se sont élevés en faveur des anciennes allumettes, ont empêché de prendre des mesures restrictives ; aussi, dans une foule de localités, continue-t-on à fabriquer ces allumettes dangereuses, qui sont débitées en paquets simplement enveloppés de papier, et qui, sous cette forme, pénètrent dans tous les logements pauvres.

Je ne me suis jamais montré partisan d'une réglementation exagérée ; mais, en une matière aussi grave, j'estime que, jusqu'à ce que les populations soient suffisamment instruites pour défendre elles-mêmes les intérêts de leur santé, il faut leur venir en aide par une protection provisoire. Si la liberté commerciale est chose respectable, la liberté de mettre le feu ou d'empoisonner autrui n'a pas le même caractère ; et, s'il était reconnu que le phosphore ne peut sortir de la fabrication des allumettes chimiques, il y aurait certainement lieu d'empêcher qu'on en employât d'autre que le phosphore rouge ou amorphe.

Mais la marche rapide de la chimie autorise l'hygiène à porter ses vœux au delà de ce progrès, qui, préparé par la découverte du chimiste Schroetter, proposé dès 1854 par M. Chevallier (*), a été immédiatement adopté et réalisé par quelques fabricants.

Le but qu'elle doit poursuivre aujourd'hui, c'est la substitution, aux allumettes phosphorées en général, des allumettes à friction ne contenant pas cette substance dangereuse. Ici nous trouvons encore deux sortes d'allumettes sans phosphore : 1° celles qui exigent un frottoir phosphoré, 2° celles qui s'enflamment par le passage sur une surface quelconque, simplement rugueuse.

Il est incontestable que les premières sont déjà un progrès immense, puisque les allumettes sont enduites d'une pâte inoffensive et que la nécessité d'un frottoir spécial diminue de beaucoup les chances d'incendie. Les allumettes de Schulze, qui appartiennent à cette catégorie, sont faites avec du chlorate de potasse (substance très-oxygénée, mais inoffensive), du manganèse, du sulfure d'antimoine et de la gomme. Le prix d'un million d'allumettes ordinaires étant de 112 fr. 50, ces allumettes avec leur frottoir ne coûteraient que 131 fr., différence peu considérable.

Mais ces allumettes à éléments séparés, auxquelles resteront attachés les noms de Schulze, Landstrom, Coignet, etc., ne sauraient être considérées que comme une étape. Il faut arriver à fabriquer des allumettes dont la pâte ne contienne pas de phosphore et qui n'aient pas besoin de frottoirs phosphorés. Les essais de M. Canouil

(*) Voy. le *Bulletin de l'Académie de médecine* pour 1854.

ont ouvert la voie. Il a essayé successivement un mélange de dextrine, de chlorate de potasse, d'oxyde de
plomb et de pyrite de fer ; ou bien aussi du chlorate
de potasse associé à du nitrate de plomb, à du soufre, à de
la gomme. Le frottoir est une surface munie de mâche-
fer pulvérisé, d'émeri, etc. Ces allumettes ne sont pas
devenues commerciales ; mais le principe en est bon, et le
problème doit être poursuivi jusqu'à une solution satis-
faisante.

Je parlais, plus haut, des dangers d'empoisonnement et
d'incendies qui s'attachent à l'usage domestique des allumettes. M. Chevallier, dans un mémoire plein de faits, a
fait ressortir, d'après un journal de province, le *Courrier
de la Drôme,* la fréquence actuelle des incendies, qui auraient quadruplé depuis 1838, c'est-à-dire depuis l'essor
de l'emploi des allumettes chimiques. Le chiffre de ces
sinistres, qui était de 2262 en 1832, a atteint le nombre
effrayant de 9697 en 1857. Aussi les compagnies d'assu-
rances contre l'incendie, émues des préjudices énormes
que leur causait le gaspillage des allumettes, ont-elles, à
plusieurs reprises, porté leurs doléances devant les pou-
voirs publics et demandé qu'on prît certaines mesures
propres à sauvegarder leurs intérêts, entre autres l'interdiction de la vente en paquets et la surveillance du
débit des allumettes.

Le danger des empoisonnements par le phosphore s'accuse par ce fait que leur nombre va toujours croissant
chaque année ; que le phosphore figure pour un quart
dans le chiffre total des empoisonnements ; et qu'en sept
ans il y a eu 110 cas d'empoisonnement par le phosphore
et 200 par l'arsenic ; enfin, que le phosphore est un poison
encore plus dangereux que l'arsenic.

Les enfants de nos maisons courent des risques particuliers par le fait de l'incurie qui prodigue les allumettes phosphorées et les laisse traîner partout. M. Chevallier a réuni, pour la seule ville de Paris, et sans donner son enquête pour complète, un chiffre de 61 incendies qui ont été provoqués par des allumettes imprudemment maniées par des enfants. Le danger est plus réel encore pour les allumettes au phosphore blanc, dont la luminosité dans l'obscurité est un appât pour les enfants.

Il faut aussi tenir compte, et de l'instinct qui les porte à mettre dans leur bouche les objets qu'ils rencontrent, et aussi de certaines bizarreries. J'ai connu un enfant qui, puni et voulant éluder les rigueurs du pain sec, ne trouva rien de mieux que de frotter son pain avec des allumettes colorées.

C'en est assez, ce me semble, pour montrer que des mesures doivent être prises dans l'intérêt de la sécurité publique.

Il en est deux que je n'hésite pas à conseiller : c'est l'attribution à l'État, sous la réserve d'une indemnité aux intéressés, du monopole de la fabrication des allumettes chimiques. Il conviendrait de faire pour ce produit ce qui se fait pour la fabrication de la poudre et la manipulation du tabac. De cette façon, les procédés seraient promptement perfectionnés, et les ouvriers employés à cette besogne, dans des ateliers spacieux, bien outillés et bien aérés, trouveraient des garanties que l'industrie privée ne peut leur offrir, et qui leur manque totalement avec une petite industrie morcelée à l'extrême et non surveillée.

En second lieu, il conviendrait de frapper, les allumettes chimiques, et surtout celles de luxe, d'un impôt sérieux. Ce serait le seul moyen d'éviter le scandaleux gaspillage qui s'en fait, et qui multiplie par dix peut-être les chances de danger. Les boîtes d'allumettes traînent partout, quand ce ne sont pas les allumettes elles-mêmes : sur les meubles, sur les cheminées, dans les tiroirs ; le fumeur en a ses poches garnies ; quelquefois même, comme faisait Napoléon de son tabac à priser, il les a en grenier, éparses çà et là dans tous les coins de ses vêtements, et les domestiques renchérissent sur les maîtres pour en consommer des quantités abusives.

La statistique annuelle de cette dépense serait instructive pour beaucoup de ménages, qui ne se doutent guère de ce qu'ils dépensent pour augmenter leurs chances de s'incendier. Une boîte d'allumettes coûterait 20 centimes au lieu de 5 ; on la ménagerait davantage et la sécurité augmenterait d'autant. L'impôt sur les allumettes serait certainement un des plus légitimes de tous, et il pourrait servir, par une compensation qu'apprécieraient fort les hygiénistes, à dégrever les fenêtres, qui nous font payer l'air et le soleil qu'elles nous donnent. Il y aurait à cette réforme double bénéfice.

Un mot encore sur ce sujet. On sent et on proclame de tous côtés la nécessité d'instruire le peuple, qui croupit encore dans une ignorance vraiment navrante pour ceux qui l'aiment réellement et qui désirent ardemment le voir élevé en savoir, c'est-à-dire en dignité. Avec les institutions nouvelles que nous nous donnons et que nous conserverons si nous savons les défendre contre le désordre, accompagnement nécessaire de l'ignorance, il faut, dès que nous sortirons de ces jours troublés, que nous nous mettions tous, grands et petits, gouvernants et gouvernés, à cette tâche, dont la réussite est une affaire de salut public. Il faut instruire le peuple au plus tôt et par tous les moyens d'enseignement possibles.

Il en est un qui s'était présenté à l'esprit si pratique de

Franklin, et qui devrait être repris au moment où l'on va sans doute, procéder, progressivement à la refonte de nos monnaies. Le philosophe américain demandait que les pièces de monnaie, au lieu de répéter d'une façon monotone qu'elles avaient été frappées sous le règne de Georges III ou de Georges IV, ce que leur date indique suffisamment, portassent en exergue quelque fait important de l'histoire nationale ou quelque notion pratique et utile. Je m'empare de cette idée pour les boîtes d'allumettes et je suggère aux fabricants, dans le régime actuel, et à l'État, si celui du monopole vient à prévaloir, de remplacer les vignettes insignifiantes ou grossières, ou les rébus de leurs boîtes, par des vérités saines, des conseils pratiques sur la prévoyance, la morale, la conduite de la vie, les connaissances économiques et politiques indispensables ; et j'ajouterai aussi, et timidement (car je suis hygiéniste autant que M. Josse était orfèvre), sur les soins élémentaires qui concernent la santé. Deux lumières utiles au lieu d'une : celle qui éclaire les yeux, rendue inoffensive par les perfectionnements de l'industrie et une moindre prodigalité ; celle qui éclaire l'esprit en lui inculquant des notions usuelles et pratiques. Peut-être cette idée prospérerait-elle si elle était moins simple et moins facilement réalisable ; mais, lui reconnaissant ce double défaut, je ne suis pas, je l'avoue, sans inquiétude sur son sort.

HUITIÈME ENTRETIEN

CHAUFFAGE ET RÉFRIGÉRATION

Je suis donc tisonneur, et ne m'en cache guère.
(Le P. du CERCEAU.)

Ne quid nimis.

Si l'homme est le plus cosmopolite de tous les êtres, il le doit, non pas à son organisation, mais à son industrie. Elle lui permet, en effet, de résister à des variations de température dont l'échelle mesure plus de 100° centigrades quand il passe des régions polaires aux climats torrides. Cette faculté précieuse, et qui était un des besoins de sa destinée, il la conquiert par une série de modifications qu'il apporte ingénieusement dans sa manière de s'alimenter, de se vêtir, mais surtout dans la manière de se loger.

La maison est donc un des éléments essentiels de cette assuétude climatérique, et l'hygiène instinctive fournit à ce sujet des enseignements que l'hygiène scientifique met à profit, et avec lesquels il est prudent qu'elle demeure toujours d'accord.

Les saisons, qui sont, comme on l'a dit avec justesse, autant de climats passagers, exigeraient rigoureusement des habitations différentes. Lucullus avait une villa pour chaque saison. Celle de Tusculum, dont le luxe était devenu proverbial, était une villa d'été. On sait la réponse que fit le fastueux voisin de Cicéron à Pompée, qui critiquait cette villa parce qu'il n'y remarquait pas de bonnes installations pour l'hiver : — « Crois-tu donc, répartit l'opulent consul, que je sois moins sage que les cigognes et les grues et que je ne change pas de demeure suivant les saisons ? » Les mœurs ont changé ; les riches émigrent encore comme les grues, mais ils ne bâtissent plus comme Lucullus, qui, d'ailleurs, *logeait chez Lucullus*. Il faut donc, dans la disposition de sa maison, chercher un arrangement composite qui satisfasse les conditions les plus nécessaires du bien-être sous les extrêmes des températures opposées, et qui fasse à celle qui domine sous le climat où l'on vit les sacrifices les plus considérables.

On doit toutefois ne pas oublier que si, dans le Nord, tout doit converger vers la conservation du calorique intérieur des habitations, comme dans le Midi tout doit tendre à se préserver contre la chaleur extérieure, les pays tempérés ont à la fois un été et un hiver, et leurs maisons doivent concilier, autant que faire se peut, les exigences de ces saisons opposées. C'est, en effet, une erreur de croire que les villes du Midi ne connaissent pas d'hiver et que les villes du Nord ne souffrent pas de la rigueur des chaleurs estivales. Les Parisiens étouffent, en août, dans leurs ruches, et les Provençaux, soufflant dans leurs doigts l'hiver, ne parviennent pas à se réchauffer dans leurs chambres spacieuses et mal closes. En France, je ne voudrais ni maison d'été, ni maison d'hiver ; mais bien des maisons de printemps ou d'automne, c'est-à-dire des habitations qui tinssent à la fois des caractères de celles du nord de l'Europe et de celles des colonies. On pourrait du reste facilement, et par des dispositions transitoires que nous indiquerons bientôt, adapter aisément la même maison aux exigences du bien-être dans des saisons différentes.

Et, je le répète, c'est là une question d'hygiène d'une grande importance pratique, puisque la bonne installation d'une maison, en vue de mitiger les températures extrêmes, est, en quelque sorte, la clef de l'assuétude climatérique pour les immigrants. Nous allons envisager successivement la maison sous ces deux aspects : c'est-à-dire aux points de vue du chauffage ou de la réfrigération de son atmosphère intérieure.

Le chauffage, comme l'éclairage, est naturel ou artificiel : *naturel,* quand il laisse pénétrer, grâce aux bonnes conditions du logement, la plus grande somme de chaleur solaire, et s'oppose efficacement à la déperdition du calorique intérieur; *artificiel,* quand l'homme supplée à cette chaleur par les ressources de son industrie.

De même aussi la réfrigération se présentera sous ces deux aspects divers, mais en en renversant, bien entendu, les termes.

l

I. Dans les mêmes conditions de climat, deux maisons peuvent offrir, au point de vue de leur température d'hiver, des conditions diamétralement opposées : on gèle dans l'une, on se prélasse dans l'autre au sein d'une température agréable et tiède, et cela en consommant les mêmes quantités de combustible. C'est affaire d'orientation, de dimension des pièces, de fermeture plus ou moins hermétique des fenêtres et des portes, de cage d'escalier close ou ouverte aux vents froids, d'épaisseur des murs, de nature du revêtement des toits ; c'est affaire surtout de conductibilité calorifique plus ou moins grande des matériaux de construction. Je n'insisterai que sur ce dernier point.

On a un exemple saisissant de la réalité de cette influence en se rappelant les descriptions que donnent
les voyageurs des misérables huttes de neige des Esquimaux. Un des derniers explorateurs des régions circum-
polaires, l'Américain John Hayes, à la fois navigateur et
médecin, en a tracé le tableau suivant : « Leur gîte, curiosité architecturale, eût excité le mépris d'un castor ;
ce n'était autre chose qu'une cavité artificielle pratiquée
dans un banc de neige. Devant la proue du navire se
trouvait une gorge étroite, où les vents d'hiver avaient
amoncelé les neiges qui, en tourbillonnant dans cette
ouverture, laissaient une sorte de passage entre le banc
surplombant à droite et la paroi du rocher à gauche.
Prenant son point de départ de l'intérieur de cet antre,
Tcheitchenguak commença par fouir dans la neige, comme
le chien de prairie dans le sol meuble, s'enfonçant toujours dans la masse et rejetant les mottes derrière lui.
Après être ainsi descendu d'environ sa hauteur, il creusa
une dizaine de pieds dans la direction horizontale, puis
il se mit à élargir ce boyau ; sa pioche ne cessait de
frapper et d'abattre la neige durcie au-dessus de sa tête,
et les blocs qu'il en détachait étaient transportés au dehors ; il put enfin travailler debout, et, quand sa tanière
fut assez grande, il en polit grossièrement les aspérités et
reparut au jour tout blanc de frimas. Il façonna ensuite
l'ouverture et la fit juste assez large pour qu'on pût s'y
glisser à quatre pattes ; puis il lissa avec soin la surface
intérieure du tunnel d'entrée. Le sol de la hutte fut recouvert d'un lit de pierres, sur lequel il étendit quelques
peaux de renne ; puis il tapissa les parois d'une semblable tenture. Kablunet alluma alors les deux lampes et
assujettit au-dessus de l'ouverture une nouvelle peau
en guise de portière. Les lampes, le seul feu qu'ils pus-

sent avoir, brillaient gaîment, et leur lumière faisait
étinceler les blanches voûtes de la cabane de neige ; la
température s'était élevée déjà au point de congélation,
et, en bonne ménagère, Kablunet avait pris sa couture,
tandis que Tcheitchenguak réparait un harpon pour son
gendre (*). »

Il n'y a certainement rien de bien séduisant dans ce
tableau d'intérieur esquimau, et la hutte de neige ne
tentera sans doute jamais que les collégiens ; mais ce
fait d'hygiène instinctive montre combien le défaut de
conductibilité des matériaux est, l'hiver, une condition
de préservation contre le froid. Le bois avec lequel sont
construites les cases des paysans du Nord en est un autre
exemple : l'isba du paysan russe, qu'il édifie lui-même
avec sa hache, doit sans doute sa température élevée au
poêle spacieux qui la chauffe, mais aussi à la conservation de sa chaleur par le peu de conductibilité de ses
matériaux ligneux ; le feutre qui forme le toit de la
kibitka des Kalmouks, le chaume de nos maisons de
paysan, etc., leur sont un abri contre le froid, tandis
que l'ardoise, la tuile, etc., l'amènent de proche en proche
dans l'intérieur des maisons. Nous reviendrons sur ces
considérations physiques, qui se rapportent plus pratiquement aux moyens de se défendre contre les rigueurs
d'un climat très-chaud.

Un principe qu'il conviendrait d'appliquer d'une façon générale dans nos maisons, et dont on recueille-
rait le bénéfice l'été comme l'hiver, est celui de l'*incon-
ductibilité* aérienne. L'air, on le sait, comme tous les
fluides, ne transmet pas la chaleur de molécule à molé-

(*) John Hayes, *Voyage à la mer libre du pôle arctique*, in *Tour
du Monde,* 1863, 1er sem., p. 146.

cule ; il ne s'échauffe que par le mouvement ascensionnel des couches qui, raréfiées, tendent vers la partie
supérieure. Ce mouvement est, bien entendu, très-res-
treint quand une lame d'air est confinée. Si l'on applique
ce principe à nos maisons, on a un moyen tout trouvé, et
très-économique, de s'opposer, l'hiver, à la déperdition
de la chaleur intérieure, et l'été, à l'entrée du calorique
du dehors. Il trouve son emploi utile : 1° dans les doubles
fenêtres; 2° dans les doubles portes ; 3° dans les doubles
cloisons ; 4° dans les murs constitués par des briques
creuses, dont chacune emprisonne une couche d'air ;
5° dans les doubles toitures, qui rendraient habitables
ces mansardes ou ces greniers dans lesquels on est brûlé
par le soleil l'été, et morfondu l'hiver.

On peut, sous des climats tempérés, se passer de doubles fenêtres ; mais, dans le Nord et le Midi, leur emploi
est indispensable. J'ai eu la pensée qu'on pourrait y
suppléer, dans les maisons qui n'en sont pas munies, en
se servant de vitres doubles, qui s'appliqueraient à la
faveur d'une simple modification dans les *petits bois* des
fenêtres.

Un détail de construction qui nous livre sans défense
au froid rigoureux de l'hiver, c'est cette disposition, si
commune dans le Midi, de l'escalier principal ouvert librement sur la cour. Le malaise qui en résulte est tel que
beaucoup de propriétaires ont été obligés de faire faire,
à grands frais, d'immenses châssis vitrés pour se procurer le bénéfice d'une clôture. Je voudrais que, dans ces
conditions de climat, ce châssis fût mobile et qu'on pût
l'enlever pendant toute la saison chaude. L'escalier, il
ne faut pas l'oublier, est le grand distributeur d'air de
toute la maison, et il doit le fournir chaud l'hiver et
frais l'été. Je rappellerai bientôt l'avantage qu'il y au-

rait à chauffer la cage de l'escalier dans la première de
ces deux saisons.

L'homme a le goût naturel de la campagne, et, quand
il est confiné dans les villes, il doit chercher à mitiger les
rigueurs de cet emprisonnement en se faisant, chez lui,
un simulacre de paysage et de verdure. La mansarde satisfait à ce besoin par le gai rideau de capucines grimpantes et de pois de senteur dont elle garnit sa fenêtre ;
l'hôtel somptueux se donne ses vrais jardins, ses serres,
ou se fait un petit *Madère artificiel* derrière les vitres
de son jardin d'hiver.

Ce dernier progrès du bien-être, réalisé encore dans
un trop petit nombre des demeures qui pourraient s'en
permettre le luxe, est cependant pour les enfants délicats, pour les valétudinaires et pour les vieillards (*senectus ipsa morbus,* a dit Sénèque) une condition de santé,
si ce n'est de durée.

Quelques architectes de Paris sont entrés intelligemment dans cette voie et ont doté certaines belles maisons
à loyer des avantages de ces *solarium,* ménagés à chaque étage. Tout le monde connaît l'ingénieux spécimen
de cette disposition, si gaie et si confortable, réalisé par
la maison à tour vitrée du boulevard Malesherbes. Dans
un retrait de murs à pans divergents est logée une tour
en fer et en verre, divisée en quatre parties superposées
et offrant à chaque étage un jardin d'hiver.

Cette disposition, un peu mesquine sans doute, si on
la compare aux fameux jardins suspendus de Babylone,
est cependant un progrès ; et là où l'on n'a pas de serres
de jardin, on fait bien de se donner ce luxe, quand on
le peut.

Disons, en terminant, que les conditions de bonne
construction des serres à fleurs ont été étudiées avec

soin dans ces derniers temps, et que les résultats auxquels on est arrivé sont en tout applicables aux jardins
d'hiver : c'est ainsi qu'il faut, dût-on dépenser un peu
plus, employer des vitres de bonne qualité pour avoir
du verre bien diathermane ; éviter les vitres trop grandes,
et leur donner, suivant le conseil de Robert Hunt, une
teinte vert jaunâtre pâle. De petites stries parallèles
tracées sur le verre n'empêchent pas sa transparence
et rendent la lumière plus douce.

II. Mais les dispositions les plus intelligentes de construction ou d'installation intérieure ne peuvent suffire
dans la plupart des climats, et il faut échauffer artificiellement l'air de nos maisons.

Je ne saurais avoir ici l'intention de faire l'histoire
des combustibles très-variés auxquels l'économie domestique a recours pour atteindre ce but. La tourbe, la
houille, le bois, le charbon de bois, le gaz (un écrivain
qui se pique d'être exact et complet ajouterait à cette
énumération les morceaux de sarcophage et les débris
de momie) sont les substances qui alimentent les foyers,
et dont le choix repose sur les facilités fortuites avec lesquelles on se les procure dans la localité qu'on habite
et, par suite, sur la modicité de leur prix. Le coke est le
plus économique de ces combustibles, le bois le plus dispendieux, mais aussi le plus sain et le plus agréable.

« La puissance calorifique d'un combustible, dit à ce
sujet M. L. Raynaud, est d'autant plus grande que la
matière renferme plus de carbone et d'hydrogène. En
prenant pour unité (cette unité a reçu le nom de *calorie*)
la quantité de chaleur nécessaire pour élever d'un degré
du thermomètre centigrade la température d'un kilogramme d'eau, on a trouvé que la quantité de chaleur

fournie par un kilogramme de bois très-sec est égale à 3,600 calories, quelle que soit la matière du bois, et qu'elle se réduit à 2.800 lorsque le bois renferme de 0,20 à 0,25 d'eau, ce qui est la proportion habituelle de celui que livre le commerce ; que cette valeur s'élève à 7,000 calories pour le charbon de bois ; qu'elle varie de 6,400 à 7,600 pour la houille et l'anthracite ; enfin, qu'elle est de 3,600 pour la tourbe de bonne qualité et de 6,500 environ pour le coke.

Une calorie peut élever de 1 degré la température de 3 mètres cubes d'air environ ; de sorte que, si nos appareils de chauffage utilisaient toute la quantité de chaleur produite, il suffirait, pour élever de 20° la température de 100 mètres cubes d'air, d'environ 250 gr. de bois et de 100 gr. de houille de qualité ordinaire. On sait qu'il s'en faut de beaucoup que ces résultats soient atteints (*). »

La valeur hygiénique de ces combustibles dépend, en effet, un peu de leur nature et beaucoup de la perfection de l'appareil dans lequel ils sont brûlés.

Le plus simple de tous est le-foyer portatif ou *brasero*, en usage dans le midi de la France, en Italie, en Espagne, en Portugal. Les Hébreux se chauffaient de cette façon. Quand le roi Joachim brûla le livre que Jérémie avait écrit par ordre de Dieu, il était assis dans son appartement d'hiver, devant un brasier ardent (**). C'est l'ancien *foculus* des Romains. On en a trouvé plusieurs dans les maisons d'Herculanum et de Pompéi. Suétone cite, au nombre des présages de la mort de Tibère, ce fait que des charbons déjà froids, apportés dans un brasero,

(*) *Op. cit.*, Notes, p. 561.
(**) Fleury, *Mœurs des Israélites*, p. 72.

ad calefaciendum triclinium, se rallumèrent d'eux-mêmes
et brûlèrent toute la nuit (*). Les habitants de l'ancienne
Lutèce avaient aussi l'habitude romaine du *brasero.* On
sait que Julien l'Apostat, nommé gouverneur des Gaules
en 355, faillit être asphyxié par un appareil de chauffage
de cette nature, dans ce palais des Thermes qui constitue
le plus ancien monument historique de notre Paris. Il a
raconté lui-même les détails de cet accident (**). ·

Il n'est pas nécessaire de faire ressortir l'insalubrité
de ce mode de chauffage. Sa réputation d'innocuité repose surtout sur celle dont jouit, bien à tort, la braise
de boulanger avec laquelle on garnit les braseros. Il est
bien démontré maintenant que ce charbon, comme le
charbon ordinaire, peut produire, par l'oxyde de carbone
qu'il répand dans l'air, des accidents d'asphyxie ou plutôt d'empoisonnement. J'en ai observé un exemple. Il ne
s'agissait pas, il est vrai, de brasero, mais d'un fourneau
de cuisine dans lequel on se servait de cette braise.
Beaucoup de personnes impressionnables éprouvent, en
respirant les vapeurs du brasero, une sensation pénible
d'oppression et de vertige. Si des accidents graves n'en
résultent pas plus souvent, cela tient à la liberté avec
laquelle, dans les maisons du Midi, l'air se renouvelle
par les fissures des portes et des fenêtres.

La *cheminée* est devenue, dans nos habitudes modernes, le mode de chauffage le plus répandu ; l'économie
l'incrimine sans doute, et fait remarquer que la cheminée
ne nous donne que 12 ou 15 % de la chaleur contenue
dans le bois qu'elle consomme ; mais elle est tellement

(*) Suétone, *Douze Césars,* liv. III, chap. LXXIV.
(**) Juliani Misopogon, *Ad Antiochenses.* Voy. aussi Dulaure,
Hist. de Paris.

dans nos goûts, que les poêles et les calorifères ne lui
feront jamais une concurrence sérieuse.

D'ailleurs, c'est là une de ces questions qui ne sont pas
d'ordre exclusivement physique et qui enveloppent un
sentiment. La cheminée est devenue, et non sans raison,
le symbole de l'intimité domestique, le centre des causeries de la famille, le témoin de toutes les joies et de
toutes les tristesses de la vie d'intérieur. Je n'ai jamais
pu, pour mon compte, en passant devant une maison en
ruines ou en construction (et Paris nous a donné depuis
vingt ans d'amples occasions de méditations de ce genre),
arrêter mes yeux sans émotion sur ce long ruban noir
que la fumée d'une cheminée a tracé jadis sur un mur.
On ne voit quelquefois qu'un reste de chambranle, et
auprès de lui quelques lambeaux flottants de tapisserie.
Ce n'est rien, mais c'est tout. Argos a été là. Là on est
né, on a aimé, on a vu naître et mourir quelqu'un des
siens, on a souffert, on a joué avec des enfants, on a causé,
on a lu. La cheminée est sacrée par tout cela. Il ne faut
pas y toucher. Elle s'élève, d'ailleurs, au-dessus de la
maison comme le clocher d'un village au-dessus des huttes qui l'entourent; celui-ci symbolise l'idée religieuse,
celle-là l'idée domestique; l'un et l'autre les portent
haut, vers les pures régions qui en sont la source et
la patrie. Quel échec pour l'esprit de famille, si jamais
la cheminée venait à disparaître ! Mais elle ne disparaî-
tra pas; que l'on ait chaud, rien de mieux, tous les moyens
de chauffage peuvent y pourvoir; mais il faut aussi
avoir chaud au cœur, et il n'y a que la flamme réjouissante et allègre de la cheminée qui ait cette influence.
Quand on a la chaleur, on cherche encore la cheminée.
On dit « le foyer domestique » pour exprimer la maison,
le *home*, le chez-soi, la petite et chère patrie; on ne dira

jamais «de calorifère domestique» pour exprimer la même chose. C'est invincible comme une tradition et comme un sentiment. Mais j'entends déjà les murmures des réalistes, et je reviens, au plus vite, au terre-à-terre des faits; il n'est pas trop tôt, je le crains bien.

On n'est pas encore complétement fixé sur la question de savoir si les anciens se servaient de cheminées ; *grammatici certant.* Leurs toits *fumaient,* comme *fument* encore les toits des Kirghizs et des Lapons, c'est-à-dire qu'un foyer fixe, au centre des cabanes pauvres, évacuait sa fumée par une ouverture ménagée au sommet du toit. Le vers charmant de Virgile :

Et jam summa procul villarum culmina fumant (*),

doit être entendu dans ce sens. Mais ce qui constitue essentiellement la cheminée, c'est l'existence d'un tuyau éjecteur surmontant l'âtre; et A. Rich fait remarquer qu'il n'y a pas un seul des paysages représentés par les peintures ou les mosaïques de Pompéi qui figure une cheminée au-dessus du toit. Un four de boulanger, à Pompéi, est, il est vrai, muni d'un tuyau de poterie placé au-dessus de l'âtre ; mais rien ne dit que ce fût là une disposition appliquée aux maisons (**). Les feux destinés à la cuisine ou aux usages industriels étaient d'ordinaire dans des appentis. Quand il en était autrement, la fumée des cuisines ou des bains se réunissait dans le *fumarium* ou pièce à fumée, où se plaçaient le vin destiné à vieillir promptement (***) et le bois qu'on voulait assécher pour

(*) Publii Virgilii Maronis *Bucolica.* Egloga I.
(**) A. Rich., art. CAMINUS.
(***) Fonssagrives. *Le Vin chez les Anciens.*

en faire du feu (*). Au reste, les maisons de la campagne de Rome manquent encore assez habituellement de cheminées, et c'est une présomption pour penser que, si elles existaient chez les anciens habitants de Pompéi et d'Herculanum, c'était à l'état de simple rareté.

Ce n'est qu'au moyen âge que l'usage des tuyaux de cheminée commença à se répandre. A partir du XIVᵉ siècle, la plupart des maisons en furent munies. Une des maisons de Cluny, du style roman et datant du XIIᵉ siècle, présente sur sa façade et en saillie, entre les deux doubles fenêtres cintrées et à colonnades, un tuyau de cheminée qui, prismatique d'abord, se rétrécit de plus en plus et prend, au-dessus du toit, une forme arrondie comme une tourelle (**). Une vieille maison de Montpellier, évidemment postérieure à cette époque, offre aussi cette disposition d'un tuyau en saillie sur la façade.

Dans le principe, il n'y avait qu'une seule cheminée; mais, plus tard, les pièces principales en furent munies. Elles devinrent bientôt un prétexte à ornementation architecturale, et les cheminées de la Renaissance nous montrent encore l'alliance d'un goût artistique très-épuré avec une absence complète d'entente du bien-être. Un manteau de cheminée très-spacieux, et par conséquent sans tirage, abritant sur des bancs latéraux des familles entières; un tuyau trop large, un âtre pouvant recevoir des arbres entiers; beaucoup de dépense et de fumée et peu de chaleur, telle était la formule de ces

---

(*) L'absence de cheminée chez les Romains les obligeait à préparer leurs bois de chauffage; ils les écorçaient, les faisaient tremper dans l'eau et les amenaient ensuite à siccité; ils les immergeaient dans l'huile; ils les torréfiaient pour leur enlever leur eau. Le bois préparé de ces diverses façons s'appelait *acapna*.

(**)Verdier et Cattois, *op. cit.*, t. I, p. 74.

cheminées gigantesques qui sont encore représentées dans bon nombre des demeures seigneuriales de cette époque, et que l'on trouve invariablement dans les manoirs et les fermes de certaines provinces.

C'est aux premières années de ce siècle que commence pour les cheminées la période véritablement scientifique.

Le comte de Rumford fut pour elles ce qu'Argand avait été pour les lampes. Ses mémoires divers sur la chaleur et la combustion, publiés en 1804 et en 1812, ont inauguré des idées nouvelles, dont nous recueillons tous les hivers le bénéfice pratique. Les trois modifications que fit prévaloir Rumford sont : 1° l'amoindrissement des dimensions de la cheminée ; 2° le rétrécissement du tuyau à son point d'embouchement avec la cheminée et dans le reste de son parcours ; 3° la substitution des parois à pans obliques aux parois droites. L'augmentation du tirage et la réflexion de la chaleur ont été la conséquence de ces innovations.

Franklin, dont le génie pratique s'est appliqué avec tant de fruit à des choses si diverses (*), avait eu, en 1745, l'idée ingénieuse de combiner les avantages réciproques des cheminées et des poêles, et la cheminée à la Franklin avait réalisé une amélioration considérable.

L'invention de Lhomond, qui consiste dans la régulation du tirage par un tablier mobile en tôle, s'abaissant plus ou moins complétement au-devant du foyer, marquera également dans l'histoire du chauffage.

La cheminée Bronzac, présentant un foyer mobile, sur chariot pouvant être avancé quand l'ignition du charbon ou du bois est complète ; la disposition de bouches de

---

*) Cheminées, harmonicas, paratonnerres.

chaleur donnant aux cheminées quelques-uns des avantages économiques des poêles ; l'emploi de la chaleur pour opérer en même temps la ventilation, comme dans les cheminées ventilatrices de Douglas-Galton et de Fondet, résume t les progrès les plus récents dans l'art de la *caminologie*. Nous ne pouvons entrer dans de plus longs détails, et il nous suffit d'indiquer aux lecteurs les traités spéciaux de Péclet, d'A. Morin, de Ch. Joly, l'article *Art du Chauffage* de L. Figuier, les comptes rendus de l'Exposition universelle de 1867, pour qu'il puisse s'édifier plus amplement sur les questions de détail qui se rapportent au chauffage des cheminées.

Les *poêles* sont de deux sortes : les poêles mobiles, en faïence ou en fonte, et les poêles fixes. très-usités dans le Nord, particulièrement en Russie.

Je ne dirai rien de ceux-ci, qui sont sans doute l'une des nécessités de la vie dans les régions très-froides de l'Europe, mais qui ne sauraient être considérés, cependant, comme réalisant tous les vœux d'une bonne hygiène. Le poêle mobile nous offre un intérêt plus direct. S'il tend à sortir de plus en plus de nos habitudes domestiques, il a trouvé, en effet, un refuge obstiné dans les écoles et (*pr oh! pudor!*) dans les hôpitaux, dont beaucoup en sont encore à ce chauffage de corps de garde. Quand on a fait remarquer qu'à combustible égal, il donne trois fois plus de chaleur qu'une bonne cheminée (il utilise en effet 55 % du calorique dégagé), on croit avoir tout dit, et on ne tient compte ni de la chaleur âcre et malsaine qu'il produit. ni de la sécheresse et de l'odeur désagréables qu'il communique à l'air, en le surchauffant et en brûlant ses matières organiques, ni du rayonnement direct et dangereux de son tuyau sur les lits au-dessus desquels il passe, ni de l'oxyde de carbone qu'il dégage, etc.

Le procès des poêles en fonte a été sévèrement instruit dans ces dernières années, sous ce dernier rapport, par M. Carret (de Chambéry), qui a résumé ses idées sur l'insalubrité de ce mode de chauffage dans un dernier mémoire publié en 1869 (*). L'Académie des sciences avait été saisie de cette question en 1865, et le débat qui s'éleva à ce propos entre les savants les plus autorisés et les plus considérables, tels que Chevreul, Regnault, Payen, A. Morin, Sainte-Claire Deville, etc., imposa cette question d'hygiène à l'attention publique. Un fait incontestable se dégagea de cette discussion : c'est qu'un poêle de fonte chauffé au rouge dégage de l'oxyde de carbone et le laisse transsuder par porosité à travers ses parois. Or l'oxyde de carbone, ce *poison du sang,* comme l'appelle Cl. Bernard, tue les globules rouges du sang, ou du moins les rend inaptes aux échanges gazeux sur lesquels repose leur revivification ; il a fait depuis longtemps ses preuves toxiques, et il ne saurait entrer dans l'esprit de personne de considérer son inhalation habituelle et journalière, pendant toute une saison froide, comme indifférente pour la santé. L'hygiène ne doit pas méconnaître, non plus que la chimie, la puissance des petites causes quand elles agissent avec persistance, et elle sait à merveille que les plus à craindre des empoisonnements ne sont pas toujours ceux qui se manifestent avec une soudaineté dramatique. D'ailleurs, toutes les fois que je vois un résultat, attesté par des preuves scientifiques, emprunter un caractère de vraisemblance à la notoriété vulgaire, je me sens encore plus rassuré. Je crois à la nocuité des poêles de fonte, pour leur avoir dû moi-même

---

(*) Carret (de Chambéry), *Mémoire sur l'insalubrité des poêles de fonte.* Chambéry, 1869.

plus d'une migraine. L'*entêtement* des lycéens n'est pas d'origine purement physique, je le reconnais ; mais le poêle ne saurait non plus être mis hors de cause. En somme, c'est un mauvais chauffage : et, si les vitupérations de M. Carret ne sont pas exemptes de cette exagération de bonne foi contre lesquelles il est si difficile de se prémunir ; si les poêles de fonte ne créent pas des maladies ou des épidémies particulières, ces appareils de chauffage méritent cependant d'être mis à l'index. Les poêles de tôle ont moins d'inconvénient, sans doute, mais encore sont-ils, par rapport à la cheminée, dans un état d'infériorité hygiénique qu'il faut s'empresser de faire ressortir.

Les cheminées dites *à la prussienne*, isolées du mur ; munies d'un tablier Lhomond qui permet de régler le tirage ; à tuyau court et très-large ; rayonnant leur calorique, non pas seulement en avant, mais dans tous les sens, tiennent, en quelque sorte, de la cheminée et du poêle, et ont des avantages sérieux d'économie ; mais elles ne servent guère que pour des cabinets et ne peuvent, quelque dimension qu'on leur donne, jouer l'office de cheminées de famille.

L'emploi des calorifères à air chaud, à eau chaude, ou à vapeur, au sujet desquels tant de travaux et tant d'essais ont été faits dans ces derniers temps, n'est pas aussi nouveau qu'on paraît être porté à le croire. L'*hypocausis* dont parle Vitruve était un véritable calorifère à air chaud, qui servait à élever la température des bains ou des appartements d'une maison particulière. On trouve dans l'ouvrage d'A. Rich (*) le dessin d'une *hypocausis* chauffant, à l'aide de tuyaux, le plancher d'une

_____

(*) Op. cit., p. 325 ; article HYPOCAUSIS.

villa de Tusculum. Ce n'était qu'un essai grossier des systèmes qui se sont présentés de nos jours sous une forme
scientifique.

La question du chauffage par des appareils divers placés dans les caves, et combinant les avantages de l'élévation de la température et du renouvellement de l'air,
intéresse sans doute principalement les établissements
spacieux; mais les maisons particulières peuvent aussi
en profiter. On peut même dire que c'est là une condition nécessaire de bien-être dans les pays froids. On a
fait plus; on a voulu appliquer le principe du calorifère
au chauffage des différentes pièces d'un même appartement. M. Gallard s'est élevé avec raison contre les
dépenses, les difficultés et l'encombrement d'un pareil
système, auquel il voudrait substituer, au profit de tous
les appartements d'une maison à loyer, le chauffage
même de l'escalier commun. « On objectera peut-être à
cette idée, dit M. Gallard, qu'elle est irréalisable ; que le
propriétaire qui chauffera l'escalier de sa maison sera
forcé d'élever le prix, déjà si exorbitant, des loyers, et
suscitera ainsi les réclamations de ses locataires. A ces
craintes, les faits répondent : l'éclairage des escaliers, la
distribution de l'eau aux divers étages, sont certainement des sources de dépense pour les propriétaires ; mais
ce sont en même temps des sources de revenus qui, au
lieu d'éloigner les locataires, les attirent dans les maisons où se rencontrent ces avantages. Pourquoi n'en se-
rait-il pas de même du chauffage des escaliers, étendu
même aux antichambres et aux couloirs ? Croit-on que
chaque locataire n'économiserait pas bien vite, sur la
totalité du combustible dépensé à l'intérieur de son appartement, la dépense proportionnelle qui lui incombe-
rait pour l'entretien du calorifère général de la maison ?

Quant à moi, je ne doute pas que les maisons munies de tels calorifères ne fussent bientôt préférées et recherchées, comme le sont aujourd'hui celles qui reçoivent l'eau à discrétion à chaque étage.

» Hâtons-nous de dire qu'un tel calorifère devrait être installé le plus économiquement possible. Ici, nous n'avons aucun motif d'hygiène pour donner la préférence à un mode de chauffage plutôt qu'à un autre, et voici pourquoi : c'est que, la cage de l'escalier étant considérée par nous comme un vaste réservoir destiné à fournir de l'air neuf à presque toutes les pièces de la maison, nous voudrions que la circulation d'air venue de l'extérieur fût extrêmement active. Les portes, les fenêtres devraient contribuer à son introduction, au moins et même plus encore que les orifices spéciaux disposés à cet effet, et surtout que les bouches du calorifère. Il n'y aurait donc aucun inconvénient à ce que, au milieu de cet air incessamment renouvelé, ces derniers déversassent de l'air à une température très-élevée, dût-il même avoir été desséché et modifié par les surfaces de chauffe ; car, ne constituant qu'une très-minime fraction de la masse totale, il serait insuffisant pour pouvoir l'altérer. Les calorifères à air chaud pourraient donc être utilisés s'ils sont plus économiques ; car, dans les conditions où nous venons de nous placer, l'économie est la question principale, la seule qui doive préoccuper.

» Supposez les choses organisées de telle façon que, au moyen d'un calorifère installé comme je viens de le dire, l'air contenu dans la cage de l'escalier, dans les antichambres et dans les couloirs d'une maison habitée, y circule avec une température moyenne de 10 degrés, et voyez combien il sera facile de chauffer les autres pièces de l'appartement sans grandes dépenses, avec des cheminées ordinaires et en supprimant les courants d'air froid produits par l'appel de la cheminée, à la seule condition de veiller à ce que cet appel s'exerce plutôt par les ouvertures des portes que par les joints des fenêtres (*). »

M. Gallard, excluant les bouches de chaleur des calorifères des chambres à coucher et du cabinet de travail où l'on vit, les admet, au contraire, pour le salon à manger et les salons de réception. Mais, pour ces derniers, la cheminée est de nécessité au point de vue du décorum, de l'agrément et de l'habitude, et la cheminée ventilatrice de Douglas Galton suffit à tous les besoins de la ventilation intérieure. D'ailleurs, et l'hygiène ne saurait trop insister sur ce point de vue, si la cheminée est *utile* pour maintenir l'hiver une température agréable dans nos chambres, elle est *indispensable* pour en renouveler l'air intérieur.

Nous acceptons sans réserve ces vues ingénieuses, et qui résument pratiquement la question du chauffage et de la ventilation des appartements. Elles ont été, du reste, suggérées à M. Gallard par des discussions soulevées, en sa présence, au sein de la Société centrale des architectes, sur la valeur comparée des moyens de chauffage et de ventilation : ces deux questions ayant été, dès le principe, déclarées inséparables l'une de l'autre.

Je me résume : 1° fermeture hermétique des fenêtres (avec ouverture facultative); 2° alimentation d'air, s'opérant directement par les portes de communication avec les pièces voisines, et médiatement par la cage de l'escalier; 3° chauffage l'hiver du volume d'air renouvelé qui remplit ce dernier espace; 4° établissement dans les chambres à coucher et le salon d'une cheminée d'un des systèmes

(*) Gallard, *loc. cit.*, p. 92.

récents (Fondet (*), Douglas-Galton (**) ou Joly (***));
5° proscription absolue des calorifères sans tuyau éjecteur, braseros, etc.

Je dois ajouter aussi : proscription absolue des *chauf-
ferettes*. Je ne sache pas d'engin plus dangereux pour la
santé : vapeurs délétères d'oxyde de carbone et d'acide
carbonique, auxquelles s'ajoutent souvent les odeurs em-
pyreumatiques qui se dégagent du bois calciné ; servitude étroite, en dehors de laquelle les pieds restent glacés ; provocation directe aux engelures, etc. : tels sont les
plus doux des méfaits de la chaufferette. Je ne parle pas
de ses dangers plus particuliers pour la santé des femmes,
dangers sur lesquels Boerhaave a très-justement insisté.
Ils sont d'autant plus réels qu'il y a une *ivrognerie de la
chaufferette* et qu'on en descend la pente rapidement.
Cette petite cause peut, à la longue, produire des maladies d'un caractère véritablement sérieux. Les chauf-
ferettes imaginées il y a quelques années, et qui remplacent la braise, les cendres chaudes ou la motte classique,
par un charbon, lequel s'allume aisément et conserve
longtemps sa chaleur, n'ont pas sans doute les mêmes
inconvénients ; mais celui de créer une habitude et de

(*) La cheminée Fondet a une prise d'air extérieur. Cet air
traverse des tubes parallèles placés au fond et qui sont léchés à
l'extérieur par la flamme. L'air, ainsi chauffé, va se déverser par
une bouche de chaleur dans l'intérieur de la pièce.

(**) Dans la cheminée Douglas-Galton, un gros tuyau de tôle
donne issue à la fumée ; de l'air pris au dehors circule entre la
maçonnerie et ce tuyau, s'échauffe et va, à la partie supérieure
de la cheminée, s'ouvrir dans la chambre par une bouche.

(***) La cheminée Joly utilise le manteau de la cheminée comme
chambre de chauffe, pour de l'air qui s'y trouve au contact de larges
surfaces métalliques, et qui va ensuite se déverser dans la chambre.
Elle est très-économique et très-bien entendue.

produire un froid aux pieds permanent persiste tout
entier. Je n'incrimine ici, bien entendu, que l'usage quotidien : l'emploi accidentel d'une chaufferette pendant les
temps humides et froids, et quand on ne peut se sécher et se réchauffer les pieds autrement, est, bien entendu, complétement inoffensif.

Telles sont les considérations pratiques, mais bien sommaires, que j'avais à présenter sur les cheminées. Il faut
évidemment sortir des errements de cette routine traditionnelle qui verse dans l'air, au-dessus du faîte des maisons, 86 à 88 % de la chaleur que dégagent nos tisons en
brûlant. Nous sommes de véritables *gaspilleurs de calorique*, et nous traitons nos houillères et nos forêts en fils
de famille, qui dépensent sans compter et ne songent pas
assez à ceux qui viendront après eux. Nous imitons un
peu en cela (et en beaucoup d'autres choses) l'impré-
voyance du nègre, qui coupe un palmier pour manger le
bourgeon qui le termine. Il ne serait que temps de nous
arrêter dans cette voie de dépenses inutiles.

Un ingénieur très-distingué, M. Dellon, me suggérait,
il y a quelque temps, dans une conversation que nous
avions ensemble sur ce point, qu'on pourrait très-sim-
plement, et avec grand avantage, ménager, derrière la
plaque de fonte de nos cheminées de cuisine (dont les
feux sont en quelque sorte en permanence) une caisse
de tôle, munie de deux tuyaux, l'un d'arrivée d'eau,
l'autre de départ. On aurait ainsi un réservoir d'eau
chaude qui pourrait servir, grâce à des dispositions convenables, à divers usages économiques, aux bains, ou
bien à garnir des bouillottes analogues à celles des chemins de fer, et qu'on placerait dans les chambres ou
cabinets dépourvus de cheminées.

Dans ces derniers temps, le gaz, puissance nouvelle, a essayé de détrôner la bûche classique pour le chauffage. Son introduction dans nos cuisines réalise un progrès sensible au point de vue de l'économie, puisqu'on peut graduer à l'infini, par le jeu d'un robinet, et suivant les besoins, l'intensité de la source calorifique, et par suite le chiffre de la dépense. Les reproches qui ont été adressés au chauffage au gaz, d'être d'un maniement délicat, d'exiger de la prudence, ne sont certainement pas très-sérieux.

Quant au chauffage de nos appartements par le gaz, deux systèmes sont en présence : celui de la cheminée, où l'on emploie une bûche de métal percée d'ouvertures par lesquelles le gaz passe et s'enflamme ; triste et froid simulacre de feu, dont les salons des gares nous démontraient naguère l'insuffisance ; celui de calorifères spéciaux, de forme élégante, évasés en larges coquilles à surfaces métalliques brillantes, bien disposés pour réfléchir la chaleur, et présentant en haut, et hors de vue, une couronne de petites flammes. La communication avec le gazomètre s'établit par un tube à robinet, qu'on dissimule aisément. Les pièces qui manquent de cheminée, ou dont la cheminée s'obstine à fumer, doivent recourir à ce moyen, qui a l'inconvénient grave d'être subordonné à des variations souvent gênantes dans la pression du gaz, lequel refuse parfois sa chaleur au moment où on en aurait le plus besoin. Les autres pièces feront bien de s'en tenir à la cheminée classique, au bois, à la houille ou au coke.

II

L'art de résister aux chaleurs d'un climat ou d'une saison à température élevée repose essentiellement sur des moyens semblables à ceux qui conjurent les effets d'un froid excessif.

L'alimentation, les vêtements, l'habitation, sont les trois instruments de cette résistance.

La maison de campagne qui baigne de tous côtés dans un air libre et frais, qui dispose de dépendances spacieuses, retrouve, dans les colonies et dans les saisons chaudes, sa supériorité sur la maison de ville, laquelle, au contraire, est mieux protégée contre le froid. Mais il n'est donné qu'au plus petit nombre de choisir comme Lucullus, et il faut, pour demeurer sur le terrain des choses pratiques, se placer dans l'hypothèse qu'on n'a qu'une maison et qu'on l'habite l'hiver comme l'été.

Ici encore, les moyens de résistance à la chaleur se divisent en ceux qui procèdent du mode de construction et d'aménagement des maisons, et ceux qui sont basés sur des procédés particuliers de refrigération de leur atmosphère intérieure.

I. — L'épaisseur des murs et le peu de conductibilité des matériaux qui les constituent ; les proportions spacieuses des pièces ; la multiplicité des ouvertures aéra-ratoires et leur disposition antagoniste, permettant de créer, au besoin, des courants d'air frais ; le choix d'une bonne toiture ; des galeries, des vérandahs, des balcons, une terrasse : telles sont les conditions *organiques,* ou de structure, qu'une maison doit réaliser dans les pays chauds, pour être habitable. L'Européen qui prétend y importer les maisons de son pays (et cette inconséquence nous est plus particulièrement incriminable à nous autres Français) se prive de la plus précieuse des ressources de l'acclimatement. Ce qu'il a de mieux à faire, c'est d'étudier l'hygiène instinctive des indigènes, et de s'en approcher le plus qu'il peut, au moins dans ce qu'elle a de rationnel. M. Celle a proposé de dire *s'indigéniser*, au lieu de *s'acclimater*. Il y a tout un programme d'hygiène, à l'usage des immigrants, dans le premier de ces deux mots.

Dans les pays chauds, il faut, non pas attendre que l'air entre, mais aller au-devant de lui. Les balcons dont sont garnies les fenêtres, les galeries ou vérandahs sur lesquelles elles s'ouvrent, sont une des nécessités de la vie méridionale.

Des *balcons* saillants en bois, en fer ou en pierre, se trouvent aux fenêtres dans la plupart des maisons du centre de l'Europe ; tantôt ils sont bornés à chaque fenêtre, tantôt, et cette disposition est la meilleure, ils se continuent sur un ou plusieurs des côtés de la maison. Quand celle-ci est isolée, une *galerie* déployée sur ses quatre côtés, et protégée à l'étage supérieur par une avancée considérable du toit, lequel s'appuie par des pilastres ou des colonnes, ou des traverses sur le mur, sur l'étage le plus rapproché ou même sur le sol, constitue un moyen très-agréable de défense contre le soleil. Beaucoup de villas-chalets, dans lesquelles, à raison de leur destination estivale, on a pu prodiguer le bois, offrent des spécimens élégants et pittoresques de cette disposition. L'arrosage quotidien de ces galeries et le soin de les recouvrir d'une tente, quand le toit n'avance pas suffisamment, sont des moyens de rendre la température très-supportable.

La toiture, dans les pays méridionaux, influe beaucoup sur la fraîcheur ou la chaleur intérieure des maisons. Il faut, bien entendu, laisser de côté les couvertures métalliques. Celles de plomb, de fer-blanc, de tôle cannelée en usage dans certains pays du Nord, auraient, sous un

climat plus chaud, des inconvénients très-grands. Elles
absorbent et rayonnent, en effet, vers l'intérieur des
habitations, une chaleur fort importune. Le zinc a les
mêmes défauts, et les voyageurs ont signalé les inconvénients de ce mode de toiture à Maurice et à Ceylan,
bien que, dans cette dernière île, ils soient atténués
par l'habitude de recouvrir ces toitures avec du bois ou de
la paille (*). On a dû, au reste, se demander si les eaux
pluviales, passant sur des toitures métalliques, ne pouvaient pas communiquer aux eaux des citernes des propriétés qui les rendissent dangereuses. J'ai discuté tout
au long cette intéressante question d'hygiène en ce qui
concerne le zinc, dans un mémoire spécial (**).

Les tuiles pleines ou creuses, brutes ou vernissées,
constituent un très bon mode de revêtement des toits.
Elles valent infiniment mieux dans les pays méridionaux
que les ardoises, qui font payer leurs avantages de régularité et de légèreté par l'inconvénient qu'elles ont d'absorber la chaleur. Les ardoises de diverses couleurs, que
l'on commence à employer comme moyen décoratif, valent mieux à ce point de vue que les ardoises naturelles.

Mais la forme des toits influe autant que leur mode de
revêtement sur les conditions de bien-être. Je me déclare
partisan décidé de la terrasse. *Toutes* les maisons des
contrées méridionales devraient en avoir une. J'irai encore plus loin, et je dirai que celles du Nord en tire-
raient aussi un bon profit, *surtout celles qui n'ont pas de
cours*.

Les anciens avaient le goût de la terrasse. Elle exis-

(*) *Voyage autour du monde*, 1860, p. 331.
(**) *De la valeur hygiénique du zinc pour la confection ou le
revêtement des récipients destinés à contenir de l'eau potable*, in
Annales d'hyg., 1864 ; 2ᵉ série, t. xxi, p. 44.

tait dans les maisons des Hébreux, comme elle existe
encore dans tout l'Orient. Les Livres saints en font foi
dans maints passages. C'est sur sa terrasse, lisons-nous
au livre de Josué (*), que la courtisane Raab cacha les
envoyés de Josué à Jéricho. Quelquefois même, et pendant les fortes chaleurs, on couchait en plein air sur la
terrasse, pratique conservée encore en Perse, où tout
le monde dîne et couche sur les toits (**). C'est ainsi que
Saül, recevant l'hospitalité de Samuel, se dressa un lit sur
la terrasse de celui-ci et y dormit (***). C'est enfin de sa
terrasse que David aperçut Bethsabé, femme d'Uri (†).

Je vois à la terrasse plusieurs avantages : d'abord elle
constitue, l'hiver, un *solarium* où l'on va se chauffer, et,
l'été, un lieu de promenade dans un air pur et relativement frais ; j'y vois, enfin, un lieu d'aération, d'asséchage et d'assainissement des meubles ou objets domestiques, aux jours de nettoyage. C'est là peut-être l'office
le plus utile de la terrasse. Rien n'empêcherait que, dans
les maisons à loyer, celle-ci fût attribuée, un ou deux
jours par semaine, aux usages des divers appartements
qui les constituent. Une terrasse garnie sur ses quatre
côtés par des grilles ou balustrades, et bordée de caisses
à fleurs ou à arbustes, constitue, pendant les soirées
chaudes de l'été, un lieu de refuge et de repos aussi sain
qu'agréable. D'ailleurs, quand le problème des ascenseurs
mécaniques sera résolu, il sera avantageux de donner à
l'appartement le plus haut, devenu alors le plus aristocratique, les avantages d'une terrasse.

(*) Cap. 2, v. 6.
(**) De Khanikoff, *Voyage dans le Khorassan, Meched, la Ville
Sainte et son territoire, in Tour du Monde*, 1861, p 269.
(***) *Rois*, chap. IX, v. 15, 26.
(†) *Rois*, liv. II, chap. XI.

Ces conditions *statiques* d'une bonne température pendant l'été une fois acquises par le mode de construction, il reste à en tirer un bon parti. On peut rafraîchir sa maison de trois façons : 1° par l'aération; 2° par l'évaporation; 3° par la réfrigération directe de l'air qu'on y introduit.

De la première condition, je n'ai rien à dire ici ; j'en ai traité tout au long dans l'*Entretien* relatif à l'*Assainissement de la maison*. (Voy. p. 198) En faisant circuler l'air, on remplit du même coup deux offices : on le renouvelle et on le rafraîchit. On sait, en effet, qu'à température thermométrique égale, la sensation de chaleur est beaucoup plus supportable quand le corps baigne dans l'air en mouvement que quand il reste au contact des mêmes couches d'air stagnantes et qui lui servent, en quelque sorte, d'isoloirs. Le bien-être (un peu perfide, il est vrai), que nous cause la flabellation par l'éventail, donne la mesure pratique de cette influence rafraîchissante de l'air en mouvement. Il faut aussi faire intervenir, dans l'explication de ce fait, l'accroissement de la transpiration (procédé naturel de refrigération de l'économie), quand l'air qui nous entoure se renouvelle rapidement.

Lorsque de l'eau passe de l'état liquide à l'état vaporeux, elle absorbe à la masse d'où elle vient, ou aux objets sur lesquels elle a été répandue, une certaine quantité de chaleur, d'où la production d'un refroidissement. C'est un phénomène analogue au phénomène organique que je viens d'indiquer. L'évaporation est un procédé de rafraîchissement pour l'air intérieur des maisons, soit qu'on arrose fréquemment les parquets, soit, ainsi que je le recommande l'été, pour les chambres de malades, qu'on étende sur des chaises des draps, au préalable immergés dans l'eau. Dans certains pays, dans l'Inde par exemple, où l'on a à se défendre contre les atteintes de chaleurs insupportables, on se procure un peu de fraîcheur en arrosant l'extérieur des murs ou bien en projetant, à l'aide d'une pompe à main, de l'eau sur des plantes grimpantes qui tapissent le côté ouvert des galeries. Le tapis de lierre qui recouvre certains murs isolés est un procédé de réfrigération. Il agit en empêchant la pénétration des rayons solaires et en rafraîchissant le mur par l'évaporation. On pourrait dans les colonies, si le mur de façade était recouvert d'un revêtement hydrofuge, laisser tomber incessamment d'un tube horizontal percé de trous, et communiquant avec un réservoir, de l'eau en pluie, qui, s'évaporant, rafraîchirait par un mécanisme d'alcarazas l'air intérieur des maisons (*).

Jusqu'ici, la réfrigération directe de l'air n'avait pu entrer dans la pratique, à raison de la difficulté avec laquelle on se procure de la glace dans les saisons chaudes ; mais il est permis de supposer que bientôt l'industrie, qui à déjà singulièrement abaissé la valeur de la glace, la mettra en abondance, et à vil prix, à notre disposition (**). On a déjà commencé, en Amérique, dans quelques ateliers qui manipulent des matières putrescibles, à y maintenir, à l'aide de la glace, de l'air à une température voi-

---

(*) M. A. Morin a proposé l'arrosement des toits comme moyen de réfrigération dans les pays chauds. Un mètre cube d'eau suffirait pour arroser pendant une heure 100 mètres carrés de toiture.

(**) On commence aussi à exploiter, grâce à l'abaissement des transports, les glaciers, notamment ceux de l'Aar et du Rhône. L'appareil Harrison, fondé sur l'action combinée du vide et de l'évaporation de l'éther, constitue un moyen économique de produire de grandes quantités de glace, et il est possible qu'on l'utilise plus tard pour rafraîchir l'air intérieur des maisons.

sine de 0°ᶜ. L'air qui renouvelle l'atmosphère de ces usines passe dans des tubes plongés dans une glacière, y devient froid, par suite plus pesant, et il descend et chasse
l'air chaud par des ouvertures supérieures. Des tubes
ménagés dans l'épaisseur des murs pourraient ainsi servir
l'été à une circulation d'eau froide qui rafraîchirait l'atmosphère intérieure, et l'hiver à une circulation de vapeur ou d'eau chaude. On a trouvé, dans des murs de
Pompéi, des fragments de tubes en plomb qui avaient
probablement cette double destination.

Le maniement intelligent des ouvertures d'aération et
d'éclairage est le plus simple, et peut-être le plus efficace, des moyens de réfrigération de nos maisons. J'ai
fait ressortir plus haut les inconvénients de l'obscurité
presque absolue dans laquelle vivent les habitants du
Midi, pendant les mois chauds de l'année. Il y a là une
palpable exagération ; mais il faut reconnaître cependant
que la demi-fermeture des fenêtres est une condition
très-efficace de résistance à la chaleur. Il se produit, par
l'écartement que laissent les volets entre eux, et du dedans
au dehors, un courant aérien que de l'air relativement
frais, et affluant par les chambres contiguës et la cage
de l'escalier, vient immédiatement remplacer. Il y a là,
comme en toutes choses, une mesure à garder.

NEUVIÈME ENTRETIEN

LES IMPORTUNITÉS DOMESTIQUES

Le kangourisme, c'est comme qui dirait le pau-
périsme.
(R. TOPFFER, *Premiers Voyages en zigzag,*
4e journée.)

Est-ce donc pour veiller qu'on se couche à Paris ?
(BOILEAU, *les Embarras de Paris.*)

Ecastor ! domus bene olet quæ nihil olet.
(PLAUTE.)

Je rangerai sous cette rubrique : *importunités domestiques,* non pas la série entière des causes de malaise, de
trouble ou de dégoût, que l'on peut trouver dans une
maison ou dans un appartement mal placés, mal distribués ou mal tenus, mais seulement les trois plus saillantes de ces importunités : 1° les parasites ; 2° le bruit ;
3° les odeurs.

1.

Les parasites peuvent souiller l'atmosphère intérieure
des maisons et y déposer des germes d'insalubrité. J'ai
parlé du parasitisme consenti ; je n'ai pas à y revenir.
Je m'occuperai seulement ici du parasitisme que nous
subissons et qui nous prend à la fois notre air, notre
repos, nos aliments, quand il ne nous prend pas notre
sang. C'est affaire d'importunité et de dégoût pour quelques-uns ; pour d'autres, il s'agit, par l'odeur qu'ils exhalent et par les émanations putrides qui peuvent s'en dégager, d'une cause très-réelle de viciation de l'air que
nous respirons.

M. A. Mangin a écrit un livre ingénieux sur les animaux utiles à l'homme et sur ceux qui lui sont nuisibles (*). Il ne peut ici, et bien entendu, être question
que des derniers, et plus particulièrement de ceux qui
peuvent influer sur la santé humaine.

Notre vie est entourée d'ennemis : ennemis que nous
voyons ; ennemis, plus dangereux encore, que nous ne
pouvons voir, à raison de leur extrême petitesse, et qui
se meuvent dans ce monde conquis par le microscope,
où pullulent les moisissures et les infusoires. Les rapports de familiarité que nous entretenons avec les animaux que nous avons domestiqués pour nos besoins, ou
ceux qui, parasites effrontés, se sont établis dans nos maisons et nous font porter, sans compensation, le joug de
leur importunité, sont la source d'une foule de dangers,
dont on n'a probablement vu jusqu'ici que le plus gros.

I. Les mouches (**) sont du nombre de ces insectes
suspects, dont le rôle utile au point de vue humain est
encore à démontrer, mais dont les méfaits ont, dans ces
dernières années, été mis en pleine lumière. L'hygiène
doit s'occuper, à plusieurs titres, de ces muscides incommodes : comme parasites importuns au premier chef, et
devenant par leur pullulation, dans certaines conditions
de climat, de saison ou de localité, un fléau véritable ;
comme producteurs de larves parasites ; comme véhicules, des animaux à l'homme ou d'un individu malade à
un individu sain, de germes morbides de natures diverses.

(*) A. Mangin, *Nos ennemis et nos alliés*. Études zoologiques.
Tours, MDCCCLXX.

(**) Insectes de l'ordre des Diptères, de la tribu des Muscides,
de la famille des Athéricères, de la section des Créophiles (Latr.)

Dans cette famille, qui rappelle celle des Harpies de la fable, et qui semble prendre plaisir à souiller, elle aussi, tout ce qu'elle touche, la mouche commune (*Musca domestica*), mérite une mention peu favorable; les malades, en particulier, savent à merveille ce qu'elle leur coûte de malaise, de dégoût et d'insomnie, en remplissant leur chambre d'un bourdonnement incommode et en les agaçant par des titillations continuelles. Le langage usuel, si expressif et si vrai dans ses formules, a consacré, par des locutions familières, l'exaspérante importunité de ces parasites; et des expressions devenues usuelles ne sont qu'un très-juste hommage rendu à la puissance d'agacement dont les mouches sont douées.

C'est dans les hôpitaux, surtout, que ce fléau atteint ses dernières limites, et c'est pitié de voir le visage et les mains des malades couverts de ces parasites ailés. Les mouches, fidèles à l'instinct qui les attire de préférence vers les êtres privés de vie, accourent aussi plus particulièrement vers ceux en qui la vie est amoindrie et menacée, et il est d'observation médicale que les mouches s'acharnent avec obstination sur certains malades et préfèrent certaines maladies.

Mais ce n'est pas à ce point de vue que j'en veux parler; je tiens à signaler tout le prix que l'hygiène domestique doit attacher à se débarrasser d'une importunité aussi dégoûtante que pénible.

C'est déjà quelque chose que ce supplice infligé par les mouches, et qui rappelle celui auquel était condamné l'aveugle Phinée. Le sommeil du matin, pendant l'été, est souvent rendu impossible par ces insectes à habitudes trop vigilantes, et j'ai vu des gens nerveux poussés hors du lit par l'importunité de leurs bourdonnements. Et ce n'est encore là qu'un tiers de leurs méfaits. L'instinct qui les porte à se nourrir s'exerce au détriment de l'homme ; celui qui les porte à s'occuper de leur progéniture les pousse à des sévices autrement graves, et le corps humain devient souvent le réceptacle de leurs œufs et des larves qui en éclosent. La mouche domestique (*Musca domestica*), la mouche à viande (*Musca vomitoria*), la mouche dorée (*Musca Cæsar*), mais surtout cette dernière, dont les œufs alimentent l'ignoble industrie de la production des asticots, sont coupables de ce méfait. Il n'est rien auprès des accidents qui résultent de l'introduction, dans des cavités organiques, d'œufs auxquels succèdent des larves susceptibles de produire des accidents très-graves, sinon mortels. Ce sont surtout les larves d'une mouche exotique, la *Lucilia hominivorax,* que les travaux des médecins de la marine ont fait connaître dans ces dernières années, qui, en s'introduisant dans les anfractuosités des narines, déterminent des accidents de cette nature. On a vu aussi des mouches de nos pays couvrir de leurs larves des malheureux qui ont succombé sous les atteintes de cette immonde pullulation, et il n'est pas rare de voir, dans nos hôpitaux, les plaies offrir parfois une complication dégoûtante de cette nature.

Les mouches doivent enfin être considérées en hygiène à un autre point de vue : comme véhicules inertes et comme agents de dissémination de germes morbides. Ce rôle, si important en hygiène, mais simplement soupçonné jusqu'ici, a été mis en un relief opportun par un mémoire récent, qu'a lu M. Davaine devant l'Académie de médecine (*).

(*) Davaine, *Étude sur la contagion du charbon chez les animaux domestiques*.

Il y a longtemps que les mouches sont considérées comme étant l'un des moyens du transport, des animaux à l'homme, du germe de la pustule maligne, affection gangréneuse des plus graves et qui, lorsqu'elle ne détermine pas la mort, amène sur les parties découvertes du corps, et le plus habituellement sur la figure, des mutilations et des difformités hideuses. Les expériences récentes de M. Davaine, entièrement confirmatives de celles d'un autre expérimentateur, M. Raimbert, ont mis hors de doute la possibilité du transport du virus charbonneux par l'intermédiaire des mouches.

Dans cinq expériences, une plaie récente d'un animal ayant été mise au contact de trompes de mouches qui avaient sucé du sang charbonneux, on a vu naître le charbon, lequel a été mortel quatre fois sur cinq. Dans sept autres expériences, des mouches ont été introduites sous une cloche contenant du sang charbonneux frais; au bout de vingt-quatre heures, on mutile ces parasites, et leurs pattes et leurs suçoirs sont introduits sous la peau de cobayes : quatre fois on n'obtient rien; trois fois on voit se produire le charbon le mieux caractérisé.

Les mouches piquantes, qui écartent les tissus à l'aide d'un appareil perforant, sont des agents plus actifs d'inoculation que les mouches non armées, et en particulier la *Musca domestica,* qui n'a qu'une trompe inoffensive, à l'aide de laquelle elle suce les liquides qu'elle trouve libres à la surface du corps. Les premières sont, sans doute, les moyens de transmission les plus actifs, et M. Davaine pense que les grandes épizooties charbonneuses sont leur ouvrage; mais il ne faudrait pas cependant innocenter la mouche ordinaire, la mouche à viande, etc. : leur trompe ou leurs pattes, imprégnées de virus charbonneux, peuvent, dans leurs pérégrinations sur la

27

peau humaine, trouver une érosion inappréciable à la vue et déposer dans ce sillon imperceptible, et sans penser à mal, le poison organique qu'elles entraînent mécaniquement avec elles.

On comprend qu'il y a un triple intérêt à diminuer le nombre de ces parasites incommodes et dangereux. Par malheur, ils sont très-prolifiques, et une seule *mouche bleue* pond environ 200 œufs, d'où sortent, en vingt-quatre heures, autant de larves, lesquelles, au bout de cinq à six jours, se transforment en chrysalides : c'est dire la rapidité de leur pullulation (*). La propreté de la voierie, celle des maisons, celle des écuries et des étables dans le fumier desquelles une mouche piquante, le *stomoxe piquant,* incriminé particulièrement par M. Davaine, va déposer ses œufs, sont des moyens de préservation, sinon absolue, au moins très-probable.

Il est d'une juste et saine philosophie de puiser des consolations dans la comparaison des maux que l'on endure avec les maux plus grands qui assaillent les autres, et l'homme, à tout prendre, ne souffre pas, des attaques des muscides, la millième partie des sévices qu'ils font endurer à nos animaux domestiques, nos familiers, nos intimes. Il suffit de citer : le taon des bœufs (*Tabanus bovinus*), le chrysops aveuglant (*Chrysops cœcutiens*), redouté des chevaux ; la mouche plate ou hippobosque du cheval (*Hippobosca equina*) ; la mouche plate du mouton (*Hippobosca ovina*), etc., pour voir que la meilleure part a été encore faite à l'homme dans ce partage des divers muscides entre lui et les animaux. Toutefois quelques-uns peuvent s'attaquer à nous accidentellement, et faute

(*) Voyez, pour plus de détails, Victor Rendu, *Mœurs pittor. des insectes*. Paris, 1870; p. 179.

de mieux, comme la mouche plate du cheval, certains *asilines* qui s'acharnent sur les chevaux et les bœufs, et il n'est que prudent, à ce titre et à bien d'autres, de reléguer loin de nos demeures, de ville ou de campagne, les écuries et les étables. Le dégoût seul suffirait d'ailleurs pour réclamer cet isolement.

La découverte récente de moyens insecticides, très-efficaces et très-inoffensifs, n'a pas été appréciée comme elle méritait de l'être. C'est, en réalité, une des conquêtes les plus considérables que le bien-être et la santé aient faites à notre époque. L'homme, en lutte avec cette concurrence effrénée de la vie qui l'enserre de tous côtés, disposait jusqu'ici de ressources insuffisantes, et avait habituellement le dessous dans cette lutte humiliante ; il ne l'a plus aujourd'hui que quand il y met de la négligence et de l'incurie. Il faut avouer cependant que l'industrie humaine est moins armée contre les mouches qu'elle ne l'est contre d'autres parasites, et celles-ci continuent à être le fléau de nos maisons. La multiplicité même des moyens *infaillibles* qui ont été proposés pour s'en débarrasser démontre la *faillibilité* de chacun d'eux en particulier.

On peut les diviser en trois catégories : ceux qui capturent ou retiennent mécaniquement les mouches ; ceux qui les empoisonnent par des substances inoffensives pour l'homme ; ceux qui les tuent par des matières dangereuses pour nous ou nos enfants. La dernière catégorie (poudre aux mouches, cobalt, miel phosphoré, etc.) doit être écartée ; elle expose, en effet, les enfants à des tentations ou à des méprises dangereuses, et, d'ailleurs, les mouches empoisonnées de cette façon peuvent aller déposer sur des aliments ou dans des liquides potables la matière toxique qu'elles ont prise, et produire ainsi des accidents dont la cause demeurera inappréciée. Les papiers tue-mouches au cobalt arsenical sont de nature, comme l'a démontré M. Bussy, dans son rapport du 22 novembre 1852 au Comité consultatif d'hygiène publique, à produire des empoisonnements redoutables, et le danger est d'autant plus réel, que bon nombre d'industriels affirment l'innocuité de leurs *papiers insecticides,* et les déclarent composés de substances végétales inoffensives, alors que, bel et bien, ils sont arsenicaux.

Le choix se limite donc aux deux autres groupes de moyens. Ceux qui capturent les mouches par des piéges ingénieux ont le grand avantage d'être sans danger et de les retenir sur place. Certains petits appareils, dont l'exhibition se fait sur les places et dans les marchés de nos villes, réalisent ce but. Une seconde catégorie est constituée par les moyens *engluants.* Tels les papiers anglais qui invisquent les pattes de ces infortunés diptères et les retiennent prisonniers ; tel aussi ce piége à glu constitué par une ficelle recouverte de cette substance et susceptible, en rentrant dans un petit vase par un mouvement de moulinet, de déposer sur ses bords les mouches qui la recouvrent.

Mais les substances qui sont à la fois toxiques pour les mouches et inoffensives pour l'homme ont sur les piéges une réelle supériorité, et c'est de ce côté que l'esprit d'invention doit se tourner pour trouver encore mieux que ce que nous avons aujourd'hui. Le *quassia amara,* amer fort en vogue aujourd'hui comme médicament, remplit assez bien les deux conditions de ce programme, et tous les papiers tue-mouches devraient être remplacés par celui qu'on prépare avec cette substance. J'ai vu dans une famille un émoi considérable produit par un de ces papiers, dont un enfant très-jeune venait de mâcher une feuille. Il n'y eut, bien entendu, nul accident à la suite. L'eau de savon paraît aussi exercer une action délétère sur les mouches. En 1852, un pharmacien, M. Stanislas Martin, a proposé, pour se débarrasser de ces parasites dans les chambres de malades, de blanchir de l'eau avec du savon, de la sucrer et de recouvrir le vase d'un papier troué. Les mouches pénètrent dans le vase, s'y accumulent et s'y noient. La poudre de pyrèthre du Caucase, dont l'action toxique sur les autres parasites est si généralement utilisée aujourd'hui, tue également les mouches quand on insuffle cette poudre dans une pièce maintenue fermée pendant dix minutes ou un quart d'heure. Il serait possible, mais je n'ai pas d'expérience directe à ce sujet, qu'on éloignât ces parasites ailés en répandant un peu de cette poudre sur le lit des malades. L'incommodité qu'ils causent est assez grande pour qu'on songe à multiplier ses moyens de défense.

Le classique « *Puer, abige muscas* », fit-on intervenir le *muscarium* ou chasse-mouche en plumes de paon des Romains, ne serait qu'un expédient insuffisant. Mais il est deux moyens bien simples de se préserver, dans une certaine mesure, de l'importunité des mouches. Comme la plupart des insectes, elles sont attirées par la lumière et vont toujours, dans deux atmosphères qui communiquent, de la plus sombre à la plus éclairée. L'occlusion partielle des volets est, à ce titre, un expédient dont on connaît pratiquement la valeur dans le Midi. La propreté en est un autre plus sûr encore, et les mouches n'affluent que là où cette condition manque. Il faut donc qu'elle soit minutieusement garantie. Les cuisines mal tenues, les salons à manger dans lesquels on laisse, par incurie, des débris alimentaires, notamment des substances sucrées, sont des appels directs à ces parasites. Minuties,

dira-t-on ; mais c'est avec ces minuties que se fait le bien-
être, et qui dédaigne d'y appliquer son esprit, n'est pas
médecin.

II. — Le cousin commun *(Culex pipiens)*, de l'ordre des
Diptères et de la tribu des Culicides, est certainement
l'un des parasites les plus incommodes de nos maisons.
Il est peu de pays qui soient à l'abri de ses atteintes ;
toutefois il est plus particulièrement abondant sous les
climats extrêmes. Les *maringoins* et les *mosquitos* de
l'Amérique méridionale sont les dignes collègues du cousin rampant *(Culex reptans)* de la Suède et de celui qui
abonde en Laponie, dans les régions polaires, et qui contribue, pour sa bonne part, aux souffrances des explorateurs de ces régions désolées. Son domaine géographique est donc fort étendu.

Spadassin aérien et presque invisible, il sort par myriades des eaux stagnantes, dans lesquelles ses œufs
éclosent, et son vol strident inflige un supplice à nos
nerfs avant que son dard nous ait révélé, par une douleur vive mêlé de brûlure, qu'il s'est repu de notre sang.
Par une particularité assez singulière, mais que je ne
garantis pas, le cousin mâle serait presque inoffensif,
et, pythagoricien par goût, il se nourrirait du suc des
fleurs, tandis que sa femelle est une buveuse de sang
des plus déterminées, et ne s'attaque aux plantes que
quand elle ne peut faire autrement. D'une fécondité dé-
plorable, elle pond par an environ deux mille œufs ; et
l'on a calculé que, dans un seul été, il peut procéder d'un
seul couple, et par des générations successives, au moins
cinq millions de cousins. Cette pullulation rendrait bientôt inhabitables des contrées entières, si des oiseaux insec-
tivores, Progné en particulier, n'y mettaient bon ordre.

Ces œufs, déposés dans des endroits très-humides, et plus habituellement encore à la surface des eaux stagnantes, et formant par leur agglomération des espèces de petites nacelles flottantes, éclosent au bout de deux ou trois jours; les larves aquatiques se transforment en nymphes quinze jours après, et, au bout de la troisième semaine, l'insecte parfait apparaît.

Les mœurs aquatiques du *Culex pipiens* expliquent pourquoi les maisons rapprochées de mares, d'étangs ou de marais, sont plus particulièrement exposées à leurs services. Les citernes, les puits, les bassins, sont aussi le refuge de leurs larves. A l'époque où je naviguais, j'avais remarqué que, toutes les fois qu'on renouvelait les approvisionnements d'eau, on voyait, cinq ou six jours après que les caisses à eau avaient été remplies, des cousins infester en grand nombre toutes les parties du bâtiment. Les vents qui passent sur des terrains inondés apportent quelquefois de très-loin des nuages de cousins, qui n'ont qu'à déployer leurs grandes ailes membraneuses et à se laisser, en quelque sorte, emporter sans faire de mouvements.

Tout le monde connaît, par une douloureuse expérience personnelle, les piqûres du cousin; peu de personnes savent combien est merveilleusement délicate l'organisation de l'arme qui les blesse. Réaumur a donné de ce dard une description que tout le monde lui a empruntée à l'envi, et dont la précision sera d'ailleurs difficilement dépassée. Il est formé de cinq filets ou dards, contenus dans un étui ou trompe flexible. Le prurit cuisant et l'induration qui succèdent à la piqûre du moustique viennent probablement de l'introduction, dans la petite plaie, d'une gouttelette de la salive de l'insecte. Malgré la ténuité extrême de son arme, le cousin fait pénétrer sa piqûre à travers des vêtements, même assez épais ; mais il attaque de préférence les parties du corps qui sont découvertes, et surtout celles qui sont très-vasculaires : le front, les paupières, les joues. Les tissus serrés qui recouvrent les doigts sont le siége des piqûres les plus importunes. On assure que au bout d'un certain temps de séjour dans un pays à moustiques, leurs morsures produisent des effets locaux très-médiocres, comme si une inoculation répétée amenait une sorte d'immunité relative. Il m'a semblé que cette opinion n'était pas dénuée de fondement.

Il est fort difficile de se garantir des atteintes des cousins dans les pays qui en sont infestés. Les Esquimaux vivent dans la fumée pour se préserver de leurs morsures, et les Indiens allument, dans le même but, du bois vert au-dessous de leurs hamacs. J'ai indiqué plus haut, et d'après le *Ménagier français,* un usage analogue du bois allumé. Notre délicatesse ne saurait se contenter de ces procédés primitifs. La précaution de fermer ses fenêtres le soir, avant d'y apporter de la lumière, et d'éloigner des cours et jardins, sur lesquels donne la chambre à coucher, tout réservoir d'eau, donne certaines garanties ; on les complète par l'usage des moustiquaires, sous l'abri desquels on brave le *susurrus* agaçant des cousins qui « sonnent la charge », comme le moucheron de la fable. Il y aurait lieu d'essayer l'action du *quassia amara,* qui est probablement délétère pour les cousins. Si elle était démontrée, il suffirait de laisser macérer quelques petits morceaux de ce bois amer dans sa cuvette, et de se servir de cette eau pour ses ablutions. J'ai fait quelques essais avec de l'eau de camomille ; mais le *quassia amara* a l'avantage d'être tout à fait incolore.

Le cousin n'est-il qu'importun, et ses sévices ne vont-ils jamais au delà des piqûres douloureuses qu'il produit? Peut-il, en particulier, devenir d'un individu à l'autre, ou des animaux à l'homme, le véhicule de certains germes morbides? C'est possible, quoique non démontré.

III. « Il y a, dit Topffer, deux espèces de Kangourous : le grand, très commun à la Nouvelle-Hollande, où il saute d'une pierre à l'autre ; le petit, très-commun en Europe, où il saute d'une personne à l'autre (*). » C'est, bien entendu, de ce dernier seulement que nous avons à nous occuper ici.

Il a nom vulgaire la *puce*, et nom scientifique le *Pulex irritans*. Son corps, d'une longueur de 1 millimètre et demi à 2 millimètres, plus gros pour la femelle que pour le mâle, n'est pas muni d'ailes ; ou du moins ses ailes sont peu apparentes et représentées seulement pas deux petites écailles dorsales, qui ne servent, du reste, en rien à leur locomotion. Celle-ci a pour organes six pattes vigoureuses, mues par des muscles puissants, ressorts d'acier qui, en se détendant, lui font faire des sauts énormes.

L'appareil offensif de ce petit carnassier se compose d'un *rostre*, ou bec, en forme de suçoir, contenant dans une gaîne deux dards ou aiguillons qui percent la peau, et une petite lamelle foliacée qui recueille le sang et le conduit dans la bouche de l'insecte.

La femelle pond environ 12 œufs par an, au printemps et en été, quelquefois même dans l'hiver. « Elle les dépose dans les fentes des planches, des boiseries et des meubles, dans la poussière, dans le linge sale, quelquefois même sous les ongles des personnes malpropres. A

_____

(*) Topffer, *Premiers Voyages en zigzag,* 4ᵉ journée.

côté de ses œufs, la mère prévoyante a soin de placer de petits granules de sang desséché, qui doivent servir à la nourriture de la larve (*).

Ce ne sont pas seulement les maisons actuellement habitées qui sont infestées de ces parasites ; on les trouve encore en abondance dans les décombres, dans les bois, dans le sable, et particulièrement dans les dunes des plages à bains de mer.

Nos animaux domestiques ont leurs puces particulières, telles : celle du chien, du chat, du pigeon, etc. Les coussins sur lesquels se sont couchés des chiens et des chats sont les réceptacles favoris de ces insectes suceurs, qui ont, du reste, pour le crin et pour la laine une prédilection particulière. Les peaux fines et vasculaires des femmes, des enfants, des personnes délicates, les attirent d'une manière visible.

Les entomologistes vantent avec enthousiasme l'esprit de famille du *pulex irritans,* les soins qu'il prend de sa progéniture, l'industrie merveilleuse avec laquelle il se prête à une éducation parfois avancée, son aptitude, quand il est dressé, à faire de l'escrime, à tirer des chariots microscopiques, à exécuter des manœuvres militaires, etc. Tout cela est à merveille, mais ces titres à la curiosité n'en sauraient être à l'indulgence, et il serait heureux que nous fussions mieux armés contre le *kangourisme.* Là où il existe, il prive de sommeil même les gens les plus habitués à ses atteintes, et, si l'on examine le corps de certains enfants qui lui sont livrés en proie, on comprend qu'il puisse y avoir là une cause de spoliation très-réelle si elle se renouvelle tous les jours.

Les mœurs errantes de la puce la rendent véritable-

(*) Mangin, *op. cit.*

ment insaisissable, et la chasse personnelle dont elle est l'objet n'aboutit qu'à de maigres résultats. Certaines odeurs l'éloignent ; mais, comme elles sont également désagréables pour nous, le moyen n'est pas pratique. Les poudres insecticides n'ont pas été suffisamment essayées. Il faudrait étudier expérimentalement leur action et déterminer leur mode d'emploi. N'arrivât-on qu'à éloigner ces parasites du lit où l'on couche, que ce serait déjà un avantage fort appréciable.

Le *Ménagier de Paris* avait eu, paraît-il, un intérêt personnel à méditer sur les moyens de se débarrasser de ces parasites, car il indique six manières pour que « *en son lict on n'ait nulles puces* (*). » Aucun ne me paraît infaillible, et la propreté minutieuse est et restera le meilleur préservatif contre les sévices de cet ennemi.

IV. — La punaise des lits (*Cimex lectularius* L.) est autrement à redouter que le *kangourou* domestique : hideuse, puante, vorace, prolifique, elle est à la fois l'enseigne de la malpropreté et le fléau des logements pauvres; aussi son nom est-il devenu une suprême injure, en laquelle se résume la quintescence de la hideur morale et de la platitude courtisanesque. Mais la punaise est philosophe, et elle n'en perd pas un coup des quatre aiguillons qu'elle nous enfonce dans la peau.

Du reste, elle accuse des qualités de chasseur émérite : elle fait du jour la nuit, flaire une proie vivante avec une merveilleuse sagacité, et, quand la lumière a disparu, elle sort de son poste d'affût, qu'elle a établi dans les fissures des boiseries, du lit, de la tapisserie, et va, comme le lion de l'Ecriture, cherchant un dormeur *quem devoret*.

(*) *Ménagier de Paris*, op. cit., t. I., p. 170.

On l'a surprise opérant des merveilles d'industrie pour se rapprocher de sa victime, comme par exemple quand elle était séparée d'elle par la vallée profonde qui s'étend entre le lit et le mur, grimpant le long de celui-ci, et, arrivée au ciel du lit, se laissant tomber verticalement sur sa proie. Modèle des chasseurs, la punaise est, au besoin, d'une sobriété merveilleuse : elle peut supporter une diète d'un ou deux ans, et, atteignant le suprême degré de sa platitude proverbiale, elle prend alors une apparence sèche et comme foliacée ; un bon repas la ressuscite.

« Les punaises, dit M. Mangin, se logent et pondent leurs œufs dans des endroits tellement situés qu'elles aient le moins de chemin possible à faire pour aller chercher leur nourriture : dans les fentes et joints du bois et du ciel de lit, dans les fronces des rideaux, dans la charpente du sommier, dans les coutures du matelas, dans les boiseries et dans les papiers de tenture de la chambre à coucher, enfin dans les fentes même du mur, si le mur est en mauvais état. On pense généralement qu'elles envahissent de préférence les vieilles maisons.

« C'est, je crois, une erreur. Lorsqu'une maison est vieille et que, pendant plusieurs années, les appartements y ont été mal tenus, c'est sans doute une raison pour que les punaises aient pu s'y multiplier à l'aise, en occuper tous les recoins ; mais il est certain que ces insectes, loin de redouter les maisons neuves, commencent par y pénétrer en très-grand nombre dès que ces maisons sont habitées. Elles y sont alors à l'état erratique. On en trouve partout, bien qu'elles n'aient pas encore formé de colonies ; ce qui rend leur destruction très-difficile. La défense n'en doit être organisée et poursuivie qu'avec plus d'énergie. Malheur aux habitants, si leur

vigilance sommeille, si leur activité se ralentit : l'ennemi
ne tardera pas à devenir maître de la place. Il faut le
pourchasser, le traquer sans relâche, visiter chaque jour
les bois de lit et la literie, se relever au besoin pendant
la nuit, à l'heure où les vampires quittent leur cachette.
et les saisir et les tuer une à une...

« Ce n'est pas seulement de sang humain que les punaises sont avides ; elles ne dédaignent pas celui de certains animaux. Il ne paraît pas que nos compagnons les
plus ordinaires et les plus familiers, le chien et le chat, en
soient jamais piqués ; mais les chauves-souris, les pigeons,
les hirondelles, ont des punaises, que les naturalistes, il
est vrai, regardent comme des espèces distinctes de la
punaise de l'homme, ou punaise des lits, et qu'ils ont ap-
pelées *Acanthia vespertilionis*, *Ac. columbaria*, *Ac. hirun-
dinis*. Ce que je puis affirmer pour l'avoir vu, c'est que les
punaises sont puissamment attirées par les écureuils (*) ;
j'en ai trouvé par centaines dans une grande cage, où
habitaient deux de ces rongeurs. Il y en avait dans tous
les joints, dans toutes les fentes, dans l'intervalle du
plancher fixe et des planchers mobiles, dans les rainures
du grillage à coulisses qui séparait les deux logements,
et il m'a fallu employer, à deux ou trois reprises, les
moyens les plus héroïques pour parvenir à les exter-
miner (**). »

Les pays chauds et les maisons en bois sont surtout
infestés de punaises ; les chambres exposées au midi sont
celles qu'elles recherchent de préférence. Du reste, il y a

(*) Cet infortuné rongeur a le privilège douloureux d'être recherché des parasites. On n'en tue pas un sans le trouver littéra-
lement rongé d'une quantité immense de puces.

(**) *Op. cit.*, pag. 165.

des villes, des quartiers, des rues et des maisons à punaises, et il importe, quand on choisit un appartement, de tenir compte de cette condition. La substitution des lits en fer aux lits en bois a opposé déjà une entrave utile à la pullulation de ces insectes; il faudrait que les logements pauvres n'eussent plus désormais que ce mode de couchage, plus durable, par ailleurs, plus solide et plus économique que l'autre.

La punaise, comme le cousin, dépose dans la plaie qu'elle suce une certaine quantité de venin ou de salive, qui détermine, chez les gens à peau délicate, des élevures entourées d'une zone rosée plus ou moins étendue. Elles sont le siége d'une sensation de brûlure et de formication très-pénibles. Une seule punaise peut produire un grand nombre de morsures; elle fait, en effet, un repas cosmopolite, dont elle butine les éléments avec une flânerie toute sensuelle. La douleur, la démangeaison et le dégoût conspirent à rendre tout sommeil impossible, ne fût-on envahi que par trois ou quatre de ces parasites; les enfants eux-mêmes, dont le sommeil résiste à tout, le perdent sous l'influence de ces agressions. Que dire des malades des logements pauvres ou de ceux des hôpitaux, qui sont si souvent visités par ce supplice ?

On a vanté, pour la destruction des punaises, une multitude de moyens différents, ce qui ne donne pas précisément une haute idée de la valeur de chacun d'eux en particulier. Le procédé de Thénard, qui consiste à badigeonner murs, boiseries, meubles, avec une décoction de savon noir au 50°, est inoffensif; mais il a été justement critiqué, parce qu'il oblige à un déménagement complet, à l'enlèvement des tapisseries, etc.; toutefois il doit rester pour les cas où les moyens usuels, employés avec persévérance, seraient demeurés impuissants.

Les diverses eaux parasiticides doivent être examinées de près ; celles qui sont mercurielles ne sont pas sans danger ; j'en ai parlé plus haut. Les fumigations d'acide sulfureux, obtenues en brûlant du soufre dans une chambre hermétiquement close, ont l'inconvénient d'être incommodes et d'altérer de plus tous les objets d'acier ou d'argent. L'essence de térébenthine tue sûrement les punaises, mais ses vapeurs ne sont pas sans danger ; il faut en dire autant de la benzine et, en général, de toutes les essences ou substances odorantes qui détruisent ou chassent ces parasites.

L'odeur de fougère, de varech, ne les rebute guère ; quant à l'assa-fœtida, si le remède n'est pas pis que le mal, il ne vaut guère mieux que lui.

Les poudres insecticides de staphisaigre ou de pyrèthre remplissent, d'ailleurs, très-bien le but quand on les manie avec habileté et persévérance, et on peut affirmer aujourd'hui qu'une maison ou un appartement qui ont des punaises les conservent bénévolement. Seulement, il faut se rappeler qu'on ne s'en débarrasse pas en un jour, et qu'on doit continuer la chasse alors même que l'on en paraît délivré, et ne pas passer plus de huit ou dix jours sans poudrer soigneusement les interstices des boiseries ou des meubles. Les trois mois de juillet, d'août et de septembre, pendant lesquels éclosent tous les œufs, doivent surtout être marqués par une reprise des hostilités ; ce sont les mois décisifs. La poudre de pyrèthre, quand elle est de source sûre et fraîchement préparée, est encore le plus sûr moyen de se débarrasser de ces parasites. Les expériences qui ont montré que des punaises enfermées dans une boîte résistent à cette poudre indiquent simplement qu'il faut la choisir avec soin. Le pyrèthre du Caucase ou de Willemot (*Pyrethrum Wille-*

moti) donne, par la pulvérisation de ses capitules, une poudre insecticide très-active, mais qui malheureusement est trop souvent fraudée ou altérée.

Lorsqu'on prend possession d'un appartement suspect, il faut employer le procédé de Thénard ou les fumigations d'acide sulfureux. On a recommandé aussi, dans ce cas, d'incorporer au mastic destiné à obturer les fissures des boiseries ou des meubles, à la colle de tapisserie, ou même à la peinture, dans les proportions de 30 grammes par kilogramme, de la poudre de coloquinte (*Cucumis colocynthis*), substance d'une amertume extrême, et qui est délétère pour les punaises (*). Peut-être pourrait-on avec avantage substituer, dans ce but, à la poudre de coloquinte la poudre de pyrèthre elle-même. On comprend que des moyens qui ne sont guère pratiques dans un appartement occupé, et qui continue à l'être, deviennent très-possibles avant qu'on en prenne possession.

Lorsqu'on ne fait que coucher, en passant, dans une chambre infestée, dans une chambre d'auberge ou d'hôtel, par exemple, il convient de conserver de la lumière la nuit: la punaise ne commet guère ses méfaits que dans l'obscurité, et il faut qu'elle soit bien pressée par la faim pour qu'elle rôde dans une chambre éclairée.

Les punaises domestiques ont un ennemi acharné dans un autre hémiptère, le réduve masqué (*Cimex personatus*), petit insecte brun noirâtre, de $0^m,18$ millimètres de longueur, qui les poursuit et leur suce le sang dont elles viennent de se gorger. Mais ce n'est guère un allié sur lequel nous puissions compter. Il est, en effet, assez

(*) Belèze, *op. cit*, p. 1471

dégoûtant pour son compte, et il vaut mieux se charger
de cette chasse que de lui en confier le soin.

V. Le genre blatte, de la famille des *orthoptères cou-
reurs,* comprend un certain nombre d'insectes nocturnes
qui habitent nos maisons, et y dévorent nos approvisionnements alimentaires et quelquefois aussi certains tissus de laine. Leur corps dégage une odeur caractéristique. Ils recherchent la chaleur et se logent dans le
voisinage des fours et des cheminées, dans des recoins
obscurs qu'ils laissent la nuit pour aller à la maraude.
La *panetière,* le *noirot* et le *cafard* sont des noms vulgaires par lesquels on désigne la blatte des boulangers et
aussi celle de nos cuisines.

Cette dernière a 0^m,02 de longueur; son corps est
ovoïde, terminé en avant par deux longues antennes fili-
formes. La blatte américaine ou cancrelas (*Blatta Ameri-
cana*) est plus grande. Elle atteint jusqu'à 30 ou 35 millimètres. Elle pullule à bord des navires qui fréquentent
les pays chauds, dévore ou infecte tout et devient le
fléau de la vie nautique. J'ai vu de vieux bâtiments
qui en étaient tellement infestés que, quand on recevait le vent qui passait sur eux, on le sentait imprégné de l'odeur fétide qui est caractéristique de ces parasites. Il est des maisons qui en arrivent presque à
ce degré, surtout quand elles ont, au rez-de-chaussée ou
dans les maisons contiguës, des dépôts de farine ou de
sucre. Leur pullulation est extrêmement rapide, et l'on
ne saurait considérer comme inoffensive l'odeur qu'ils
exhalent et qui se complique, d'ailleurs, des miasmes
putrides fournis par ceux de ces insectes qui pourrissent
dans tous les recoins. Il faut donc s'en débarrasser à
tout prix. Les vapeurs d'acide sulfureux, dégagées dans

une cuisine hermétiquement close, peuvent conduire à ce résultat; mais des blattes et des œufs échappent à leur action, et il faut employer des pâtes phosphorées, qui ont l'inconvénient d'être toxiques, ou mieux des piéges de diverses natures.

Je passerais ici sous silence un autre orthoptère parasite, le perce-oreille ou forficule auriculaire (*F. auricularia*), si l'opinion très-fausse qui considère ces insectes comme susceptibles de s'introduire dans l'oreille et d'aller produire dans le cerveau, et après avoir perforé le tympan, des désordres promptement mortels, n'était extrêmement répandue. Je connais des personnes qui doivent à cette impression, qu'on leur a communiquée dans leur enfance, une répulsion en quelque sorte maladive contre cet insecte. Il est possible que le faux air de scorpion en miniature que lui donne sa pince terminale soit un peu l'origine de cette calomnie. Au reste, l'heure de la réhabilitation semble venue pour le forficule, et c'est à qui, parmi les naturalistes, vantera avec le plus de complaisance la douceur de ses mœurs et l'ingéniosité de sa tendresse maternelle, qui en fait la sarigue des insectes. Les jardiniers seuls ont le droit de se plaindre de son goût pour les dahlias, les œillets, les fleurs et les fruits de pêcher, d'abricotier, etc. Au reste, on ne les voit guère qu'isolés, et ils n'apparaissent dans nos maisons que quand ils y ont été apportés du dehors avec des fleurs ou des fruits; ils s'y cantonnent faute de mieux et préfèrent de beaucoup les jardins.

VI. L'ordre des hyménoptères renferme des insectes importuns ou venimeux qui s'introduisent parfois dans nos maisons, et dont il faut se débarrasser. Les guêpes, les abeilles, les frelons sont dans ce cas. Leur présence dans nos appartements étant tout accidentelle, je n'en dirai rien ici.

VII. Les *fourmis* ne sont pas dans le même cas. Leur goût très-décidé pour le sucre et pour toutes les matières qui en contiennent (on les a vues diagnostiquer le diabète sucré comme des cliniciennes exercées), les attire souvent chez nous. Elles peuvent, dans certains cas, ajouter au dégoût qu'elles inspirent, et à l'odeur désagréable et caractéristique qu'elles exhalent, des dégâts matériels dans le bois de charpente. La solidité des maisons peut, dit-on, être compromise parfois par ces xylophages. La gourmandise des fourmis pour le sucre et les fruits sucrés se produit par des déprédations contre lesquelles les jardiniers ont peine à se prémunir, malgré la multiplicité des moyens qu'ils mettent en œuvre. Dans nos maisons, on se débarrasse des fourmis en mettant hors de leur atteinte tous les aliments sucrés. On assure que le marc de café, la suie, le basilic, la lavande, les feuilles de tabac, les éloignent (*). On peut essayer ces moyens si simples (**). Leur plus grand inconvénient serait de ne pas réussir. Il est rare que nous ayons à souffrir des fourmis. Dans les pays chauds, au contraire, elles constituent quelquefois une cause très-réelle d'incommodités.

Pour terminer ce que j'avais à dire des insectes parasites, je signalerai enfin les *teignes*, petits lépidoptères nocturnes, qui exercent leurs déprédations sur nos habits et nos meubles, et qui font le désespoir des femmes de ménage.

(*) Belèze, *op. cit.*, p. 781.
(**) Voir sur les mœurs des fourmis une conférence de M. Lespès, *in Cours scientif.*, t. III, p. 257.

La teigne des tapisseries (*Tinea tapetzella*), la teigne
fripière ou des draps (*T. sarcitella*), la teigne des pelle-
teries (*T. pellionella*) et la teigne du crin (*T. crinella*), se
partagent à l'amiable la maison et prennent ce qui convient le mieux à chacune d'elles. Le poivre, le camphre,
la poudre de pyrèthre, sont les moyens plus ou moins
efficaces à l'aide desquels on combat ces parasites. C'est
au printemps que les chenilles se transforment en pa-
pillons, que s'opère la ponte et que les œufs éclosent.
C'est donc le moment où la surveillance doit surtout
s'exercer.

VIII. Les arachnides se divisent en deux tribus :
1° les *aranéides* ou araignées proprement dites; 2° les
scorpionides.

La première a pour type l'araignée domestique (*Aranea
domestica*). Chasseresse à nos ordres et nous débarras-
sant des mouches et des cousins, elle expie par la plus
injuste des réprobations la témérité d'avoir voulu jadis,
et sous les traits d'Arachné, faire de la tapisserie mieux
que Minerve. La déesse, et c'est un trait de femme, s'est
empressée de donner, à ce propos, à son ennemie une
laideur qui assurait l'exécution de son arrêt.

Les araignées sont venimeuses, c'est incontestable, et
deux de leurs pattes sont armées de crochets; mais on a
singulièrement exagéré les dangers de leur morsure.
Les plus grosses espèces, telles que la *mygale aviculaire*
et la *galéode vorace* du Bengale, n'attaquent jamais
l'homme, et leur morsure, quoique très-douloureuse et
amenant une vive inflammation, ne détermine jamais d'accidents graves. L'*araignée orange* de Curacao et l'*araignée crabe* de Madagascar n'ont pas, non plus, tous les
dangers que la tradition vulgaire leur attribue. Quant à

la *lycose tarentule,* ses effets merveilleux sont de plus en
plus à démontrer. Au reste, les aranéides exotiques et
celles qui vivent en pleine campagne ne peuvent nous
intéresser.

J'ai dit que l'*Aranea domestica,* qui tend ses toiles à
tous les recoins de nos appartements, est parfaitement
inoffensive ; l'araignée des caves (*Segestria funesta*) n'est
pas plus dangereuse, malgré son nom sinistre. Le pholque
phalangiste (*Pholcus phalangista*), ou araignée domestique à longues pattes, est aussi dans le même cas. Tout
le monde l'a vu avec son corps jaunâtre, ses longues
jambes déliées, tissant sa toile dans quelque encoignure
peu éclairée. Certaines *espèces,* le saltique chevronné
(*Saltica scenica*), qui se livre sur les vitres de nos fenêtres
à une gymnastique très-expressive, complètent la série
de nos aranéides domestiques. On a eu la pensée de faire
l'éducation de quelques-unes des plus émérites de ces
fileuses pour exploiter leur soie, et leurs toiles ont été
considérées, et non sans raison, comme un bon moyen
d'arrêter les hémorrhagies superficielles, et en particulier celles des sangsues. Là s'arrêtent leurs méfaits,
là s'arrêtent leurs services. Quelque chose d'assez médiocre des deux côtés. L'araignée est, dans nos maisons,
l'enseigne de l'incurie, et, pour le dire en passant, les
Romains lui faisaient une guerre assez molle, et leurs
maisons étaient d'une tenue assez équivoque, s'il faut en
croire ce fait qu'Héliogabale, ayant manifesté un jour le
désir d'avoir un millier de livres de toiles d'araignées,
il fut facile de lui en trouver sans peine dix fois plus (*).
La sécurité des araignées chez les Romains s'explique,
du reste, assez bien par la multiplicité de leurs domes-

(*) Saint-Olive, *les Romains de la Décadence.* p. 48.

tiques. Ils accordaient, paraît-il en effet, un culte purement platonique à leur déesse *Deverra,* qui présidait au
balayage de leurs maisons.

Des *scorpionides* il n'y a décidément rien de bon à dire :
leur aspect hideux, les palpes-pinces démesurées qui
protègent leur tête et qui constituent deux menaces per-
manentes, leur abdomen annelé, leur queue longue, qui
tantôt traîne hideusement, tantôt se relève pour l'agression et peut être projetée en avant de la tête ; le dard à
venin qui la termine (*in caudâ venenum*), la forme para-
doxale du corps, dans lequel il y a de l'araignée et du
crabe, deux bêtes hideuses, tout cela justifie la répulsion
énergique qu'inspirent ces arachnides.

Le scorpion ordinaire, ou scorpion flavicaude (*Scorpio
Europœus*), n'existe guère que dans le midi de la France ;
il habite les caves et les celliers, où il se livre à une
chasse assidue au détriment des autres insectes parasites (cancrelas, araignées, charançons). Il n'attaque jamais l'homme ; mais il répond, quand il le peut, à ses
agressions par des piqûres qui provoquent des accidents
locaux intenses, sans cependant jamais compromettre
la vie.

Le scorpion occitanien (*Androctonus occitanius*) se trouve
dans le midi de l'Europe : en Espagne, en Italie, en Cri-
mée. Le midi de la France nourrit encore le *scorpion
roussâtre* ou scorpion de Souvignargues, le *scorpion blanc*
ou *scorpion fauve,* commun à Narbonne, Cette, Port-
Vendres. Il a 0^m,08 à 0^m,85 de longueur. Sa couleur est
jaunâtre, plus ou moins pâle, mais l'aiguillon du bout
de la queue est noirâtre.

En Algérie vivent deux autres espèces : le scorpion
tunisien ou scorpion d'Afrique, qui a 0^m,15 de longueur ;
et le scorpion palmé (*Scorpio palmatus*), qui est analogue

par la couleur au scorpion ordinaire (*). » M. Guyon s'est surtout occupé du premier et il en a dit, paraît-il, plus de mal qu'il ne convient; c'est en tout cas un hôte très-hideux et fort répulsif.

La classe des myriapodes renferme un parasite fort redouté, la scolopendre ou *mille-pieds*. Celle du midi de l'Europe et des départements méridionaux de la France. la scolopendre cingulée (*Sc. cingulata*), atteint quelquefois plus de 0ᵐ,15ᶜ. Sa morsure, dont l'instrument est un pied-mâchoire, ou *forcipule*, reposant sur une glande à venin, produit des accidents d'inflammation locale vive : elle n'a pas, toutefois, les dangers qu'on lui attribue d'ordinaire.

IX. Mais nos parasites domestiques ne se bornent pas aux petits animaux que je viens de signaler; les mammifères y sont aussi représentés par le rat (*Mus rattus*), le surmulot (*Mus decumanus*), la souris (*Mus musculus*) et par les chauves-souris ou *Vespertilions*.

De ces dernières, qui sont des rôdeurs nocturnes fort inoffensifs, nous ne dirons rien ; si leur vol quasi-funèbre impressionne les gens nerveux, leur importunité se borne à cela.

Il en est autrement de la *gent trotte-menu*, dont la dent acérée ne ménage rien : qui grignote pour manger, grignote pour détruire, grignote pour grignoter, et qui, par sa pullulation effrénée, devient l'effroi de nos caves, de nos greniers et de nos offices.

Ce n'est donc pas sans raison que l'homme a déployé contre ces parasites toute l'ingéniosité de son esprit, en

(*) Privat-Deschanel et Focillon, *Dict. général des sciences théoriques et appliquées*, p. 2267.

créant des traquenards, piéges, ratières et souricières de
toute sorte, et en appelant à son aide les instincts chasseurs des chats et des terriers. Au reste, ce ne sont pas
là les seuls ennemis de ces rongeurs ; ils n'ont pas le
même esprit de corps que les loups et ils se mangent bel
et bien entre eux : le surmulot mange le rat noir, qui
mange la souris ; cette dernière, n'ayant pas de plus
petits qu'elle à dévorer, passe pour avoir des mœurs
douces.

Les piéges ne suffisant pas contre eux, on a dû recourir
à des substances toxiques. Par malheur, il y a là une
cause possible de dangers et qui appelle une surveillance
attentive. La *mort aux rats* ou arsenic, employée pour
la destruction des parasites domestiques, détermine des
accidents et a, d'ailleurs, et plus d'une fois, fourni au
crime des facilités déplorables. Les pâtes phosphorées
sont passibles des mêmes reproches. M. Séverin Caussé
(d'Albi) a eu l'ingénieuse idée de se servir du suif pour la
préparation des substances toxiques destinées à empoisonner les animaux nuisibles, et de donner à ces appâts
la forme de chandelles ordinaires. L'odeur rebutante
du suif et la destination spéciale de l'objet de ménage
que l'on en forme, éloignent, en effet (les Cosaques seuls
pourraient s'y laisser prendre), toute conséquence dangereuse. Cet appât est rendu toxique par un mélange
d'émétique et de résine d'euphorbe. Chaque gramme de
suif contient 15 centigrammes d'émétique et 5 centigrammes d'euphorbe. Les rongeurs sont particulièrement
impressionnés par l'émétique ; 1 gramme de ce mélange
paraît susceptible de tuer un rat de taille moyenne (*).
Il serait bien à désirer que cette formule devînt d'une

(*) Séverin Caussé, *Empoisonnement de quelques animaux nuisibles. — Ann. d'hyg. publ.*, 2ᵉ série, t. XV, p. 411.

application générale, et qu'elle remplaçât toujours les
pâtes arsenicales et phosphorées.

Nous avons passé en revue les principaux parasites de
la maison, et, si nous ne craignions d'abuser des privilèges
de l'analogie, nous compléterions cette étude par l'examen du *parasitisme vrai*, qui s'en empare aussi bel et bien
et sans façon, et nous prend, sous forme de dîners, le plus
clair de notre argent, et, sous forme de temps, le meilleur de notre vie. J'en aurais long à dire sur ce point,
mais le terrain est glissant et je juge prudent de ne pas
m'y aventurer.

II

Plaute disait peu révérencieusement, et dans une hor-
reur bien justifiée pour l'abus des parfums : « *Ecastor!
mulier bene olet quæ nihil olet.* » Ce mot est plus particulièrement applicable à nos maisons. Celle qui a le meilleur
parfum est celle qui ne sent rien. Voilà, en effet, le but à
atteindre. Y faire circuler un air abondant, qui enlève
les miasmes ou les odeurs à mesure qu'ils se produisent ; en écarter les substances qui peuvent devenir une
source d'émanations importunes, désagréables ou malsaines : tel est l'objet de la propreté et de la salubrité,
associées étroitement dans un intérêt commun.

I. Il est des odeurs qui viennent du dehors : d'un quartier négligé, d'une rue mal tenue, d'une industrie voisine.
Il n'y a aux deux premiers inconvénients d'autre remède
que de bien choisir son conseil municipal aux jours de
vote, et d'y introduire un élément médical qui comprenne
et fasse valoir cet intérêt ; quant au troisième, il faut

faire soi-même, avant de louer un appartement, une petite enquête officieuse et intéressée d'*incommodo*.

J'ai connu des appartements, très-confortables par ailleurs, qu'un voisinage industriel rendait presque inhabitables. L'application de la loi sur les établissements incommodes et insalubres ne donne que des demi-garanties : elle défend, en effet, contre les industries à créer, bien plutôt que contre celles qui, fondées antérieurement à elle, jouissent, par une tolérance concevable, des bénéfices de la non-rétroactivité. Elles y trouvent leur compte ; les habitants des maisons voisines ne sont pas dans le même cas.

Les établissements industriels que les villes refoulent à bon droit à leur périphérie, comme faisaient, du reste, les Romains, qui parquaient les industries incommodes dans des quartiers spéciaux (*campi*) (*), sont de trois façons des foyers producteurs d'odeurs importunes : par les émanations des matières premières qu'elles emmagasinent ou qu'elles manipulent, par les eaux industrielles qu'elles écoulent, et, enfin, par la fumée qui se dégage de leur cheminée.

Il est quelques-unes de ces odeurs que l'on se plaît à réputer salubres; telle est celle qui se dégage des tanneries. Elle nous devrait bien cette compensation pour l'affreuse incommodité qu'elle nous apporte; mais je n'y crois pas, et j'ai de fortes raisons de penser que cette propriété, qui lui est accordée par la tradition, vient, tout grossièrement, d'une analogie peu légitime établie entre la conservation des corps vivants et la conserva-

---

(*) Les foulons et les teinturiers, *fullonici* et *baphiarii*, étaient, dans l'ancienne Rome, cantonnés au delà du Tibre, où ils exerçaient leur industrie.

tion des matières organiques que manipulent les tanneries. Je sais plus d'une idée médicale populaire dont l'origine n'est pas plus respectable.

II. La fumée des industries voisines est un inconvénient très-réel, et l'on n'ignore pas tout ce qu'a tenté l'esprit d'invention et d'ingéniosité pour arriver à un procédé efficace de fumivorité. L'Exposition universelle de 1867 offrait au choix des industriels une quinzaine de fumivores. Tous les procédés imaginés et essayés jusqu'ici se rattachent aux idées suivantes : brûler la fumée, la laver, injecter de la vapeur sur les houilles incandescentes. Le fumivore Thierry, exposé au Champ-de-Mars, se rattache à ce dernier procédé ; de la vapeur, chauffée à plus de 200 degrés, sèche par conséquent, est projetée sur les charbons incandescents ; elle en active la combustion ; le charbon, dont les particules auraient été constituer la fumée, est brûlé d'une manière parfaite, au grand avantage du bien-être et de l'économie. On estime, en effet, qu'une bonne fumivorité permet d'économiser un cinquième ou un sixième du combustible ; on ne peut donc plus dire aujourd'hui que le meilleur mode de fumivorité consiste dans le choix d'un bon charbon et la conduite intelligente des grilles. Cet avantage de brûler la fumée et de la rendre invisible est surtout précieuse dans les villes manufacturières du Nord, qui sont plongées, pendant une partie de l'année, dans une atmosphère humide et obscure. Londres, où il pleut du noir de fumée, a un intérêt tout particulier à voir ce problème résolu pratiquement. (*Voy.* p. 51.)

Mais, si nous subissons la fumée des voisins (à laquelle pourtant on peut refuser accès, dans une certaine mesure), il faut au moins se défendre contre sa propre fumée. J'ai réservé intentionnellement la question de la fumée des cheminées et des lampes pour en parler ici, parce qu'elle constitue plutôt une importunité qu'une cause réelle d'insalubrité.

La fumée des cheminées est une des plus grandes incommodités domestiques (*), et l'art trop souvent impuissant ou mensonger du fumiste a de la peine à corriger ce défaut (**). *Le Mesnagier de Paris* n'exagérait rien quand, invoquant un *proverbe rural,* il disait : « Trois choses sont qui chassent le preud'homme hors de sa maison, c'est assavoir : maison découverte, cheminée fumeuse et femme querelleuse. » Ces trois inconvénients me paraissent classés dans leur ordre de plus grande curabilité.

Il importe au moins de connaître les causes diverses qui font fumer une cheminée. Elles sont relatives : 1° *à la cheminée elle-même* (foyer trop ouvert, mal construit); 2° *au tuyau* (tuyau trop court ou trop long, obstrué par la suie, présentant des coudes brusques, trop peu élevé au-dessus du faîte, trop découvert); 3° *aux cheminées voisines* (communication d'une cheminée sans feu avec une cheminée allumée, refoulement de la fumée d'une cheminée voisine dans un autre qui s'ouvre auprès d'elle sur le toit, aspiration exercée sur une cheminée par une autre placée dans un appartement voisin); 4° *aux conditions d'aération* (portes et fenêtres du même côté de la chambre, ouverture brusque d'une porte, fermeture trop exacte des issues, porte et foyer du même côté); 5° *aux circonstances extérieures* (tuyaux dominés par un mur voisin qui réfléchit certains vents sur eux ; maisons

---

(*) .... *Lacrymoso non sine fumo.* (Hor., Serm. lib. I, sat. V.)
(**) Voir, à ce sujet, la *Caminologie* ou *Traité sur les cheminées,* de Pierre Hébrard. Dijon, 1756.

dans un fond ou une vallée ; grands vents ; temps de neige).

Quand on a une cheminée qui fume, il faut passer en revue toutes ces causes (je viens d'en énumérer une vingtaine et je n'ai pas tout dit), et il faut savoir quelle est celle qui doit, de préférence, être incriminée. Quand on sait d'où est venu le mal, on sait le chemin qu'il faut lui faire prendre pour qu'il s'en aille.

La clef du mécanisme des cheminées est dans ce fait : que de l'air échauffé devient plus léger et prend un mouvement ascensionnel. Une vitesse de 2^m par seconde garantit un bon tirage. Si le tuyau est trop large, l'air se refroidit et n'a plus une vitesse suffisante ; s'il est trop étroit par vice de construction ou par besoin de ramonage, l'écoulement de l'air chargé de fumée ne se fait plus suffisamment et il reflue vers l'appartement. Les chaperons mobiles, s'orientant d'eux-mêmes de façon à présenter la fumée dans le lit du vent ; ou, à défaut, des tuyaux fermés par le haut et à jalousies latérales, donnent la plus grande somme de garanties contre la fumée des cheminées.

Celle des *lampes* remplit aussi l'atmosphère de la pièce d'un charbon impalpable qui se retrouve dans le produit de la sécrétion des bronches, et qui ne saurait être considéré comme inoffensif, même pour les bien portants. A plus forte raison, faut-il épargner cet inconvénient aux personnes dont les bronches sont irritables, qui sont en butte aux accès d'asthme ; à celles qui ont le bord des paupières enflammé d'une manière chronique ; mais surtout aux gens qui sont atteints de cette forme si commune et si tenace d'irritation chronique de la gorge, que l'on connaît sous le nom de pharyngite ou angine granuleuse, et qui vont tous les ans demander en foule, à Cauterets, une guérison toujours lente à venir. Ce n'est certainement pas l'unique cause de cette maussade infirmité, mais elle y trouve au moins constamment un motif d'aggravation. Raison de plus pour veiller au choix et au bon état des appareils d'éclairage.

L'art d'empêcher les lampes de fumer et de leur conserver l'uniformité de leur éclat a ses règles, qu'il importe donc de connaître.

La fumée n'est autre chose que du carbone plus ou moins divisé, mis à nu par la combustion et qui, se mélangeant à de la vapeur d'eau et à des produits volatils âcres et fétides, engendrés par la décomposition des matières, grasses sous l'influence de la chaleur, se dégage des corps en combustion. Une lampe fume dans les circonstances suivantes :

1° Lorsque l'huile qui l'alimente est de mauvaise qualité et qu'elle encrasse et obstrue, par les matières qu'elle renferme, l'intervalle des deux cylindres métalliques dans lequel est logée la mèche ;

2° Lorsqu'un nettoyage mal fait ou incomplet a amené le même résultat par l'introduction de fragments de mouchure ;

3° Lorsqu'on a négligé de remonter à temps le ressort, et que l'ascension de l'huile se fait dès lors d'une manière insuffisante ;

4° Quand la cheminée en verre n'est pas assez élevée pour amener un tirage convenable ;

5° Quand le pourtour enflammé de la mèche n'a pas été coupé d'une manière nette et uniforme ; l'huile, se répandant par capillarité dans la mèche, est interceptée avant son arrivée aux dentelures saillantes, et celles-ci se consument en répandant une odeur désagréable et

en formant autant de points rouges, qui rompent l'uniformité de la flamme ;

6° Lorsque la mèche est trop levée ; l'air de la cheminée
n'étant plus suffisant alors pour entretenir la combustion
d'une surface de mèche étendue, et l'huile n'arrivant pas
jusqu'au sommet de la partie carbonisée de la mèche ;

7° Lorsque la mèche est vieille ou *éventée*, suivant
l'expression usuelle, c'est-à-dire quand les tubes capil-
laires de son tissu sont obstrués en partie et ne donnent
plus un libre accès à l'huile.

Voilà la théorie ; la pratique, c'est de nettoyer exactement et souvent le récipient des lampes ; d'enfermer soigneusement les mèches dans une boîte qui les soustraye
au contact de l'air ; d'en renouveler la section avec des
ciseaux bien affilés et de choisir des cheminées d'une
hauteur suffisante, et offrant une disproportion notable
entre le calibre de la base et celui de la colonne qui la
surmonte, afin que le courant d'air chaud, passant de
l'une à l'autre, prenne plus de vitesse. Les verres trop
larges ont, pour cette raison, deux inconvénients: l'air y
circule avec lenteur et la mèche fume. La forme effilée
ou conique vaut mieux que la forme en double cylindre ;
elle est, de plus, d'un nettoyage plus facile.

III. Il n'y a pas à se fier aux odeurs, même à celles qui
sont agréables ; le plus sage est de les consigner à sa
porte. J'ai signalé, en effet, dans mes *Entretiens familiers sur l'hygiène* (*), les dangers qu'offre pour la santé
la respiration habituelle de ces parfums recherchés
par la sensualité olfactive, et qui placent nos élégantes,
comme jadis les déesses de l'Olympe, au sein d'un nuage

(*) *Entretiens familiers sur l'hygiène*, 5e édition. Paris, 1869, p. 289.

odoriférant. J'ai montré que, n'en déplaise à la poésie, l'appauvrissement du sang, un état d'éréthisme nerveux, des troubles cérébraux, des vertiges, la migraine, pouvaient être la conséquence de l'abus des parfums.

Il ne s'agit plus ici d'une habitude reprochable, mais bien des accidents fortuits qui peuvent se développer quand on respire par mégarde, principalement la nuit, des fleurs à odeur forte ou des fruits à arôme fragrant.

On sait que le parfum des fleurs gardées la nuit dans une chambre à coucher est susceptible de produire des accidents plus ou moins graves, suivant l'impressionnabilité des personnes qui subissent ces émanations, et aussi suivant le caractère plus ou moins fragrant de ces odeurs. On signale comme plus particulièrement dangereux : le jasmin, la rose, l'œillet, le lys, les tubéreuses, les fleurs d'oranger (*). Il arrive même que ces dernières ont, en plein air, une odeur désagréable, et que l'on caractérise en disant que leur odeur entêté. De là, des maux de tête, des vertiges et un état nauséeux qui sont les signes de cet empoisonnement léger. Je me rappelle avoir ressenti cette influence, il y a vingt ans environ, en me promenant le soir au milieu des orangers en fleurs, dans la campagne de Grasse, par un temps chaud, humide et calme, c'est-à-dire dans des conditions favorables à la concentration de l'essence dans la couche d'air où je respirais.

Cela n'est, du reste, particulier à aucune fleur, et se constate pour toutes les essences, qu'elles soient suaves ou désagréables. Introduites par la respiration, elles vont modifier les centres nerveux, et leur action suffi-

(*) Belèze, *Dict. de la vie usuelle à la ville et à la campagne*, p. 761.

samment concentrée peut aller même jusqu'à produire
des accidents fort graves. La poésie a exploité, bien entendu, ce thème gracieux; mais ce qui est vrai de ces
incriminations est suffisant pour montrer qu'il faut se
garer contre ces accidents. On les a imputés à la sous-
traction de l'oxygène de l'air par les parties colorées
des plantes, qui, on le sait, respirent d'une façon diamétralement opposée à celle des parties vertes; mais il
faut voir là, non pas une *asphyxie*, mais bien un empoisonnement réel.

Les *fruits mûrs* paraissent aussi susceptibles de vicier
l'air; mais il est rare que l'air des chambres à coucher
soit altéré de cette façon. Il est bon, toutefois, de connaître ce danger. En 1867, les journaux racontaient le
fait d'une servante d'un village des environs de Dôle
qu'on trouva asphyxiée dans une chambre où mûris-
saient une grande quantité de fruits. On eut beaucoup
de peine à la rappeler à la vie (*).

Les coings, les pommes reinettes, peut-être aussi les
nèfles, paraissent surtout susceptibles de produire des
accidents analogues. Les fruits respirent à l'inverse
des feuilles, c'est-à-dire absorbent l'oxygène de l'air et
dégagent de l'acide carbonique. On ne fait intervenir
que cette dernière cause d'altération de l'air dans l'explication de ces faits; il convient de ne pas oublier non
plus ici l'action toxique, propre, des produits odorants
qui se dégagent des fruits pendant leur maturation.

Entre toutes les odeurs, il en est une particulièrement
malsaine et désagréable et dont nous subissons très-
souvent l'incommodité: je veux parler de l'odeur des
peintures fraîches. Deux éléments sont en cause dans

(*) *Messager du Midi*, numéro du 17 novembre 1867.

cette question d'hygiène domestique : la résinification des huiles siccatives, lesquelles dépouillent l'air d'une partie de son oxygène, et l'action même de l'essence de térébenthine. C'est toujours le même mélange d'asphyxie et d'empoisonnement, et l'on n'arrête d'ordinaire sa pensée que sur le premier de ces dangers.

Le plomb a mauvaise réputation en hygiène, et tout le mal qu'on peut dire de lui est encore au-dessous de ce qu'il mérite. Il n'est pas juste cependant d'ajouter à ses méfaits trop réels ceux de l'essence de térébenthine, à laquelle il est associé étroitement dans la confection des peintures qui recouvrent nos boiseries. Il y aurait, à cette confusion, le danger de croire tout à fait inoffensives les peintures dans lesquelles on a substitué le blanc de zinc au blanc de plomb. Il importe de savoir que les accidents des peintures fraîches sont le plus habituellement dus à l'essence de térébenthine. Les ouvriers qui travaillent dans les ateliers où l'on manipule ce dernier produit en ressentent rapidement l'influence fâcheuse. M. Harris a étudié ces accidents dans les ateliers d'Angleterre où l'on emploie cette essence pour dissoudre le caoutchouc : un état de vive excitation nerveuse, de l'amaigrissement, de l'insomnie, du malaise, des éruptions cutanées, des troubles des fonctions menstruelle et urinaire, etc., sont les symptômes qu'on peut rapporter à cette cause. En France, M. Marchal (de Calvi) n'a pas hésité à rapporter à la térébenthine les méfaits qu'on attribue au plomb. Cela ne serait pas vrai des ateliers de peinture où les ouvriers respirent des poussières plombiques ; j'accepte complétement cette affirmation en ce qui concerne les effets des peintures fraîches. Je connais une gastralgie de mes amies (ou plutôt de mes ennemies) qui est si impressionnable à cet agent, que le seul fait de respirer pendant quelques minutes une peinture fraîche en ramène les accès avec une violence inouïe.

C'est donc une règle de prudence de ne jamais habiter une chambre à coucher avant que l'odeur d'essence en ait complétement disparu. On a recommandé, pour hâter ce moment, de joncher le plancher de paille humide ou de dégager du chlore. Ces moyens peuvent être essayés ; mais ce qu'il y a de plus sûr, c'est de choisir un beau temps sec pour appliquer les peintures, et de renouveler l'air abondamment, par les ouvertures aératoires et par l'action des cheminées et des brasières.

III

La troisième des importunités que nous ayons à étudier, c'est le *bruit* ou plutôt les *bruits*. Bruits du dehors, bruits du voisin, bruits intérieurs : telles sont les trois sources de ces vibrations importunes qui tendent les nerfs des gens excitables, dissipent leur force d'attention et raccourcissent ou compromettent leur sommeil.

Les bruits du dehors sont ceux de la ville, du quartier ou de la rue. Les grandes villes sont productrices, au premier chef, de vacarme diurne et nocturne, et c'est à peine si trois ou quatre heures par nuit y trouvent un silence relatif. Je ne saurais considérer comme inoffensives, même pour les gens qui sont nés et ont vécu dans ce milieu, ces perpétuelles vibrations ; il est impossible qu'il n'y ait pas là une cause très-réelle d'éréthisme, et la livrée nerveuse des tempéraments et des maladies dans les grandes villes doit certainement, et en grande partie, être attribuée à cette cause. Les provinciaux transportés brusquement du calme honnête des rues de Vannes, pendant la nuit, au vacarme des rues parisiennes, peuvent

apprécier, par contraste, la diversité de ces conditions, et
juger quelles sont celles qui permettent un sommeil véritablement réparateur. La question que se pose Boileau
dans sa VIᵉ satire :

« Est-ce donc pour veiller qu'on se couche à Paris ? »

n'est pas d'une solution difficile. Juvénal avait donné le
signal de ces doléances. Que dirait un Boileau de notre
temps, si le ciel, trop avare de grands esprits, en susci-
tait un second aujourd'hui et lui donnait, comme poste
d'observation, un des hôtels qui avoisinent les boulevards
ou le Palais-Royal ?

Il est, je le sais, des organisations privilégiées (ou dés-
héritées, comme on voudra l'entendre) que rien ne fait
vibrer, et sur lesquelles le bruit d'une rue populeuse
passerait incessamment son archet sans les mettre en
branle ; que l'essieu d'une charrette ou le roulement sans
fin des voitures trouvent indifférentes ou résignées ; qui
dorment partout et toujours : à la ville comme à la campagne, aux bons comme aux mauvais vers ; mais Paris,
ce grand fabricateur de nerfs, vous a bien vite transformé, du plus au moins, ces natures placides qui recevaient du couvre-feu, et docilement, le signal de leur
sommeil. Et cette assuétude n'est pas sans danger, principalement chez les femmes. J'ai connu une jeune fille
qui, transportée de la province à Paris et dans un quartier bruyant, y éprouva bientôt des symptômes nerveux
extrêmement alarmants et qui ne se dissipèrent que
quand elle retrouva une atmosphère moins agitée et
moins bruyante. Les périodes de la vie de la femme pour
lesquelles les maladies nerveuses ont une prédilection
particulière doivent être surtout surveillées à ce point
de vue.

Il importe donc, et autant qu'on le peut, de choisir dans les grandes villes un quartier relativement tranquille, où l'on puisse travailler le jour et dormir la nuit. Les hôtels ou appartements entre cour et jardin ont de précieux avantages, et les logements sur cour vaudraient certainement mieux comme repos que ceux sur rue ; mais les premiers, d'une valeur moindre du reste, sont un peu dépréciés par la pénurie de l'air et le caractère moins somptueux et moins élégant de leurs installations intérieures.

Les municipalités ont fait, du reste, dans les grandes villes, des efforts louables pour atténuer, dans la mesure du possible, les inconvénients du bruit de la rue, et certains modes de revêtement de la chaussée ont réalisé cet avantage. Le pavage en bois, le macadamisage, le bitumage de la voie, valent certainement mieux que le pavage, surtout dans les rues dites *de grande circulation* ; (celles dont chaque pavé supporte le passage de 600 voitures par heure ou de 10 par minute) ; mais cette question est complexe, et la tranquillité n'est qu'un de ses éléments, comme je le dirai bientôt dans un autre livre (*).

La circulation des véhicules de toute sorte : voitures de maître, fiacres, omnibus, charrettes, est sans doute l'une des grandes causes de production du bruit ; mais il y a aussi les *bruits industriels,* comme il y a les *odeurs industrielles,* et il faut éviter les uns et les autres. Les grands établissements sont, dans les villes populeuses, prudemment refoulés à leur périphérie ; mais les petites industries usuelles sont partout, et partout elles peuvent fournir un bruit incommode. On a partout, et comme menaces pour

(*) *La Ville, Etude d'hygiène publique* (sous presse).

ses oreilles, le maillet d'un tonnelier, le grincement de la lime et le bruit du marteau « *d'un affreux serrurier, laborieux Vulcain* (*) » ; le chant matinal d'un savetier tenant éveillé quelque financier du premier étage, ou le ronflement lointain de la vapeur de quelque usine. Je connais une maison de luxe que cette dernière cause de bruit rend presque inhabitable. Se boucher les oreilles est un remède ; disposer sa maison de façon à ce qu'elle vibre le moins possible en est un plus radical et plus sûr, et qu'il faut préférer.

Il est des maisons sonores ; il en est d'autres, au contraire, dans lesquelles les bruits ne pénètrent pas ou s'éteignent. L'épaisseur des murs et la nature des matériaux qui les constituent et qui constituent leurs cloisons sont les causes de ces différences. Plus le fer entre pour une part considérable dans les matériaux d'une maison, plus celle-ci vibre. L'habitude de remplacer les poutres de bois par le fer, et l'emploi des planchers ou escaliers en fonte, augmentent cet inconvénient, et de deux façons : d'abord par la facilité avec laquelle vibrent les substances métalliques, et puis aussi par la minceur relative des appuis ou des séparations qu'elles constituent. Je voyais, il y a peu de jours, une maison dans laquelle le luxe et le bien-être ont accumulé toutes leurs recherches, et dont l'escalier, très-monumental par ailleurs, répercute et amplifie les sons avec une force assourdissante. Elle doit cette incommodité à l'abondance du fer qui est entré dans sa construction.

Le système des doubles portes et des doubles fenêtres, et celui des briques tubulaires ou creuses, ont l'avantage

---

**) Boileau, *Satire VI.*

d'émousser les bruits extérieurs d'une manière très-sensible.

Mais ce sont surtout les cloisons horizontales, planchers ou plafonds, qui disposent de la tranquillité ou du bruit dans un appartement. Les appartements carrelés, comme cela est d'un usage presque général dans le Midi, sont très-peu sonores; un carrelage bien disposé et un plafond en plâtre d'une épaisseur suffisante donnent des garanties suffisantes contre la transmission, d'un étage à l'autre, des bruits *intérieurs*.

Car ce sont ceux-là surtout, les bruits domestiques, contre lesquels on a à se prémunir dans la vie commune des maisons à loyer. Il faut que les architectes se proposent d'*individualiser* chaque appartement, de façon que, ayant ses bruits à lui et dont il dispose dans une certaine mesure, il les garde et n'en fasse pas peser l'importunité sur ses voisins. Karl Girardet (*), réalisant par le crayon une donnée philosophique du *Diable boiteux*, a figuré naguère une de ces coupes verticales de maisons, comme les démolitions de Paris nous en montrent tous les jours; mais, au lieu de la maison morte, c'est la vraie maison vivante que la fantaisie de l'artiste a mise sous nos yeux. On y cancane et on y ravaude dans la loge; on danse au premier, et un domestique, montant un escalier luxueux, prélève un tribut personnel et clandestin sur un panier de vins délicats; un enfant se livre au second étage, et pendant les apprêts de sa toilette du soir, aux symphonies nocturnes qui lui sont familières, et son père, dans une pièce contiguë, se bouche les oreilles avec un geste désespéré; un voleur (mal inspiré), pénètre au troisième, dans l'atelier d'un peintre; une ouvrière tra-

(*) *Mag. pitt.*, 1847, t. XV, p. 401.

vaille au quatrième, auprès d'un pauvre petit *baby* misérablement couché sur une paillasse, et une vue de la toiture, couronnement de l'édifice, montre deux chats se livrant, sous un rayon de lune, à leurs gambades nocturnes.

Il faut que chaque famille, même dans une habitation collective, soit chez elle, et qu'une maison puisse au même moment recéler la mort, le plaisir, la maladie, le recueillement, sans que tous ces contrastes s'avertissent et se heurtent par la communication douloureuse ou importune des bruits qu'ils éveillent. Qui n'a souffert cruellement, dans sa vie, de cette promiscuité choquante des sentiments les plus opposés et des conditions morales les plus diverses? La maison devrait toujours être ce serviteur dévoué qui se réjouit avec ses maîtres, s'afflige avec eux et en porte le deuil. La maison de famille, celle que rêve le cœur pour s'y accoiser et y rester, est cela; les caravansérails recherchés et dispendieux du boulevard Malesherbes sont tout autre chose : chacun est un inexprimable, banal et égoïste fouillis des choses les meilleures et les plus mauvaises; un raccourci choquant et confus des événements les plus opposés; une cacophonie véritable de sentiments et d'impressions. Quel thème pour l'humoriste, le poëte ou le philosophe !

L'hygiéniste le leur abandonne et se réserve humblement la question du bruit matériel et de son importunité. Il aurait ici à passer en revue toutes les causes de bruit qui troublent la tranquillité d'une maison, et son devoir serait de ne rien oublier, depuis les félins domestiques qui transforment les caves en grottes d'Éole, d'où partent les tempêtes discordantes que chacun sait, ou qui, la nuit, courent sur les toits « des repas incertains »; depuis ces grignotements agaçants ou ces chocs de cavalerie auxquels la gent trotte-menu se livre la nuit aux dépens de notre repos, jusqu'au bruit du grillon, sacré par le génie familier de Dickens, jusqu'à la vrillette de nos boiseries, dont *l'horloge de la mort* nous pousse à l'agacement plus qu'à la méditation, etc., etc. Je n'insiste pas : le lecteur complétera cette énumération par le souvenir de ses nuits d'insomnie (*).

Mais, à côté du bruit (j'en demande pardon aux mélomanes), il y a la musique, plus importune que le bruit, parce qu'elle est plus acharnée et parce qu'elle prend plus ordinairement ses ébats à l'heure où le tumulte de la rue lui fait une concurrence moins active. Le piano (puisqu'il faut l'appeler par son nom) est l'instrument universel de cette importunité. Il est partout, et au même moment : en haut, en bas, à droite, à gauche. Casimir Bonjour le signalait, il y a trente ans, dans l'arrière-boutique; depuis, il a envahi la loge et tenté l'assaut du sixième. C'est désolant, mais sans autre remède que de s'y habituer ou de s'y résigner (**).

Je suis arrivé au terme de cette étude, mais sans l'avoir le moins du monde épuisée. Je voulais la compléter par quelques considérations sur *la promenade et la campagne chez soi*, mais l'idée de *jardin* a fait se dresser devant moi, et d'une manière opportune, certain vers de

---

(*) Je signalerai comme bruit extérieur fort incommode les vibrations des fils télégraphiques qui passent dans le voisinage des fenêtres d'une chambre à coucher. La substitution des sonnettes électriques aux sonnettes classiques est, il est vrai, une compensation que l'électricité nous devait et qu'elle nous a donnée.

(**) Voyez *Éducation physique des filles*. Paris, 1870, 2e édition, p. 284.

l'*Art poétique,* et, craignant que le lecteur n'ait, lui aussi, la tentation

« *De* tourner vingt feuillets pour en trouver la fin »,

je m'arrête dans cette Étude, bien imparfaite sans doute, sur les conditions d'hygiène et de bien-être que doit réaliser la maison. Je n'ai pas tout dit, j'espère avoir tout indiqué, et avoir éveillé dans l'esprit du lecteur une curiosité salutaire sur des questions auxquelles il n'a pas toujours le temps de songer. C'était là mon but; puissé-je l'avoir atteint !

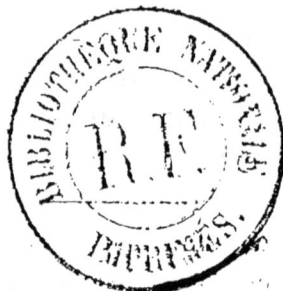

PROVERBES, MAXIMES OU PENSÉES

> Les sentences sont comme des clous aigus qui
> enfoncent la vérité dans notre souvenir.
>
> (DIDEROT.)

J'aime la maison où je ne vois rien de superflu, et où je
trouve tout le nécessaire.

(PITTACUS.)

* *

Vous voulez de l'ordre dans l'État, commencez donc à en
mettre dans votre ménage.

(MIRABEAU.)

* *

Cui credit qui non habet nidum ?

(ÉCCL., XXXVI.)

* *

On a toujours trop de meubles et rarement assez d'air.

(**)

* *

On bâtit des maisons pour vivre dans leur intérieur, et non
pour les regarder du dehors; c'est pourquoi il faut que la
commodité soit préférée à la symétrie, à moins que l'on ne
puisse avoir l'une et l'autre. Les curiosités superflues qu'on
y apporte pour les rendre agréables à l'œil ne sont bonnes
que pour les palais enchantés de nos poëtes, qui les bâtissent à peu de frais.

BACON.

*
* *

Il est plus aisé de bâtir deux maisons que d'en chauffer une.

(FRANKLIN.)

*
* *

Il faut trop d'eau pour qu'il y en ait assez.

(FOUCHER DE CAREIL.)

*
* *

Dis-moi ce que tu habites, je te dirai ce que tu es.

(**)

*
* *

L'animal se tapit, le sauvage s'abrite, l'homme se loge.

(**)

*
* *

Le grand malheur, en France, c'est que personne ne sait plus être de sa condition.

(MÉNAGE.)

*
* *

Telle cave, telle maison.

(**)

*
* *

Les velours et la soie éteignent le feu de la cuisine.

(FRANKLIN.)

*
* *

Comme on fait son atmosphère, on respire.

(**)

*
* *

Là où le soleil n'entre pas, le médecin entre.

(*Prov. italien.*)

*
* *

Non-seulement la santé des hommes dépend beaucoup de la propreté, mais la propreté est un des principes de leur activité, de leur humeur, de leur satisfaction intérieure et même, à certains égards, de leur moralité. C'est dans des villages et des masures sans propreté qu'habitent de préférence la paresse, l'abrutissement, la mauvaise foi, le vol, tous les vices. Le défaut de propreté ne nuit pas seulement à la pureté du corps, il nuit à celle de l'âme.

(SCHÜLTZE.)

*
* *

Simplifier sa vie est un grand art.

(**)

*
* *

Achète ce dont tu n'as pas besoin : tu vendras bientôt ce qui t'est nécessaire.

(FRANKLIN.)

*
* *

Donnez à votre logement une partie de ce que vous accordez à votre toilette, toute la famille en profitera.

(**)

*
* *

Il n'y a pas de petit ennemi.

(Prov. italien.)

*
* *

Domus amica, domus optima.

*
* *

Arbre qu'on transplante, familles qui déménagent, tournent moins bien que ceux qui restent en place.

(*Almanach du Bonhomme Richard.*)

*
* *

Il y a deux sortes d'asphyxies : les unes. tragiques, qui suspendent brusquement la vie ; les autres lentes, dont on ne se défie pas et qui tuent à coup sûr. Les dernières ont une cause unique : un mauvais logement.

(**)

*
* *

Trois déménagements équivalent à un incendie.

(FRANKLIN.)

*
* *

Toute voie qui mène à la santé ne saurait être dite ni aspre ni chère.

(MONTAIGNE.)

TABLE DES MATIÈRES

TABLE ALPHABÉTIQUE

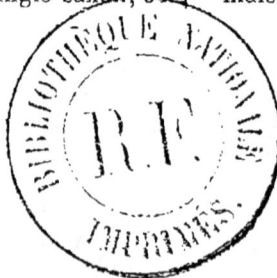

G

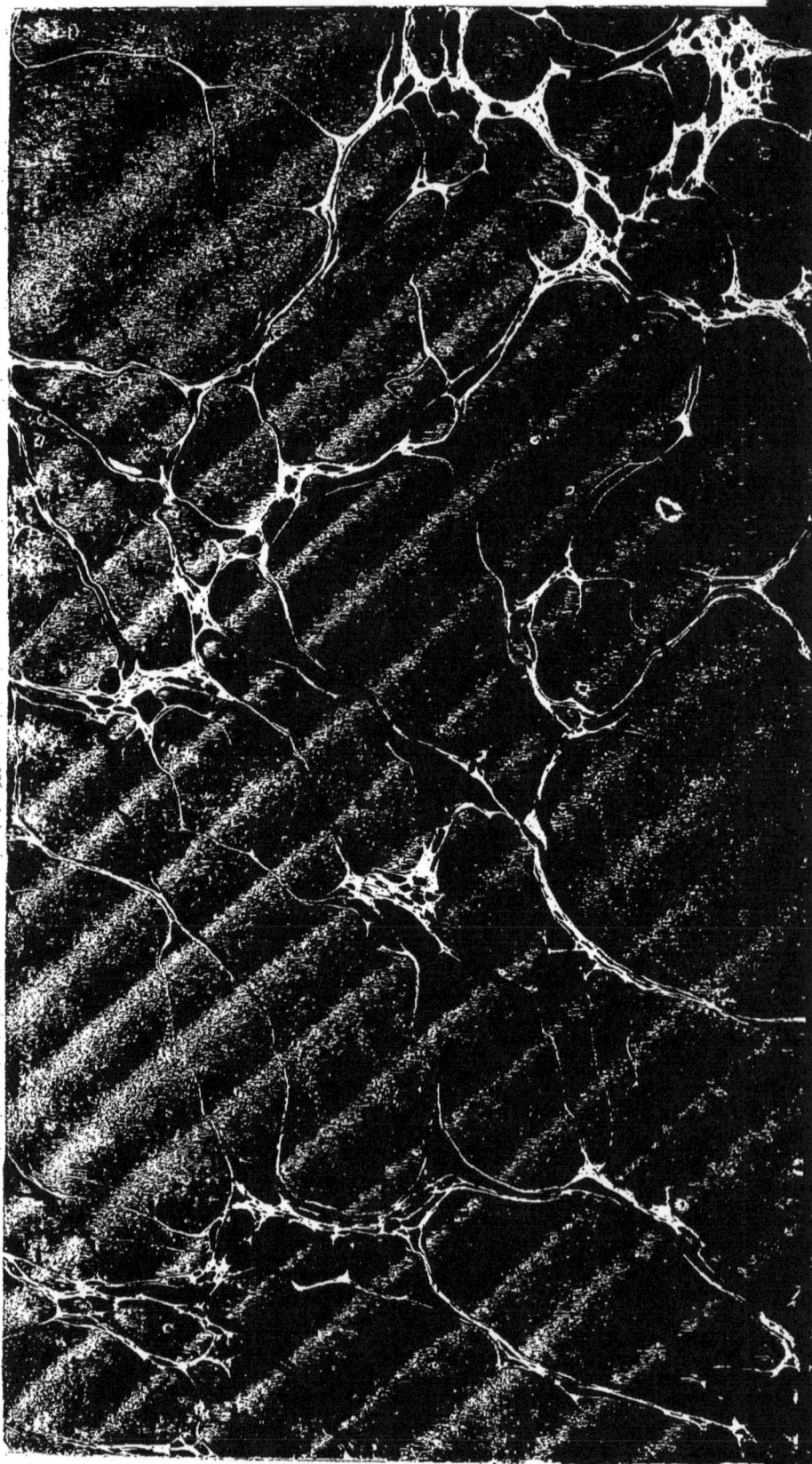

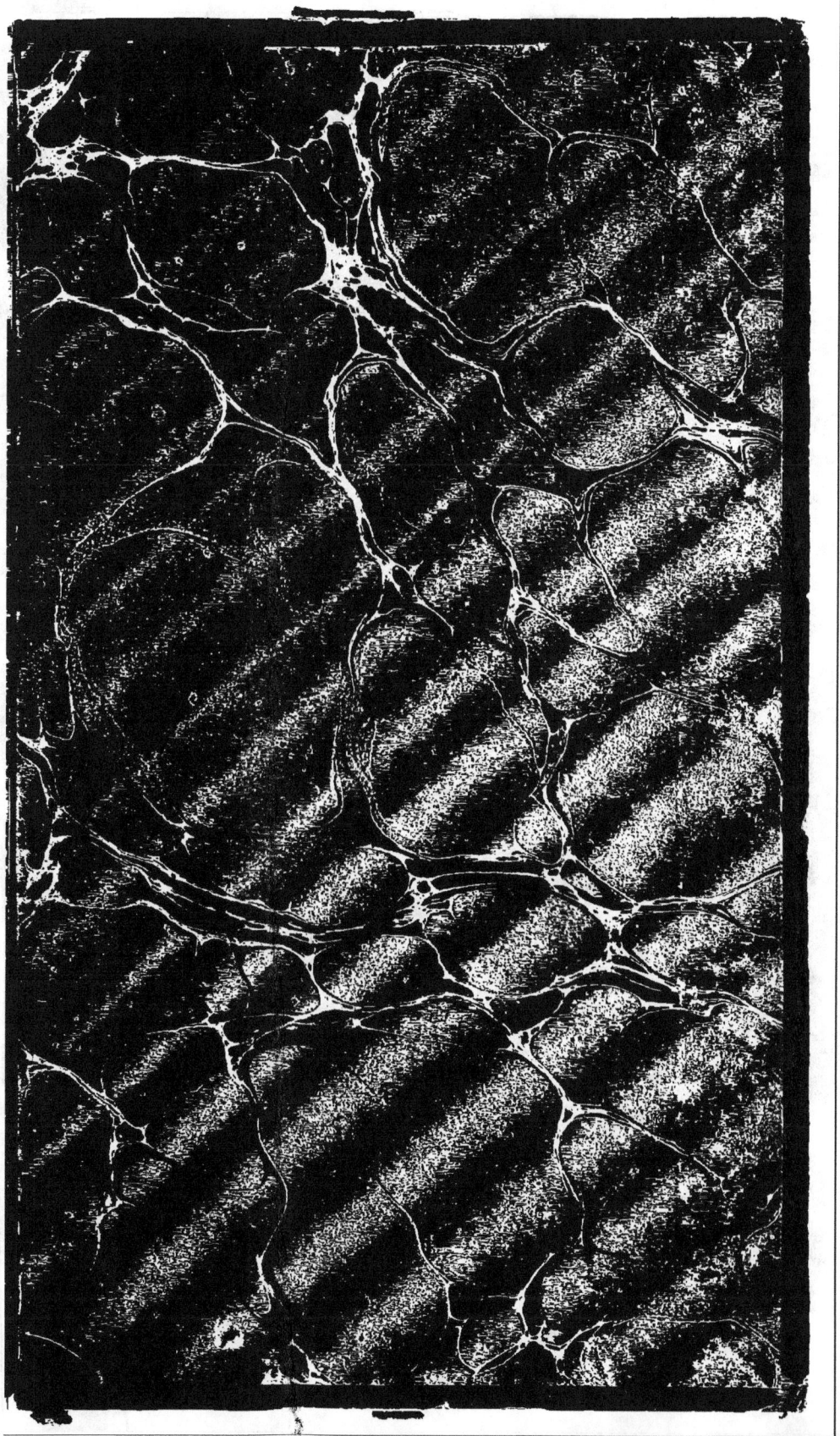

www.ingramcontent.com/pod-product-compliance
Lightning Source LLC
Chambersburg PA
CBHW061110220326
41599CB00024B/3987